ATLAS OF
Endoscopic
Sinus and
Skull Base
Surgery

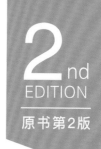

2nd
EDITION
原书第2版

鼻内镜鼻窦颅底
手术图谱

原著 [美] Alexander G. Chiu　　[美] James N. Palmer　　[美] Nithin D. Adappa

主译　马驰原　张洪钿　余洪猛

中国科学技术出版社
·北 京·

图书在版编目（CIP）数据

鼻内镜鼻窦颅底手术图谱：原书第 2 版 / (美) 亚历山大·G. 邱 (Alexander G. Chiu) 等原著；马驰原，张洪钿，余洪猛主译. — 北京：中国科学技术出版社，2024.1

ISBN 978-7-5236-0396-3

Ⅰ.①鼻… Ⅱ.①亚… ②马… ③张… ④余… Ⅲ.①鼻窦疾病—内窥镜检—耳鼻喉外科手术—图谱②颅底—内窥镜检—外科手术—图谱 Ⅳ.① R765.4-64 ② R651.1-64

中国国家版本馆 CIP 数据核字 (2023) 第 233971 号

著作权合同登记号：01-2023-5736

策划编辑	宗俊琳　郭仕薪	
责任编辑	延　锦	
文字编辑	张　龙	
装帧设计	佳木水轩	
责任印制	李晓霖	

出　　版	中国科学技术出版社	
发　　行	中国科学技术出版社有限公司发行部	
地　　址	北京市海淀区中关村南大街 16 号	
邮　　编	100081	
发行电话	010-62173865	
传　　真	010-62179148	
网　　址	http://www.cspbooks.com.cn	

开　　本	889mm×1194mm　1/16	
字　　数	451 千字	
印　　张	19	
版　　次	2024 年 1 月第 1 版	
印　　次	2024 年 1 月第 1 次印刷	
印　　刷	北京盛通印刷股份有限公司	
书　　号	ISBN 978-7-5236-0396-3 / R·3148	
定　　价	228.00 元	

Elsevier (Singapore) Pte Ltd.

3 Killiney Road, #08–01 Winsland House Ⅰ, Singapore 239519

Tel: (65) 6349–0200; Fax: (65) 6733–1817

This translation of *Atlas of Endoscopic Sinus and Skull Base Surgery, 2E* by Alexander G. Chiu, James N. Palmer, Nithin D. Adappa was undertaken by China Science and Technology Press and is published by arrangement with Elsevier (Singapore) Pte Ltd.

Atlas of Endoscopic Sinus and Skull Base Surgery, 2E by Alexander G. Chiu, James N. Palmer, Nithin D. Adappa 由中国科学技术出版社进行翻译，并根据中国科学技术出版社与爱思唯尔（新加坡）私人有限公司的协议约定出版。

《鼻内镜鼻窦颅底手术图谱（原书第 2 版）》（马驰原　张洪钿　余洪猛，译）

ISBN: 978–7–5236–0396–3

译校者名单

主　　译　马驰原　张洪钿　余洪猛

副 主 译　夏学巍　郭　毅

译 校 者（以姓氏笔画为序）

于振坤　南京医科大学附属明基医院

马驰原　东部战区总医院

王　欢　复旦大学附属眼耳鼻喉科医院

王　丽　复旦大学附属眼耳鼻喉科医院

王友伟　扬州市第一人民医院

王宝峰　华中科技大学同济医学院附属同济医院

王秦伟　南通大学附属医院

丛子翔　东部战区总医院

朱俊豪　东部战区总医院

仲春宇　南京医科大学附属儿童医院

刘　全　复旦大学附属眼耳鼻喉科医院

刘卫平　空军军医大学附属西京医院

刘健刚　南方医科大学深圳医院

闫　伟　浙江大学医学院附属第二医院

江常震　福建医科大学附属第一医院

孙希才　复旦大学附属眼耳鼻喉科医院

麦麦提依明·托合提　新疆维吾尔自治区人民医院

苏　辉　解放军总医院神经外科医学部

李万鹏　复旦大学附属眼耳鼻喉科医院

李业海　广东三九脑科医院

杨　进　北京清华长庚医院

杨　璐　复旦大学附属眼耳鼻喉科医院

吴彦桥　北京清华长庚医院

余少卿　同济大学附属同济医院

余洪猛　复旦大学附属眼耳鼻喉科医院

张　安　东部战区总医院

张洪钿　解放军总医院神经外科医学部

陈　曦　北京怡德医院

苑　锋　东部战区总医院

周良学　四川大学华西医院

周锦川　杭州明州医院

胡　俐　复旦大学附属眼耳鼻喉科医院

施　炜　南通大学附属医院

姜　辉　复旦大学附属金山医院

姜寰宇　南京医科大学附属明基医院

贾建平　解放军总医院耳鼻咽喉头颈外科医学部

夏小雨　解放军总医院神经外科医学部

夏学巍　桂林医学院第一附属医院

高大宽　空军军医大学附属西京医院

郭　毅　北京清华长庚医院

唐　超　东部战区总医院

董　啸　浙江大学医学院附属第二医院

蔡祥铭　东部战区总医院

曾　旭　解放军总医院神经外科医学部

樊文剑　福建医科大学附属第一医院

薛亚军　上海市第一人民医院神经外科

戴　琪　复旦大学附属眼耳鼻喉科医院耳鼻喉科

内容提要

....

　　本书引进自 ELSEVIER 出版社，由国际耳鼻咽喉头颈外科领域的顶级专家 Alexander G. Chiu、James N. Palmer 和 Nithin D. Adappa 联合编写，是一部有关鼻内镜颅底手术的实用图谱。本书为全新第 2 版，全面清晰地介绍了当今鼻科学和前颅底手术相关的知识与技能，以图片形式一步一步地向读者展示了经鼻内镜开展颅底手术的具体步骤，同时还为各种手术入路的操作提供了实用的指导建议。本书共八篇 33 章，编写简洁、图文并茂，非常适合神经外科、颅底外科及鼻科学等专业的医生和相关人员阅读参考。

原著者名单

原著

Alexander G. Chiu, MD
Russell E. Bridwell, MD Endowed Chairman and Professor
Department of Otolaryngology–Head and Neck Surgery
University of Kansas School of Medicine
Kansas City, Kansas

James N. Palmer, MD
Professor and Director, Division of Rhinology
Co–Director, Penn Center for Skull Base Surgery
Department of Otorhinolaryngology: HNS
Department of Neurosurgery
University of Pennsylvania
Philadelphia, Pennsylvania

Nithin D. Adappa, MD
Associate Professor
Division of Rhinology
Department of Otorhinolaryngology–Head and Neck Surgery
University of Pennsylvania
Philadelphia, Pennsylvania

参编者

Nithin D. Adappa, MD
Associate Professor
Division of Rhinology
Department of Otorhinolaryngology–Head and Neck Surgery
University of Pennsylvania
Philadelphia, Pennsylvania, United States

Robert T. Adelson, MD
Albany ENT & Allergy Services
Albany, New York, United States

Marcelo Antunes, MD
The Piazza Center for Plastic Surgery
Austin, Texas, United States

Leonardo Balsalobre, MD
PhD Student
Department of Otolaryngology and Head Neck Surgery
Federal University of Sao Paulo
ENT Center of Sao Paulo
Sao Paulo, Brazil

Henry P. Barham, MD
Sinus and Nasal Specialists of Louisiana
Baton Rouge, Louisiana, United States

Daniel G. Becker, MD, FACS
Clinical Professor
University of Pennsylvania
Sewell, New Jersey, United States

Samuel S. Becker, MD
Clinical Assistant Professor
University of Pennsylvania
Sewell, New Jersey, United States

Benjamin S. Bleier, MD
Associate Professor
Department of Otolaryngology
Massachusetts Eye and Ear Infirmary
Harvard Medical School
Boston, Massachusetts, United States

Rakesh Chandra, MD
Professor of Otolaryngology
Chief—Rhinology, Sinus & Skull Base Surgery
Vanderbilt University
Nashville, Tennessee, United States

Alexander G. Chiu, MD
Russell E. Bridwell, MD Endowed Chairman and Professor
Department of Otolaryngology–Head and Neck Surgery
University of Kansas School of Medicine
Kansas City, Kansas, United States

Garret Choby, MD
Division of Rhinology and Endoscopic

Skull Base Surgery
Department of Otolaryngology–Head
and Neck Surgery
Stanford University School of Medicine
Stanford, California, United States

Martin J. Citardi, MD, FACS
Professor and Chair
Department of Otorhinolaryngology–
Head and Neck Surgery
McGovern Medical School
University of Texas
Health Science Center at Houston
Houston, Texas, United States

Noam Cohen, MD, PhD
Associate Professor of
Otorhinolaryngology–Head and
Neck Surgery
Veterans Administration Medical Center
Director
Rhinology Research
University of Pennsylvania
Philadelphia, Pennsylvania, United
States

David B. Conley, MD
Associate Professor of Otolaryngology
Otolaryngology–Head and Neck Surgery
Northwestern University–Feinberg
School of Medicine
Chicago, Illinois, United States

Samer Fakhri, MD, FACS, FRCS(C)
Professor and Chair
Department of Otolaryngology
Head and Neck Surgery
American University of Beirut Medical
Center
Beirut, Lebanon

Elisabeth H. Ference, MD, MPH
Clinical Assistant Professor
Rick and Tina Caruso Department of
Otolaryngology
Keck School of Medicine of the
University of Southern California

Los Angeles, California, United States

Satish Govindaraj, MD, FACS
Associate Professor
Department of Otolaryngology–Head
and Neck Surgery
Mount Sinai Medical Center
New York, New York, United States

Jessica Grayson, MD
Otolaryngology Head and Neck Surgery
University of Alabama Birmingham
Birmingham, Alabama, United States

Griffith R. Harsh, MD
Professor and Julian R. Youmans Chair
Department of Neurosurgery
University of California, Davis
Sacramento, California, United States

Richard J. Harvey, MD, PhD, FRACS
Professor
Division of Rhinology & Skull Base
Surgery
Department of Otolaryngology
St. Vincent's Hospital
Sydney, Australia

Peter H. Hwang, MD
Professor and Chief
Division of Rhinology & Endoscopic
Skull Base Surgery
Department of Otolaryngology–Head
and Neck Surgery
Stanford University School of Medicine
Stanford, California, United States

Alfred Marc C. Iloreta, MD
Assistant Professor
Department of Otolaryngology–Head
and Neck Surgery
Mount Sinai Medical Center
New York, New York, United States

Stephanie A. Joe, MD, FACS
Professor
Rhinology, Sinus & Skull Base Surgery

Department of Otolaryngology–Head
and Neck Surgery
University of Illinois at Chicago
Chicago, Illinois, United States

Todd T. Kingdom, MD
Department of Otolaryngology
Department of Ophthalmology
University of Colorado, Denver School
of Medicine
Aurora, Colorado, United States

Edward C. Kuan, MD, MBA
Fellow
Rhinology and Skull Base Surgery
Division of Rhinology
Department of Otorhinolaryngology–
Head and Neck Surgery
University of Pennsylvania
Philadelphia, Pennsylvania, United States

Jivianne T. Lee, MD
Associate Professor
Department of Head & Neck Surgery
UCLA David Geffen School of Medicine
Los Angeles, California, United States

John M. Lee, MD, FRCSC
Department of Otolaryngology–Head
and Neck Surgery
University of Toronto
Toronto, Ontario, Canada

Randy Leung, MD, FRCSC
Clinical Lecturer
Otolaryngology–Head & Neck Surgery
University of Toronto
Toronto, Ontario, Canada

Brian C. Lobo, MD
Assistant Professor
Advanced Rhinology and Endoscopic
Skull Base Surgery
Department of Otolaryngology
University of Florida
Gainesville, Florida, United States

Amber U. Luong, MD, PhD
Associate Professor
Department of Otorhinolaryngology–
    Head and Neck Surgery
McGovern Medical School
University of Texas
Health Science Center at Houston
Houston, Texas, United States

Michael Lupa, MD
Becker Nose and Sinus Center
Robbinsville, New Jersey, United States

Li-Xing Man, MSc, MD, MPA
Associate Professor and Program Director
Department of Otolaryngology Head and
    Neck Surgery
University of Rochester School of
    Medicine and Dentistry
Rochester, New York, United States

Avinash V. Mantravadi, MD
Assistant Professor
Department of Otolaryngology–Head
    and Neck Surgery
Indiana University School of Medicine
Indianapolis, Indiana, United States

Jose Mattos, MD, MPH
Assistant Professor
University of Virginia School of Medicine
Department of Otolaryngology–Head
    and Neck Surgery
Charlottesville, Virginia, United States

Marcel Menon Miyake, MD
Research Fellow
Otolaryngology
Massachusetts Eye and Ear Infirmary
Boston, Massachusetts, United States
Doctorate Student
Otolaryngology
Santa Casa de Sao Paulo School of
    Medical Sciences Sao Paulo, Brazil

**Yuresh Naidoo, BE (Hons), MBBS,
    FRACS, PhD**
Associate Professor
Department of Otolaryngology
Macquarie University
Sydney, Australia

Jayakar V. Nayak, MD, PhD
Division of Rhinology and Endoscopic
    Skull Base Surgery
Department of Otolaryngology–Head
    and Neck Surgery
Stanford University School of Medicine
Stanford, California, United States

Bert W. O'Malley, Jr., MD
Gabriel Tucker Professor and Chairman
Department of Otorhinolaryngology–
    Head and Neck Surgery
University of Pennsylvania
Philadelphia, Pennsylvania, United States

Richard Orlandi, MD
Professor
Division of Otolaryngology–Head and
    Neck Surgery
University of Utah
Salt Lake City, Utah, United States

James N. Palmer, MD
Professor and Director, Division of
    Rhinology
Co–Director, Penn Center for Skull Base
    Surgery
Department of Otorhinolaryngology:HNS
Department of Neurosurgery
University of Pennsylvania
Philadelphia, Pennsylvania, United States

Arjun Parasher, MD, MPhil
Assistant Professor
Rhinology and Skull Base Surgery
Department of Otolaryngology–Head
    and Neck Surgery

University of South Florida
Tampa, Florida, United States

Aaron N. Pearlman, MD
Associate Professor of Clinical
    Otolaryngology
Weill Cornell Medical College
Associate Attending Otolaryngologist
New York—Presbyterian Hospital
New York, New York, United States

**Shirley Shizue Nagata Pignatari, MD,
    PhD**
Professor and Head
Division of Pediatric Otolaryngology
Federal University of Sao Paulo
Sao Paulo, Brazil

Vijay R. Ramakrishnan, MD
Associate Professor
Department of Otolaryngology
Department of Neurosurgery
University of Colorado, Denver School
    of Medicine
Aurora, Colorado, United States

Jeremy Reed, MD
Darnall Army Medical Center
Fort Hood, Texas, United States

**Raymond Sacks, MBBCh, FCS (SA)
    ORL, FRACS**
Professor and Chairman
Department of Otolaryngology
Macquarie University
Clinical Professor
The University of Sydney
Sydney, Australia

E. Ritter Sansoni, MD
Sydney Rhinology Fellow
Division of Rhinology & Skull Base
    Surgery
Department of Otolaryngology

St. Vincent's Hospital
Sydney, Australia

Rodney Schlosser, MD
Professor
Otolaryngology–Head and Neck Surgery
Medical University of South Carolina
Charleston, South Carolina, United States

Raj Sindwani, MD, FACS, FRCS
Section Head
Rhinology
Sinus and Skull Base Surgery
Head and Neck Institute
Cleveland Clinic
Cleveland, Ohio, United States

Rahuram Sivasubramaniam, FRACS
    (ORL-HNS), MS (ORL), MBBS
    (Hons), BSc(Med)
ENT Surgeon
Department of Otolaryngology, Head
    and Neck Surgery
Sydney Adventist Hospital
Wahroonga, Australia

Aldo Cassol Stamm, MD, PhD
Professor
Department of Otolaryngology and Head
    and Neck Surgery
Federal University of Sao Paulo
Director
ENT Center of Sao Paulo
Sao Paulo, Brazil

Jeffrey D. Suh, MD
Assistant Professor

Division of Head and Neck Surgery
University of California
Los Angeles, California, United States

Andrew Thamboo, MD
Division of Rhinology and Endoscopic
    Skull Base Surgery
Department of Otolaryngology–Head
    and Neck Surgery
Stanford University School of Medicine
Stanford, California, United States

Reza Vaezeafshar
Resident in Otolaryngology and Head
    and Neck Surgery
Stanford University
Palo Alto, California, United States

William A. Vandergrift III, MD
Assistant Professor
Division of Neurological Surgery
Department of Neurosciences
Medical University of South Carolina
Charleston, South Carolina, United States

Eric W. Wang, MD
Associate Professor
Department of Otolaryngology
University of Pittsburgh School of
    Medicine
Pittsburgh, Pennsylvania, United States

Calvin Wei, MD
Assistant Professor
Department of Otolaryngology–Head
    and Neck Surgery
Mount Sinai West Hospital

New York, New York, United States

Kevin C. Welch, MD
Associate Professor
Department of Otolaryngology–Head &
    Neck Surgery
Northwestern University, Feinberg
    School of Medicine Chicago,
    Illinois, United States

Bradford A. Woodworth, MD
James J. Hicks Professor of Otolaryngology
Vice Chair, Department of
    Otolaryngology–Head and Neck
    Surgery
Associate Scientist
Gregory Fleming James Cystic Fibrosis
    Research
Center
University of Alabama at Birmingham
Birmingham, Alabama, United States

P.J. Wormald, MD, FRACS, FRCS,
    MBChB
Professor
Department of Otolaryngology Head &
    Neck Surgery
Queen Elizabeth Hospital
Woodville South, South Australia,
    Australia

Jonathan Yip, MD
Department of Otolaryngology–Head &
    Neck Surgery
Toronto, Ontario, Canada

译者前言

经鼻内镜手术的快速发展给神经外科医生与耳鼻咽喉科医生带来了新的机遇与挑战，使得学科之间的融合更为紧密，并衍生出鼻-颅底外科这一方兴未艾的临床亚专科。

对神经外科医生来说，鼻部解剖是相对陌生的，深入了解鼻部解剖有助于术中对鼻腔结构的保护，从而更加从容地应对术中变化，甚至可以对术式进行一定的改良与优化。对于耳鼻咽喉科医生来说，深入了解颅底解剖，能够更加大胆地突破限制，处理一些鼻部累及颅底甚至颅内的肿瘤。

当然，目前最好的模式还是进行团队协作，在此基础上，接触不同领域的新思想、新理念，创建良性循环，共同为内镜鼻-颅底外科领域开疆拓土。

本书内容涵盖了鼻-颅底外科的各个领域，涉及鼻腔、鼻窦、眼眶、前中颅底等多个解剖部位。书中每章都配有高清的解剖图谱与手术图像，充分展示了分步手术操作步骤，方便读者阅读、理解相关知识。

为确保本书翻译内容的专业性与准确性，我们组织了众多国内在内镜鼻-颅底外科领域深耕多年的神经外科和耳鼻咽喉科专家，感谢他们为中译本付出的努力。

原书前言

随着鼻窦和颅底手术在普及、技术和实践方面不断发展，我们思考和学习的方式也在不断进化。通过网络、在线视频等方式随时随地接受教育的能力已成为许多学习者的期望。在全新版本的 *Atlas of Endoscopic Sinus and Skull Base Surgery* 中，我们采用多种形式（如更丰富的高清图片、更易获取的电子文献）来展示内容，便于读者更好地学习书中内容。此外，手术都是以循序渐进的方式讲述的。我们希望你喜欢本书，并逐渐成为内镜鼻－颅底外科手术方面的专家。

献　词

谨以此书献给我美丽的妻子 Michelle，以及我可爱的孩子 Nicolas 和 Aidan。

Alexander G. Chiu, MD

谨以此书献给我的合著者 Alex 和 Nithin。感谢你们对我的友爱和指导，使第 2 版仍延续了第 1 版取得的成就。感谢所有同事和学员，是你们的兴趣和奉献精神使鼻科学踏入如此令人兴奋且生机勃勃的领域。感谢我的家人 Amy、Sam 和 Zoe，与你们在一起的时光总是比工作时更加令人惬意！

James N. Palmer, MD

谨以此书献给我生命中三位可爱的女士：我的女儿 Aryana 和 Maya，还有我的好妻子 Jyoti。如果没有她们无条件的爱和支持，我将无法日复一日地花时间致力于我热爱的领域。我还想将本书献给我了不起的父母 Usha 和 Vijay，因为他们一直在我工作及生活中拼尽全力为我加油。最后，谢谢大家的帮助，使第 2 版比第 1 版更加完美。

Nithin D. Adappa, MD

目　录

第五篇　鼻窦肿瘤

第六篇　颅底重建

第七篇　前颅底及中央颅底入路

第八篇　鼻内镜与开放性联合入路：额窦

第一篇
鼻腔手术
Nasal Surgery

第1章　鼻中隔成形术

Septoplasty

Michael Lupa　Marcelo Antunes　Samuel S. Becker　Daniel G. Becker　著

朱俊豪 **译**　　余少卿　刘健刚 **校**

一、概述

• 鼻中隔对为维持鼻、鼻腔、鼻窦的形态和功能起关键作用[1]。

• 鼻中隔畸形在人群中十分常见，据统计全球有 77%～90% 的人存在鼻中隔畸形[2, 3]。

• 鼻中隔关键区域即使有细微偏曲也会影响鼻腔通气、经鼻给药的扩散、黏膜纤毛清除功能，以及鼻腔的外观[4-6]。

• 改善鼻腔通气是鼻中隔成形术的主要目标，其适应证还包括因鼻中隔偏曲所致的鼻出血、鼻窦炎、阻塞性睡眠呼吸暂停和头痛[5]。

• 本章将重点介绍 3 种常用的鼻中隔成形术：①使用头灯照明的传统鼻中隔成形术；②处理前部畸形的鼻中隔成形；③内镜下鼻中隔成形术（既适用于鼻中隔整体偏曲，也适用于如骨棘等局部的鼻中隔偏曲）。

二、解剖 [7-9]

• 鼻中隔为外覆黏膜的骨和软骨结构，位于鼻腔中线上，分隔左、右鼻孔（图 1-1）。

• 鼻中隔位于鼻腔中央矢状面内，上界为颅底，下界为硬腭，前界为鼻尖，后界为蝶窦和鼻咽。

• 鼻中隔的骨性部分由筛骨垂直板、犁骨和上颌骨鼻嵴（由上颌骨和腭骨组成）构成。四方形的鼻中隔软骨构成鼻中隔前部。

• 在鼻中隔的骨与软骨的交界处，软骨膜和骨膜不连续，两层膜之间为致密的交叉纤维。

• 鼻中隔构成左、右鼻孔的内侧壁，并参与内外鼻阀的形成。

三、术前注意事项

• 病史对于制订手术计划具有重要意义。术前应详细询问患者鼻腔阻塞情况、鼻部外伤史、鼻出血史、鼻减充血药及其他药物的使用史。

• 充分的黏膜收敛和血管收缩对于减少术中出血和保持清晰的术野至关重要。

• 术前鼻内镜检查是鼻镜检查之外的重要辅助检查手段，可以全面检查鼻中隔，准确了解鼻中隔偏曲的部位和严重程度[10]。

• 鼻中隔成形术的术式选择应基于鼻中隔偏曲的性质和部位、患者的病史（包括鼻中隔成形术史），以及外科医生对各种术式的熟练程度和手术习惯[11]。

四、影像学检查注意事项 [4, 12]

• 尽管影像学检查不是诊断鼻中隔偏曲的必需检查，但当需要同时行其他鼻科手术时，通常需要行影像学检查来进行评估[4]。

• 计算机断层扫描（CT）鼻窦冠状位成像是评估鼻中隔偏曲的首选检查（图 1-2）。

• 冠状位 CT 可有助于识别在鼻镜下无法观察到的鼻中隔后部偏曲或其他造成鼻腔阻塞的原因（如泡状鼻甲）。

• 尽管 CT 检查有价值，但其仍可能无法代替体格检查来证实鼻中隔畸形的程度。

五、手术器械（图 1-3）

• 多种长度的鼻镜。

• 枪状镊。

• 带有 15 号或 15C 号刀片的手术刀。

• 微弯曲的尖头剪刀。

• Cottle 剥离子。

• Freer 剥离子。

• Takahashi 钳。

• 双关节咬骨钳（Jansen-Middleton 型）。

• 带有镜头冲洗的 0° 内镜（内镜手术用）。

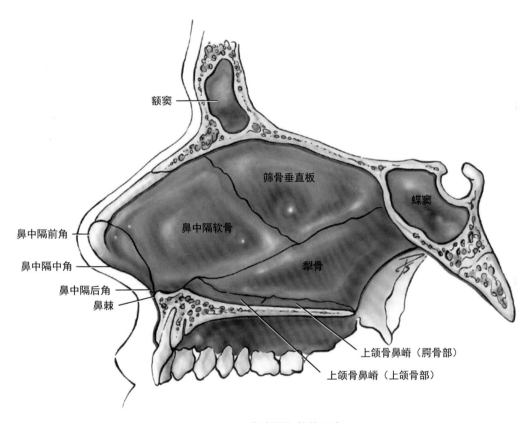

额窦

筛骨垂直板

蝶窦

鼻中隔软骨

鼻中隔前角

鼻中隔中角

犁骨

鼻中隔后角

鼻棘

上颌骨鼻嵴（腭骨部）

上颌骨鼻嵴（上颌骨部）

▲ 图 1-1　鼻中隔矢状位示意

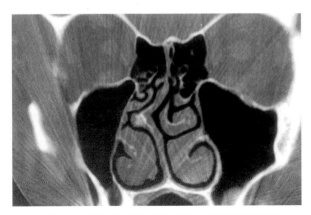

▲ 图 1-2　冠状位鼻窦 CT 示鼻中隔后部明显畸形

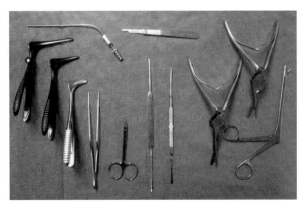

▲ 图 1-3　鼻中隔成形术使用的手术器械

• 带吸引功能的 Freer 剥离子（内镜手术使用）。

六、经验与教训

• 在分离黏 – 软骨膜瓣之前找到正确的软骨膜下平面对于确保无血分离和降低黏膜撕裂的风险至关重要。

• 通过珍珠白色外观和沙砾样质感来辨认鼻中隔软骨。

• 鼻中隔穿孔是鼻中隔成形术后少见的并发症，分离黏 – 软骨膜瓣过程中两侧相对应黏膜同时发生撕裂会增加鼻中隔穿孔的风险[13–15]。

• 至少保留距鼻中隔软骨的背侧及前缘至少 15mm 的 L 形软骨，以避免造成术后鼻尖及鼻背畸形（图 1–4）[13–15]。

• 处理筛骨垂直板处的偏曲时要格外小心，因为此处的操作可能会伤及前颅底，并引起脑脊液漏[13–15]。

七、手术步骤

（一）传统鼻中隔成形术 [5, 7, 11]

• 充分收缩鼻腔黏膜，将局麻药与血管收缩药（1% 利多卡因、1 : 100 000 肾上腺素）混合注射入鼻中隔黏膜，等待约 15min，待麻醉药药效完全发挥作用。

步骤 1：初始切口

• 使用小的鼻镜，鼻小柱牵开器或大的双齿钩将鼻小柱向对侧牵拉，显露鼻中隔的前缘。

• 使用 15 号或 15C 号刀片沿鼻中隔前缘从鼻中隔前角到鼻中隔后角做半贯穿切口。

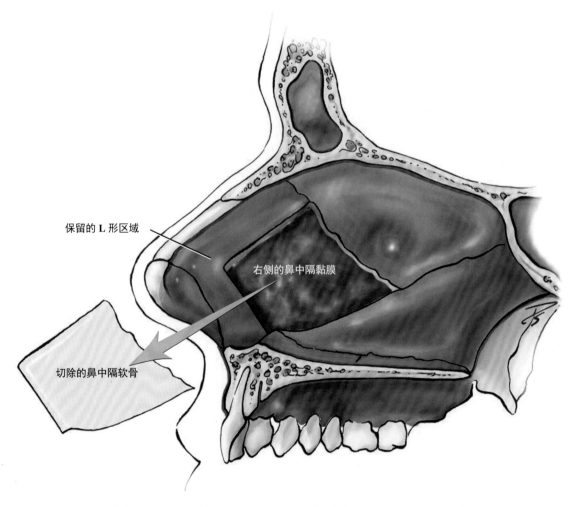

保留的 L 形区域

右侧的鼻中隔黏膜

切除的鼻中隔软骨

▲ 图 1–4　切除部分鼻中隔软骨后保留的 L 形区域（棕黄色阴影部分）

• 当需要处理更多的鼻中隔后部偏曲或仅需较少的显露时，可使用改良的 Killian 切口（图 1-5）。

步骤 2：分离黏 - 软骨膜瓣

• 使用 15 号刀片、尖头剪刀或 Cottle 剥离子在鼻中隔前端或其附近切开软骨膜。

• 沿鼻中隔下部行黏 - 软骨膜下分离。

• 黏 - 软骨膜瓣的分离应覆盖到所有偏曲的鼻中隔，包括骨棘。

• 如果采用半贯穿切口，则从鼻中隔前缘分离对侧的黏 - 软骨膜瓣。

• 如果采用改良的 Killian 切口，则在鼻中隔偏曲部分的前方切开软骨来到达对侧。

步骤 3：移除偏曲软骨和骨

• 使用 15 号刀片或尖剥离子，切除软骨的偏曲部分，保留大致的 L 形区域。

• 在缝合切口之前，可以将部分切除的软骨做成颗粒或将其弄直，然后重新放入两侧黏 - 软骨膜瓣之间。

• 可以适当地切除骨性棘突。

• 双关节咬骨钳适用于处理筛骨垂直板或犁骨区域。

• 鼻中隔凿可用于处理上颌骨鼻嵴的畸形。

步骤 4：闭合黏 - 软骨膜瓣和缝合切口

• 对合鼻中隔囊袋对于防止术后发生鼻中隔血肿十分重要，以下方法已被报道用来降低发生鼻中隔血肿的概率。

－ 使用可吸收缝线（如带 4-0 普通肠线的直针）行连续或间断缝合。

－ 使用硅胶鼻中隔固定夹来固定鼻中隔，防止鼻中隔积液。

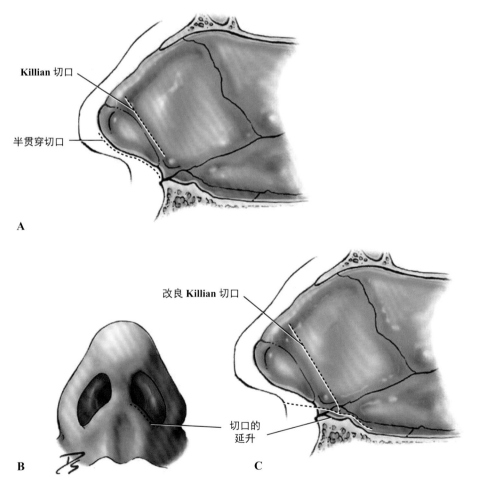

▲ 图 1-5　A. 标准半贯穿切口和 Killian 切口示意；B. Killian 切口底面观；C. 改良 Killian 切口矢状面观

– 通常不需要额外的鼻腔填塞。

• 使用可吸收缝线单层缝合半贯穿切口或 Killian 切口。

（二）处理鼻中隔前部畸形[5, 7, 11, 16]

步骤 1：初始切口及分离黏 – 软骨膜瓣

• 与前述传统鼻中隔成形术的步骤 1、2 相同。

步骤 2：减少软骨的弹性记忆

• 使用 15 号刀片在偏曲的鼻中隔软骨凹侧做划痕。

• 划痕的方向应垂直或沿着偏曲的长轴。

步骤 3：转门 / 门挡技术

• 使用 Cottle 剥离子从下方将鼻中隔四边形软骨与上颌骨鼻嵴分离。

• 用刀片切除上颌骨鼻嵴沟内的软骨条。

– 这使仅上方附着的剩余软骨可以自由摆动至中线，在此处用可吸收缝线将其前端固定至鼻棘，使用 3–0 多聚乳糖 910（Vicryl）缝线将鼻中隔与骨膜行 8 字缝合，覆盖前部上颌骨鼻嵴（图 1–6）。

• 该技术的一种改进（门挡方法）略去了切除软骨条的步骤。

– 将软骨从上颌骨鼻嵴分离后，将其移至与阻塞侧相对的一侧，然后将其缝合到位。

步骤 4：闭合鼻中隔囊袋和缝合切口

• 与传统鼻中隔成形术的步骤 4 相同。

（三）内镜下鼻中隔成形术[9, 7, 11, 17–19]

步骤 1：初始切口和初步分离黏 – 软骨膜瓣

• 在头灯和鼻镜下按照传统鼻中隔成形术的步骤 1 完成操作。

步骤 2：分离黏 – 软骨膜瓣

• 用 Freer 剥离子或 Cottle 剥离子做黏 – 软骨膜下囊袋。分离出足够的空间，使用带吸引器的 Freer 剥离子和 0° 内镜继续分离同侧的黏 – 软骨膜瓣，直到越过骨 – 软骨交界处。

• 接下来，在鼻中隔偏曲最大部分的正前方切开鼻中隔，并分离对侧黏 – 软骨膜瓣。

步骤 3：移除偏曲的软骨和骨

• 应用咬切钳，切口位于偏曲软骨的上方。

• 可安全地清除所有偏曲的软骨。

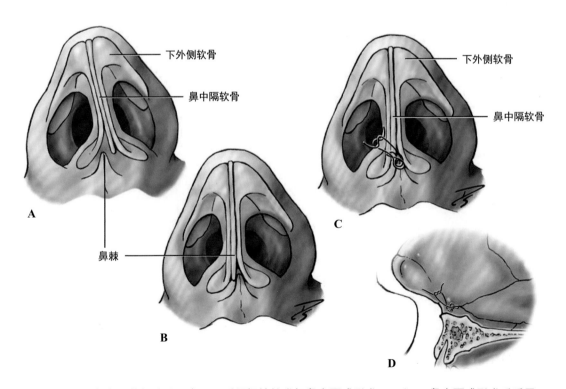

▲ 图 1–6　**A.** 鼻中隔前部畸形示意；**B.** 采用门挡技术行鼻中隔成形术；**C** 和 **D.** 鼻中隔成形术后采用 8 字缝合

- 可以通过传统入路适当的切除骨棘。

- 无须保留鼻中隔后部的骨性结构。

步骤 4：闭合鼻中隔囊袋和缝合切口

- 闭合技术类似于传统鼻中隔成形术。

- 如果在内镜辅助下进行缝合，通常需要用内镜施加反向的压力来使缝针从一个鼻腔进入另一个鼻腔。

- 如果在分离黏 - 软骨膜瓣过程中未发生黏膜撕裂，则应在一侧黏膜瓣的底部做一切口，以防止术后鼻中隔积血。

（四）内镜下局部鼻中隔成形术 [7, 11, 18, 19]

- 充分收缩鼻腔黏膜，将局部麻醉药与血管收缩药（1% 利多卡因、1∶100 000 肾上腺素）混合注射入鼻中隔黏膜，等待约 15min，待药效完全发挥作用。

步骤 1：切开与分离黏 - 软骨膜瓣

- 将 0° 内镜置入到偏曲侧的鼻腔中。

- 使用 15 号刀片或尖头剥离子，在骨棘或偏曲的顶点处做一水平切口。

- 从切口上方和下方分离黏 - 软骨膜瓣（图 1-7 和图 1-8）。

步骤 2：移除偏曲的软骨或骨

- 可以使用刨削器或咬切钳切除骨棘。

- 或者可以在偏曲的软骨或骨棘的前方切开鼻中隔，并在对侧分离一个小的黏 - 软骨膜瓣。

- 然后按照传统鼻中隔成形术的步骤，完全切除变形部分。

步骤 3：黏 - 软骨膜瓣的复位

- 将黏 - 软骨膜瓣重新复位至其解剖位置（图 1-9）。

八、术后注意事项

- 在鼻腔有填充物或鼻中隔固定夹的情况下，患者应接受抗生素（覆盖金黄色葡萄球菌）治疗，以预防中毒性休克 [5]。

- 手术后 2～7 天移除鼻中隔固定夹 [5]。

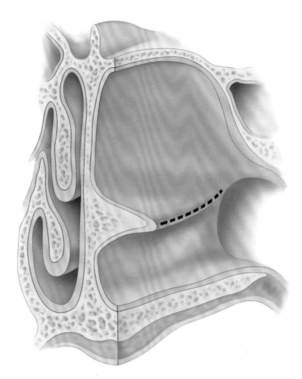

▲ 图 1-7　切口（虚线）示意图，切口即位于骨棘顶点并与其平行

引自 Friedman M, Schalch P. Endoscopic septoplasty. *Oper Tech Otolaryngol Head Neck Surg.* 2006;17(2):139-142.

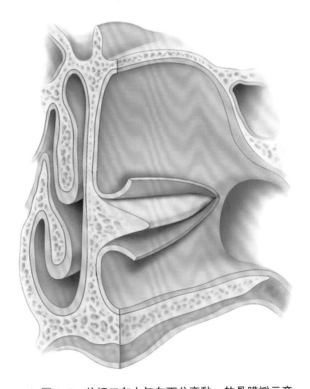

▲ 图 1-8　从切口向上与向下分离黏 - 软骨膜瓣示意

引自 Friedman M, Schalch P. Endoscopic septoplasty. *Oper Tech Otolaryngol Head Neck Surg.* 2006;17(2):139-142.

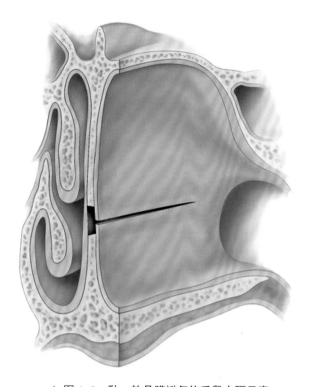

▲ 图 1-9　黏 – 软骨膜瓣复位后鼻中隔示意

引自 Friedman M, Schalch P. Endoscopic septoplasty. *Oper Tech Otolaryngol Head Neck Surg.* 2006;17(2):139–142.

九、特别注意事项

• 治疗严重前部偏曲的另一种方法是筛骨移植术，也被称为筛骨三明治移植术[20]。移植骨起支撑作用，以增强鼻中隔前部的强度。该方法最初是通过开放式手术进行的，类似技术可以经鼻使用单侧移植骨进行操作[21]。

• 当遇到严重的鼻中隔前部畸形或在鼻中隔成形术联合鼻成形术时，可以采用切开鼻小柱的开放式手术。

• 开放式手术可完成体外鼻中隔成形术，鼻中隔会被完全切除并调整成 L 形支撑结构，以解决严重的鼻中隔前部偏曲。

– 如果可用的软骨受损太大或不足以形成 L 形支撑物，则可以使用可吸收 PDS 箔片来增加剩余软骨面积[22]。

参考文献

[1] Walsh WE, Kern RC. Sinonasal anatomy, function, and evaluation. In: Johnson BJ, Newlands JT, Bailey ST, eds. *Bailey's Head and Neck Surgery.* Philadelphia: Lippincott Williams and Wilkins; 2006:307–318.

[2] Gray LP. Deviated nasal septum. Incidence and etiology. *Ann Otol Rhinol Laryngol Suppl.* 1978;87(3 Pt 3 suppl 50):3–20.

[3] Mladina R, Cujić E, Subarić M, Vuković K. Nasal septal deformities in ear, nose and throat patients: an international study. *Am J Otolaryngol.* 2008;29(2):75–82.

[4] Han JK, Stringer SP, Rosenfeld RM, et al. Clinical consensus statement: septoplasty with or without inferior turbinate reduction. *Otolaryngol Head Neck Surg.* 2015;153(5):708–720.

[5] Fettman N, Sanford T, Sindwani R. Surgical management of the deviated septum: techniques in septoplasty. *Otolaryngol Clin North Am.* 2009;42(2):241–252.

[6] Ulusoy B, Arbag H, Sari O, Yöndemli F. Evaluation of the effects of nasal septal deviation and its surgery on nasal mucociliary clearance in both nasal cavities. *Am J Rhinol.* 2007;21(2):180–183.

[7] Toriumi DM, Becker DG. *Rhinoplasty Dissection Manual.* Philadelphia: Williams and Wilkins; 1999.

[8] Neskey D, Eloy JA, Casiano RR. Nasal, septal, and turbinate anatomy and embryology. *Otolaryngol Clin North Am.* 2009;42:193–205.

[9] Goyal P, Hwang P. Surgery of the septum and turbinates. In: Hwang David, Kennedy Peter H, Hwang Peter H, Kennedy David E, eds. *Rhinology—Diseases of the Nose, Sinuses and Skull Base.* vol. 1. New York: Thieme Medical Publishers; 2012:444–456.

[10] Aziz T, Biron VL, Ansari K, Flores-Mir C. Measurement tools for the diagnosis of nasal septal deviation: a systematic review. *J Otolaryngol Head Neck Surg.* 2014;43:11.

[11] Becker DG. Septoplasty and turbinate surgery. *Aesthetic Surg J.* 2003;23(5):393–403.

[12] Chandra RK, Patadia MO, Raviv J. Diagnosis of nasal airway obstruction. *Otolaryngol Clin North Am.* 2009;42(2):207–225.

[13] Schwab JA, Pirsig W. Complications of septal surgery. *Facial Plast Surg.* 1997;13(1):3–14.

[14] Rettinger G, Kirsche H. Complications in septoplasty. *Facial Plast Surg.* 2006;22(4):289–297.

[15] Muhammad IA. Nabil-ur Rahman. Complications of the surgery for deviated nasal septum. *J Coll Physicians Surg Pak.* 2003;13(10):565–568.

[16] Haack J, Papel ID. Caudal septal deviation. *Otolaryngol Clin North Am.* 2009;42(3):427–436.

[17] Wormald PJ. *Powered Inferior Tubinoplasty and Endoscopic Septoplasty. Endoscopic Sinus Surgery Anatomy, Three-Dimensional Reconstruction and Surgical Technique.* New

York: Thieme Medical Publishers; 2008:19–26.

[18] Sautter NB, Smith TL. Endoscopic septoplasty. *Otolaryngol Clin North Am*. 2009;42(2):253–260.

[19] Friedman M, Schalch P. Endoscopic septoplasty. *Oper Tech Otolaryngol Head Neck Surg*. 2006;17(2):139–142.

[20] Metzinger SE, Boyce RG, Rigby PL, Joseph JJ, Anderson JR. Ethmoid bone sandwich grafting for caudal septal defects. *Arch Otolaryngol Head Neck Surg*. 1994;120(10):1121–1125.

[21] Chung YS, Seol JH, Choi JM, et al, eds. How to resolve the caudal septal deviation? clinical outcomes after septoplasty with bony batten grafting. *Laryngoscope*. 2014;124(8): 1771–1176.

[22] Gubisch W. Twenty–five years experience with extracorporeal septoplasty. *Facial Plast Surg*. 2006;22(4):230–239.

第 2 章　中鼻甲及下鼻甲
Middle and Inferior Turbinates

Richard Orlandi　Reza Vaezeafshar　Peter H. Hwang　著

杨　进　译　吴彦桥　刘健刚　校

一、概述

• 鼻甲切除手术是治疗鼻腔阻塞最常用的手段。比如由巨大的下鼻甲引起的鼻道阻塞，或因中鼻甲向外侧偏和泡状中鼻甲引起的鼻窦引流阻塞。

• 中鼻甲和下鼻甲是鼻腔鼻窦中具有流体动力学功能的结构。解剖变异和（或）功能障碍时常需鼻甲缩减或切除。

• 全切下鼻甲是极端的手术方式，除非为了切除肿瘤，在大多数情况下不推荐下鼻甲全切（图 2-1）。

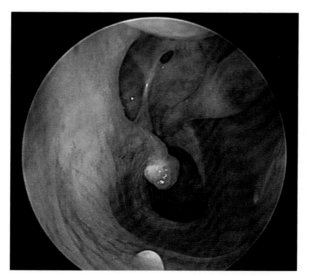

▲ 图 2-1　下鼻甲近全切术后右侧鼻腔内镜观

鼻甲如此广泛切除的患者术后有发生萎缩性鼻炎的危险

二、解剖与生理

• 鼻甲是由 3 对从鼻腔侧壁及鼻顶部伸出的板状结构组成。

• 下鼻甲是单独的骨性板状结构，而中鼻甲和上鼻甲是由筛骨的一部分延伸而来。

• 每个鼻甲都是由骨性基底、被覆呼吸上皮及介于之间的黏膜下层组成。

• 虽然鼻甲的功能尚未完全理解，但众所周知，鼻甲可以通过加热、加湿和过滤吸入的气体来改善肺部的氧气交换。

• 鼻甲还有助于保持鼻内的定向和层流气流，并通过将空气导向嗅裂来增进嗅觉。

• 下鼻甲的黏膜下层含有一个复杂的容量血管系统，使黏膜下组织可以选择性充血或去充血。这种鼻甲厚度的变化可同时改变鼻道的横截面积和下鼻甲的表面积。

• 鼻甲血管张力的波动可能是基于吸入气体的温度、湿度和个体全身交感紧张度。

• 鼻甲软组织炎性肿胀也可改变鼻腔的横截面积。

三、术前注意事项

• 考虑行鼻甲切除手术时，外科医生应永远记住：鼻甲是功能性器官。

- 手术技术应针对黏膜下组织，并尽可能保持功能性黏膜的完整性且不受侵扰。
- 下鼻甲黏膜下注射 1 : 100 000 肾上腺素（通常与麻醉药如 1% 利多卡因联合使用）可使鼻出血减少。
- 下鼻甲肥大时，单独通过下鼻甲骨折外移的方式（解决鼻甲肥大）通常是不够的，其并不影响（供血血管的）血管活性。
- 外科医生应谨记，下鼻甲最前端 2cm 的区域对鼻气道通畅度的影响最为显著。
- 蝶腭动脉的分支经鼻甲后部进入，此处切开可损伤较大的血管。

四、影像学检查注意事项

- 评估下鼻甲不需要放射影像学检查。
- 对于中鼻甲，需要仔细评估轴位和冠状位 CT。
- 辨认下鼻甲和中鼻甲。辨认鼻泪管，并注意其相对于下鼻甲和下鼻道的位置。
- 辨认是否存在泡状鼻甲。应先辨认中鼻甲在颅底的附着点，因既往中鼻甲手术操作会导致中鼻甲外移，这可能会对额窦或筛窦的引流产生不利影响。
- 评估鼻腔的大小和通畅度，以及中下鼻甲、鼻中隔和其他解剖结构对鼻塞的影响。

五、手术器械

- 0° 内镜和 30° 内镜。
- Boies-Goldman 剥离子。
- Freer 剥离子。
- 带有鼻甲刀片或儿科切割刀片的鼻窦动力刨削器。
- 单极或双极射频消融设备（可选）。
- 单极针式电凝（可选）。
- 镰状刀或手术刀。
- 直的和成角的咬切钳。
- 内镜剪。

六、经验与教训

- 为保持或恢复正常功能，在对鼻甲进行操作时应小心。
- 能够实现上述目的的最保守方案就是最好的选择。治疗失败时，可选择更大范围的组织切除或消融。
- 下鼻甲软组织过度切除所致的热损伤常造成黏膜脱落和结痂等并发症。
- 针对下鼻甲或中鼻甲后部的手术通常并不能改善鼻气道，反而会增加动脉出血的风险。
- 在极少数情况下，下鼻甲的过度切除可能导致反常性鼻塞或空鼻综合征（图 2-1）。因此，应审慎地切除鼻甲。

七、手术步骤

（一）下鼻甲手术

- 鼻塞是下鼻甲手术的主要指征。
- 有证据支持下鼻甲手术可改善过敏性鼻炎的症状。
- 其他适应证包括上颌窦清洗、慢性鼻炎和打鼾。
- 下鼻甲手术的侵袭性从低到高依次为骨折外移、软组织切除 / 缩减、骨质和软组织切除、鼻甲前部全层切除。

1. 下鼻甲骨折外移

- 骨折外移术是最简单和最微创的下鼻甲手术，因为没有组织被切除。
- 由于骨折外移并不改变软组织，这种技术不会影响鼻甲肥大的血管活性成分。
- 下鼻甲骨质以一定的角度附着在鼻腔外侧壁上，因此骨折时需要向下外侧而不仅仅是外侧施加压力。
- 轻柔操作是必要的，以免损伤位于下鼻道侧壁的鼻泪管开口。

步骤 1

- 在直视下，将 Freer 剥离子或类似的剥离子放在下鼻道，并将下鼻甲向内向上推移骨折（图 2-2A）。

步骤 2

• 将 Bioes-Goldman 剥离子或 Freer 剥离子放置在下鼻甲的内上方并向下外侧推移骨折（图 2-2B）。

2. 下鼻甲软组织切除

• 许多技术可以用来处理下鼻甲的软组织，它们各有优缺点（表 2-1）。

– 热烧蚀：电灼、激光。

– 射频：双极、单极。

– 刨削器：通常为美敦力刨削器。

• 一些设备使用热能或射频能量可在一定程度上去除组织，但是主要通过引起伤口收缩来发挥作用。

• 大多数技术的目标是黏膜下组织为靶点，同时保持功能性黏膜完整。

• 这些技术中，黏膜下针电凝在许多方面是最简单的，但也是非常不精确的。

• 激光消融主要消融黏膜表面，以及部分黏膜下结构。这些设备可能比较昂贵。

• 消融和电灼都使被覆黏膜受到热损伤，有时会导致黏膜脱落和结痂[1]。

• 用于下鼻甲切除的射频装置可以是单极，也可以是双极；这两种方法在结果上没有明显的差异[2]。

表 2-1　不同下鼻甲切除技术优缺点

手术技术	优　点	缺　点
电灼 / 电凝	• 微创	• 能量传递无法测量 • 如不小心，可能会使黏膜坏死
激光消融	• 微创 • 可在办公室进行	• 设备昂贵 • 无黏膜保留 • 长期预后各不相同
射频（双极、单极）	• 微创 • 最低不适感 • 有黏膜保留	• 对组织减少程度的把控较小 • 设备昂贵
刨削器	• 可以雕塑鼻甲，特别是严重肥大的鼻甲 • 可以在诊室或手术室进行 • 黏膜可保留	出血风险

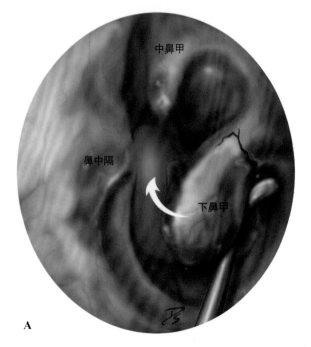
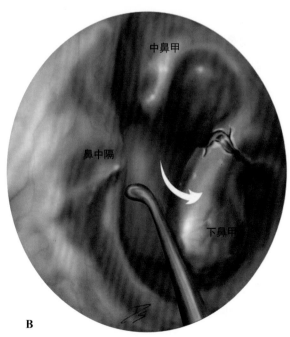

▲ 图 2-2　内镜下下鼻甲骨折外移术彩绘图

A. 向内侧推移下鼻甲，使下鼻甲与鼻外侧壁的附着处骨折；B. 用 Boies-Goldman 剥离子或 Freer 剥离子将下鼻甲向外侧推移以扩大鼻腔下部通气道

- 软组织减少对鼻气道的影响主要是由于下鼻甲前部的改变。下鼻甲后部的减小不会显著改善鼻气道，而且可能显著增加出血风险。

- 在过去的几年里，对下鼻甲手术后的结果进行了几次仔细的分析。

- 一项较大的研究比较了下鼻甲次全切术、激光烧灼术、电灼术、冷冻法、黏膜下切除术和黏膜下切除联合骨折术 6 年的随访结果，发现黏膜下切除联合骨折术治疗的患者预后最好[3]。

- 双极射频已被证明在成人和儿童患者中均安全、有效[4, 5]。

- 长期（2 年）随访结果表明，射频（radiofrequency，RF）鼻甲缩减术治疗过敏性和非过敏性下鼻甲肥大在嗅觉改善、降低鼻阻力、改善主观鼻塞感受等方面具有优势[6]。

- 长期（10 年）随访结果表明，刨削器切除下鼻甲后 93% 的病例症状改善。内镜检查、黏液纤毛清除时间和前鼻部测定长期保持改善[7]。

- 双极射频消融术和刨削器黏膜下切除术的比较表明，两种技术均可改善症状。长期来讲，刨削器技术的改善效果更显著[8, 9]。

步骤 1

- 应用鼻扩张器或 0° 内镜，直视下向下鼻甲注射 1% 利多卡因和 1 : 100 000 肾上腺素。

步骤 2

- 用手术刀或者类似刨削器的前缘，在下鼻甲皮肤黏膜交界处后方作切口（图 2-3）。

步骤 3

- 用 Freer 剥离子、Cottle 剥离子（鼻中隔剥离子）或刨削器剥离部分经骨膜下将软组织从骨质上剥离（图 2-4）。

步骤 4

- 将组织剥离骨质，将震荡的刨削器叶片置入其间，并将刀片与软组织沿圆周方向接触。将刨削器刀片的工作面远离鼻甲骨质。

- 缓慢的振荡速度有利于控制黏膜下组织的切除程度，而不损伤被覆黏膜。

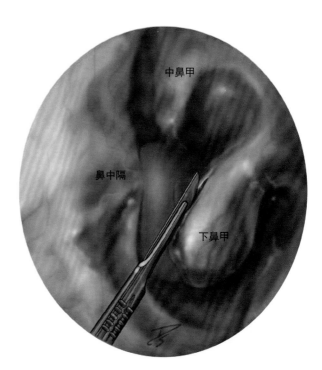

▲ 图 2-3　内镜视角下，左下鼻甲黏膜下切开点

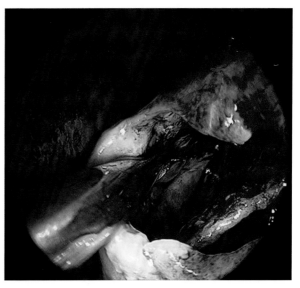

▲ 图 2-4　内镜视角下，切开前部软组织，显露左下鼻甲骨质

- 软组织直接切除至下鼻甲的前 2/3。

步骤 5

- 塑形软组织缩减至合适程度。

- 保存被覆黏膜。

- 如必要，可使用单极或双极电凝，控制切口的出血。

3. 其他方法

• 其他软组织缩减技术包括电灼、射频消融和激光消融均按照设备制造商的操作指南实施。

• 通常，将这些设备插入到鼻甲的前表面，在设备被启动时重复数次通过。

• 黏膜下能量传递装置的尖端应保持在黏膜表面以下，以防止黏膜损伤。

4. 黏膜下切除下鼻甲骨和软组织

• 骨质明显肥大是下鼻甲黏膜下骨质切除指征。

• 这项技术经常与其他软组织手术技术相结合。

步骤 1

• 同前述下鼻甲软组织缩减技术步骤 1～3，建立骨膜下剥离囊。

步骤 2

• 用 Blakesley 咬切钳咬除骨质。内镜可直接置入黏膜骨膜瓣下抵近观察。鼻甲前 1/2～2/3 骨质可切除（图 2-5）。

步骤 3

• 按照下鼻甲软组织缩减技术步骤 4、5，使用刨削器进行黏膜下软组织切除。

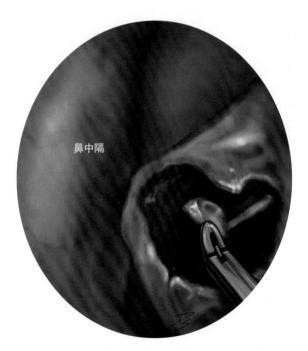

鼻中隔

▲ **图 2-5　内镜视角下，下鼻甲骨质口袋的解剖**
用 Blakesley 咬切钳抓住后扭转是良好的切除方式

5. 下鼻甲前部全层切除

• 保守切除下鼻甲前 1～2cm 通常可以接受。

• 此技术引起的骨质显露有时会导致愈合时间延长和广泛结痂。

• 下鼻甲广泛切除可能导致萎缩性鼻炎，其特点是因层流气流的丧失而产生一种反常的阻塞感，因此并不推荐。

• 射频消融鼻甲切除术与部分鼻甲切除术的比较均显示出良好的临床效果，均可改善术后的鼻功能。但有组织学研究表明，鼻甲部分切除对纤毛上皮细胞来说是破坏性的。因此，与鼻甲部分切除术相比，射频鼻甲消融术可能是保持鼻腔生理的更好选择[10]。

步骤 1

• 用 1% 利多卡因与 1 : 100 000 肾上腺素注射下鼻甲前端。

步骤 2

• 0° 内镜直视下将 Freer 剥离子置入下鼻道，向内向上推挤骨折下鼻甲。

步骤 3

• 通过刨削器或者切开黏膜后将其从骨质上锐性剥离，去除下鼻甲外侧面的软组织。

步骤 4

• 用咬切钳和反向咬骨钳去除下鼻甲骨质的外侧和前表面的骨质（图 2-6）。

步骤 5

• 必要时，在切除的下鼻甲表面和外侧面重新覆盖黏膜，并填塞。

（二）中鼻甲手术

1. 切除泡状中鼻甲

• 泡状中鼻甲是由中鼻甲骨质气化引起的鼻甲增大。

• 泡状中鼻甲多见于慢性鼻窦炎的患者[11]。

• 慢性筛窦炎手术治疗过程中，通常有必要切除泡状中鼻甲气房的外侧部分，以确保筛窦引流和方便进入筛窦的其余部分。

- 重要的是要认识到，泡状中鼻甲代表一种有功能的筛窦气房。因此，手术切除应遵循与其他功能性内镜鼻窦手术相同的原则，即黏膜保存和促进生理引流。

- 几乎所有的情形下，泡状中鼻甲的内侧均附着在筛板上，因此通常切除外侧壁（图 2-7）。

- 压碎泡状中鼻甲只能暂时代替切除，并可能影响其内产生的黏液的引流[12]。

步骤 1

- 用 0° 内镜直视中鼻甲，手术开始前先用 1% 利多卡因和 1 : 100 000 肾上腺素于其上附着处浸润鼻甲。

步骤 2

- 用手术刀或镰状刀片垂直切开泡状鼻甲的前表面，确保进入其气化腔。

步骤 3

- 用直的或弯头的内镜剪刀把空腔打开。再用剪刀将切口延伸到气房的后部，通常位于中鼻甲基板处。

步骤 4

- 向后和向下延伸垂直切口的上部，直到整个泡状鼻甲的外层游离。

2. 内镜鼻窦手术中的中鼻甲切除术

- 内镜鼻窦手术时中鼻甲是否切除尚存在争议。

- 一些外科医生主张切除中鼻甲，以方便进入筛窦，并防止中鼻甲与鼻腔外侧壁瘢痕粘连。

- 其他学者则强调了中鼻甲作为复发鼻窦手术解剖标志的重要性，并主张保留它，因其切除后有一些潜在的并发症。

- 从颅底高位切除或撕脱中鼻甲有脑脊液漏的风险。

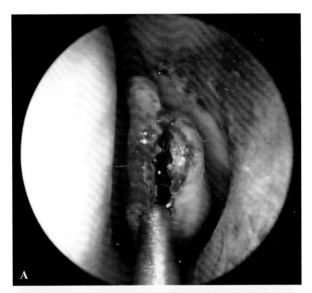

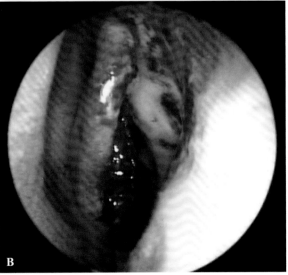

▲ 图 2-7　**A.** 内镜下左侧泡状鼻甲切口视图，以便于进入泡状鼻甲并引流至中鼻道；**B.** 左侧泡状鼻甲外侧板切除术后通路改善（与图 A 中的鼻腔相同）

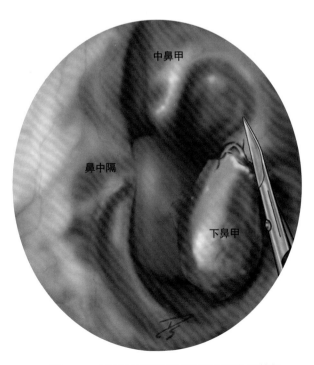

▲ 图 2-6　内镜视角下用剪刀切除左下鼻甲前部

• 切除中鼻甲最高的部分有可能导致嗅觉丧失。中鼻甲保守切除尚未被证明会导致嗅觉丧失[13]。

• 残余中鼻甲必须小心处理，因为它可以向外侧移位并阻塞额窦，导致医源性额窦炎。

• 有一些证据表明，某些特定的患者实际上可能从中鼻甲切除术获益。

• 在接受中鼻甲切除的患者术后3年随访结果表明其息肉复发率较低[14]。

• 其他研究表明，中鼻甲保守切除不会对内镜评分或生活质量产生负面影响[15, 16]。

步骤 1

• 用0°内镜直视中鼻甲和其颅底附着处。

• 用1%利多卡因与1:100 000肾上腺素注射鼻甲的上附着点。

• 经鼻或经腭大管行蝶腭孔附近注射。

步骤 2

• 用直的或弯头的内镜剪刀在中鼻甲的上附着点切开。尽量减少对残余鼻甲的操作，以保持其附着在颅底。

• 一般情况下，切除中鼻甲的下半部可以安全地进行，不会有筛板破裂的风险。更大范围的切除会导致颅底破坏的风险更高。

步骤 3

• 使用咬切钳或内镜剪刀切开鼻甲的后部附着点，直至鼻甲游离。

步骤 4

• 烧灼残余中鼻甲的后端，因为它可能是蝶腭动脉分支出血的来源。

3. 内侧移位和其他中鼻甲切除替代方法

• 作为中鼻甲切除的替代方案，使用较小的器械进行手术，可以改善手术进入狭窄空间的情况。

• 当鼻中隔偏曲使进入筛窦的路径狭窄时，内镜下鼻中隔成形术可以很容易地与内镜鼻窦手术结合。这种后部偏曲可能与空气动力学无关，且在前鼻镜检时很难发现（图2-8）。

• 中鼻甲基板下部应保留，以避免完全破坏中鼻甲的稳定。

• 内侧移位术也可以通过在中鼻甲和鼻中隔之间形成一个小的瘢痕带来实现。中鼻道填塞是必要的，以保持表面接触足够长时间，以愈合在一起，形成黏附（通常5～7天）。

• 中鼻甲也可用可吸收缝线固定在鼻中隔上（图2-9）。这种技术可以在大多数情况下确保中

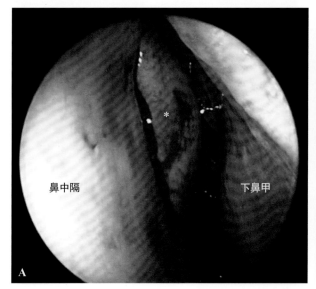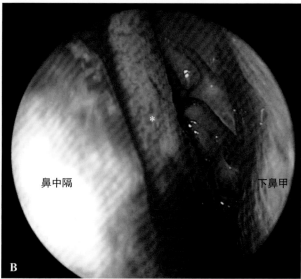

▲ 图 2-8　内镜视角下，鼻中隔成形术前后对比，允许中鼻甲向内侧位移
A. 鼻中隔后部偏曲所致，左鼻腔内进入中鼻道困难（*），行内镜鼻中隔成形术前做切口；B. 内镜鼻中隔成形术后，中鼻道打开，且无须对中鼻甲进行手术

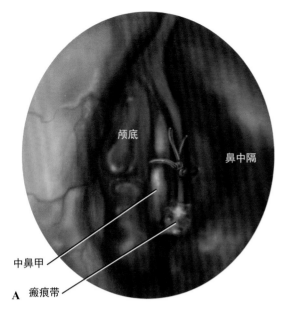

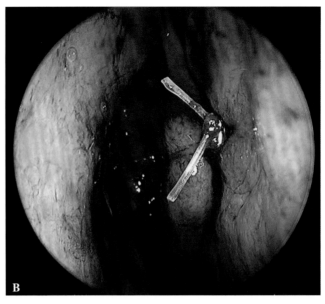

▲ 图 2-9 A. 内镜视角下，右中鼻甲的缝合内侧移位术，缝线也可缝合固定在鼻中隔的更前方；B. 内镜图像说明如何结合用缝合内侧移位术控制中鼻甲和鼻中隔之间瘢痕的产生

鼻甲稳定[17]。同时也是防止中鼻甲向外位移的有效方法[18]。

- 对中鼻甲的无结缝合内移术也已有报道[19]。

八、术后注意事项

- 大多数鼻甲手术可以在门诊或办公室进行。
- 术后疼痛通常较小，可单用对乙酰氨基酚镇痛。患者应使用鼻冲洗保持鼻腔术区湿润。
- 经过一些更激进的下鼻甲手术后，鼻腔填塞可能有助于保持黏膜瓣的位置，但不是必需的。
- 术后应评估患者的愈合情况，并清除结痂或粘连。
- 手术结束时内移中鼻甲可以预防中鼻甲术后粘连。

参 考 文 献

[1] Berger G, Ophir D, Pitaro K, Landsberg R. Histopathological changes after coblation inferior turbinate reduction. *Arch Otolaryngol Head Neck Surg.* 2008;134:819–823.

[2] Cavaliere M, Mottola G, Iemma M. Monopolar and bipolar radiofrequency thermal ablation of inferior turbinates: 20-month follow-up. *Otolaryngol—Head Neck Surg.* 2007;137:256–263.

[3] Passàli D, Passàli FM, Damiani V, Passàli GC, Bellussi L. Treatment of inferior turbinate hypertrophy: a randomized clinical trial. *Ann Otol Rhinol Laryngol.* 2003;112:683–688.

[4] Seeger J, Zenev E, Gundlach P, Stein T, Müller G. Bipolar radiofrequency-induced thermotherapy of turbinate hypertrophy: pilot study and 20 months' follow-up. *Laryngoscope.* 2003;113:130–135.

[5] O'Connor-Reina C, Garcia-Iriarte MT, Angel DG, Morente JCC, Rodríguez-Diaz A. Radiofrequency volumetric tissue reduction for treatment of turbinate hypertrophy in children. *Int J Pediatr Otorhinolaryngol.* 2007;71:597–601.

[6] Garzaro M, et al. Radiofrequency inferior turbinate reduction: long-term olfactory and functional outcomes. *Otolaryngol—Head Neck Surg.* 2012;146:146–150.

[7] Yañez C, Mora N. Inferior turbinate debriding technique: ten-year results. *Otolaryngol—Head Neck Surg.* 2008;138:170–175.

[8] Lee JY, Lee JD. Comparative study on the long-term effectiveness between coblation- and microdébrider-assisted partial turbinoplasty. *Laryngoscope.* 2006;116:729–734.

[9] Liu CM, Tan CD, Lee FP, Lin KN, Huang HM. Microdébrider-assisted versus radiofrequency-assisted inferior turbinoplasty. *Laryngoscope.* 2009;119:414–418.

[10] Garzaro M, et al. Radiofrequency volume turbinate reduction versus partial turbinectomy: clinical and histological features. *Am J Rhinol Allergy.* 2012;26:321–325.

[11] Calhoun KH, Waggenspack GA, Simpson CB, Hokanson JA, Bailey BJ. CT evaluation of the paranasal sinuses in symptomatic and asymptomatic populations. *Otolaryngol—*

Head Neck Surg. 1991;104:480–483.

[12] Kieff DA, Busaba NY. Reformation of concha bullosa following treatment by crushing surgical technique: implication for balloon sinuplasty. *Laryngoscope*. 2009;119:2454–2456.

[13] Choby GW, Hobson CE, Lee S, Wang EW. Clinical effects of middle turbinate resection after endoscopic sinus surgery: a systematic review. *Am J Rhinol Allergy*. 2014;28:502–507.

[14] Marchioni D, et al. Middle turbinate preservation versus middle turbinate resection in endoscopic surgical treatment of nasal polyposis. *Acta Otolaryngol (Stockh)*. 2008;128:1019–1026.

[15] Brescia G, et al. Partial middle turbinectomy during endoscopic sinus surgery for extended sinonasal polyposis: short– and midterm outcomes. *Acta Otolaryngol (Stockh)*. 2008;128:73–77.

[16] Soler ZM, Hwang PH, Mace J, Smith TL. Outcomes after middle turbinate resection: revisiting a controversial topic. *Laryngoscope*. 2010;120:832–837.

[17] Hewitt KM, Orlandi RR. Suture medialization of the middle turbinates during endoscopic sinus surgery. *Ear Nose Throat J*. 2008;87:E11.

[18] Chen W, Wang Y, Bi Y, Chen W. Turbinate–septal suture for middle turbinate medialization: a prospective randomized trial. *Laryngoscope*. 2015;125:33–35.

[19] Hudson S, Orlandi R. Knot–free suture medialization of the middle turbinate. *Int Forum Allergy Rhinol*. 2013;3:855–856.

第3章　蝶腭动脉 / 颌内动脉结扎术

Sphenopalatine/Internal Maxillary Artery Ligation

Li-Xing Man　Samer Fakhri　Amber U. Luong　Martin J. Citardi　**著**

唐 超 **译**　贾建平 刘健刚 **校**

一、概述

- 鼻出血是最常见的耳鼻咽喉科急症之一。

- 少量的鼻出血通常来源于鼻中隔前端，通过直接压迫或鼻腔填塞，通常能得到满意的治疗效果。

- 为方便起见，将通过充分的鼻腔填塞仍不能控制的鼻出血定义为后鼻腔出血[1]。难治性后鼻腔出血是指前后鼻腔填塞期间或取出填塞物后短期内再次发生的持续性出血。

- 通常，后鼻腔出血的治疗主要包括前后鼻腔填塞和住院观察。在这个过程中可能再次发生鼻出血。这就需要用多种方式进行早期干预，包括经动脉栓塞、上颌动脉结扎、筛前动脉结扎、内镜下蝶腭动脉结扎术等。

- 栓塞是控制鼻出血的一种非手术治疗选择。这种方法在许多医疗中心并没有被采用，并且治疗费用通常比内镜手术治疗要高很多[2]。

- 通过 Caldwell-Luc 入路上颌窦造口进行上颌动脉结扎术是一种相对直接的治疗方式，但目前应用的较少，因为蝶腭动脉和筛前动脉结扎手术能够降低鼻出血的发病率，提高成功率[3]。

- 经鼻外（或内镜）入路的筛前动脉结扎术可作为蝶腭动脉结扎术的辅助术式。来自颈内动脉的该条分支对鼻黏膜的血管供应通常是次要的。

- 1992 年，内镜下蝶腭动脉结扎术被首次报道[4]。随着硬质内镜的日益普及，该技术已被改进，仅需很小的创口。由于内镜技术提供了良好的视觉效果和低发病率，现已成为治疗难治性后鼻腔出血的一线手术选择。

- 蝶腭动脉结扎术不适用于治疗抗凝血药和抗血小板药物相关的鼻出血。这种类型的鼻出血患者最好的治疗方案是局部电凝止血和放置可吸收止血填充材料。

- 蝶腭动脉结扎术也不能改善与遗传性出血性毛细血管扩张相关鼻出血的长期预后。

二、解剖

- 鼻外壁血供由蝶腭动脉和筛窦前、后动脉供应（图 3-1）。

- 蝶腭动脉（sphenopalatine artery，SPA）是源于颈外动脉的上颌内动脉（internal maxillary artery，IMA）的终末支，供应了高达 90% 的鼻黏膜血供[5]。

- 筛前动脉和筛后动脉，这些都是源自颈内动脉的眼动脉，也是鼻腔重要血供来源。

- 筛前动脉比筛后动脉要粗大，临床意义更大。它是鼻中隔及鼻外侧壁两者前 1/3 的主要血供来源。

- 筛后动脉供应着上鼻甲和毗邻鼻中隔的一小块区域。

- 唇动脉是面动脉的一个分支，也为鼻前庭

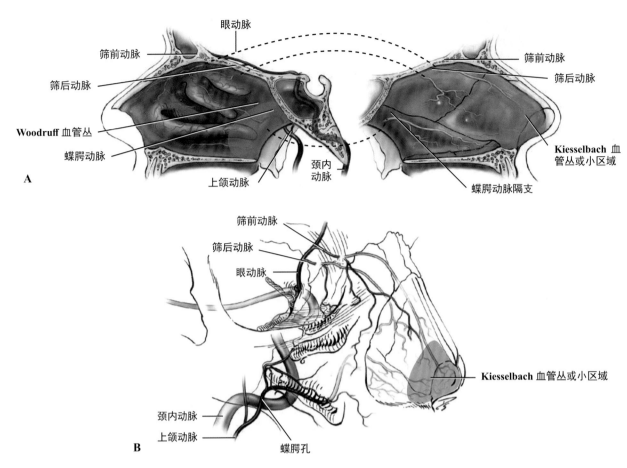

▲ 图 3-1　A. 鼻中隔的血供，患者的右侧鼻中隔矢状面，筛前和筛后动脉起源于眼动脉，供应鼻中隔上部和鼻外壁，蝶腭动脉供应大部分鼻外壁和鼻中隔黏膜，蝶腭动脉的鼻中隔支是从鼻外壁穿过蝶窦口下方供应鼻中隔；B. 图示鼻腔 3/4 的血液供应，眼眶内容物不显示，筛前和筛后动脉的分支供应鼻腔顶部

供血；另外，腭大动脉的分支供应着鼻中隔的前下方区域。

• SPA 是来自颈外动脉的 IMA 终末分支，为 90% 的鼻黏膜提供血液。

• 鼻中隔前部的血管构成血管丛，称为 Kiesselbach 血管丛（图 3-2）。这一区域有筛前动脉和蝶腭动脉提供丰富血供。

• Woodruff 血管丛位于鼻底、下鼻道、下鼻甲和中鼻道后 1cm 处（图 3-3），主要由蝶腭动脉供应。

（一）蝶腭动脉解剖

• 翼腭窝内 SPA 来自 IMA 的分支，经蝶腭孔进入鼻腔。

• 蝶腭孔位于鼻外侧壁，腭骨垂直板的上方。可以在中鼻甲基板下部与眶内侧壁的交界处

找到它。

• SPA 分为鼻外侧动脉和鼻后中隔动脉，分别供应鼻外壁和鼻中隔后部。鼻中隔后支通常被称为鼻后动脉，并穿过蝶骨嘴的下方。

• 在尸检标本，有 42% 的 SPA 在出蝶腭孔之前发出分支，形成分离的骨孔[6]。

• SPA 在紧靠筛嵴内侧发出 2 支以上的比例占 97%，3 支以上占 67%，4 支以上占 35%[7]。

（二）筛嵴解剖

• 在手术中，寻找蝶腭孔最明显的标志是腭骨的筛嵴。

• 筛嵴是蝶腭孔前或前下的一个小的骨性隆起。

• 尸检中发现，95% 的筛嵴位于蝶腭孔 1mm 范围内[8]。

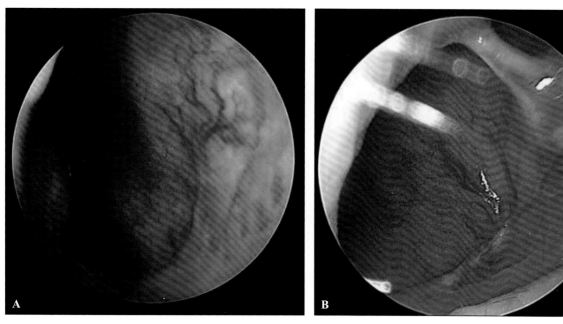

▲ 图 3-2　内镜下的 Little 区的 Kiesselbach 血管丛

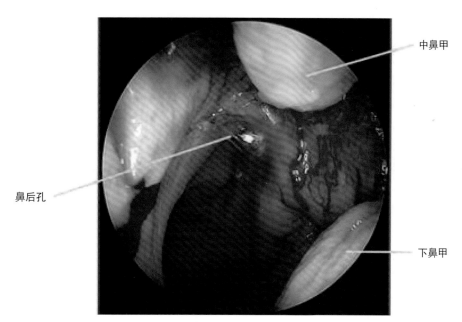

　　中鼻甲

鼻后孔

下鼻甲

▲ 图 3-3　内镜下的左鼻腔 Woodruff 血管丛

• 仔细剥离筛嵴后方或后方上方通常会发现蝶腭神经血管束。

• 上颌神经的鼻后上分支，包括鼻腭神经，与 SPA 一起从蝶腭孔发出。这些结构损伤所造成的神经功能障碍目前未见报道，不过通常可以在 SPA 结扎前先分离鼻腭神经。

• 有报道去除筛嵴与保留该骨结构相比，会降低 SPA 结扎后再出血率[9]。

三、术前注意事项

• 术前评估应详细询问导致鼻出血的危险因素，其中包括凝血障碍、高血压、鼻外伤和使用抗凝血药或抗血小板药。患者可能没有意识到一些补品或替代药物，如鱼油和维生素 E 等，均具有抗血小板作用。

• 鼻塞、面部感觉减退或复视等症状，也许预示着鼻出血继发于未确诊的鼻窦肿瘤。

• 除非有身体的反复出血或瘀青病史，血液系统检查不是必需的。

• 虽然术前影像学检查通常不是必要的，但对于有特殊病史或异常体格检查结果的患者可行鼻窦 CT 检查。CT 影像可能有助于术中解剖结构的定位。

• 对于可能结扎筛前动脉的病例应该征求患者同意。

• 为了减轻患者痛苦和防止误吸应该采用全麻。

四、手术器械

• 0° 内镜和 30° 内镜。

• 球头上颌骨探针（图 3-4A）。

• Cottle 剥离子。

• Freer 剥离子。

• 双极电凝镊或血管夹钳（图 3-4B）。

• 带吸引功能的 Freer 剥离子（可选）。

• 1mm 的 Kerrison 咬骨钳（可选）。

五、经验与教训

• 蝶腭孔位于筛嵴后方或后方上方。

• SPA 在蝶腭孔近端发出分支并不罕见。

• 几乎所有患者都至少有 2 条 SPA 发出的主要分支，2/3 的人至少有 3 条。需要仔细辨别，以识别所有 SPA 分支进行结扎。

• 术中大量出血会影响术中精确观察。经腭部阻滞蝶腭神经血管束，即通过硬腭的腭大孔注射 1% 利多卡因和 1 : 100 000 肾上腺素混合液，可使 SPA 主干血管产生确切的收缩效果，会明显减缓出血（图 3-5）。对于黏膜出血也可以使用羟甲唑啉浸渍的棉片填塞及温水（50℃）冲洗[10] 或双极电凝来控制。

• 为了给处理蝶腭动脉制造更多的空间，可以用一个 Freer 剥离子轻轻向内侧移动中鼻甲，并在中鼻道填塞羟甲唑啉浸渍的棉片。此外，可以考虑切除钩突，特别是当它很大的时候。

• 如果 SPA 定位困难，施行上颌窦口切开术，这样就可以把上颌骨后壁作为额外的解剖标志。一旦实施了该操作，就将鼻外侧壁的黏膜瓣向后、向下掀起，此黏膜与筛嵴上的黏膜相延续。

六、手术步骤

步骤 1（图 3-6）

• 确认附着在腭骨上的中鼻甲基板。

• 在中鼻甲基板附着部位前约 1cm 处垂直切开黏膜和骨膜。

• 上颌窦窦腔和腭骨之间的界限可以用圆头剥离子或 Cottle 剥离子触及。

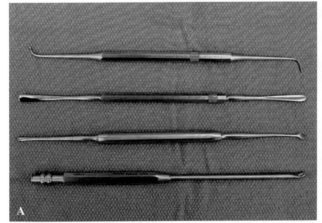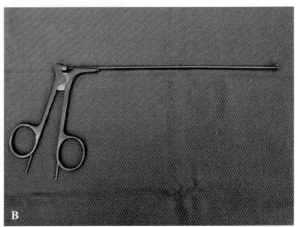

▲ 图 3-4　蝶腭动脉结扎术手术器械

A. 球头探针、Freer 剥离子、Cottle 剥离子和带吸引功能的 Freer 剥离子；B. 双极钳

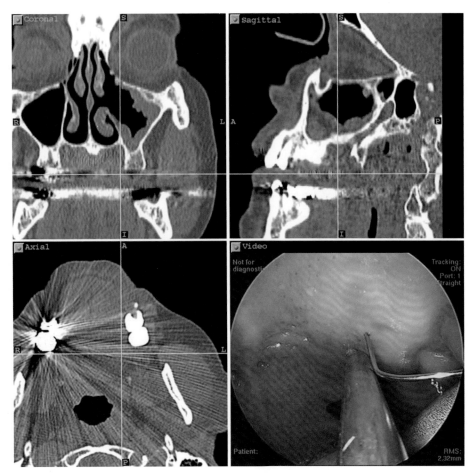

▲ 图 3-5　CT 和内镜图像显示经腭阻滞的口内注射位置
注意矢状位的腭大孔和腭大管

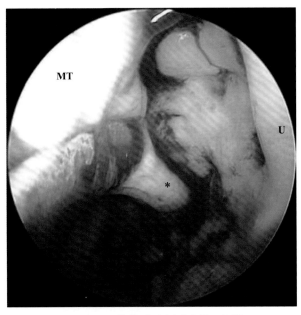

▲ 图 3-6　左鼻腔外侧壁内镜下图像

*. 为中鼻甲附着处。如果识别蝶腭动脉困难,请记住蝶腭动脉是中鼻甲的主要血供来源,并根据其附着处识别蝶腭动脉。U. 钩突;MT. 中鼻甲

• 如果空间受限,必要时可以切除钩突。

步骤 2(图 3-7)

• 用 Cottle 剥离子、Freer 剥离子或带吸引功能的 Freer 剥离子上下方向剥离,并向后掀起黏骨膜瓣。

步骤 3(图 3-8)

• 从位于蝶腭孔的 SPA(图 3-8)的前方或前下方,可见到一个小的骨嵴(筛嵴)。

• 必要时,可用 1mm 的 Kerrison 咬骨钳去除遮挡在 SPA 浅面的筛嵴和蝶腭孔骨质,以达到显露 SPA 主干的目的。

• 无论是否去除筛嵴,围绕 SPA 根部均需进行 360° 轻柔的分离,圆头剥离子是完成这一操作的理想工具。

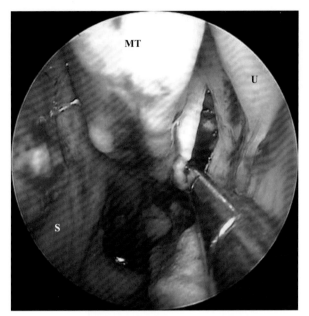

▲ 图 3-7　切开黏膜骨瓣的内镜下图像
MT. 中鼻甲；S. 鼻中隔；U. 钩突

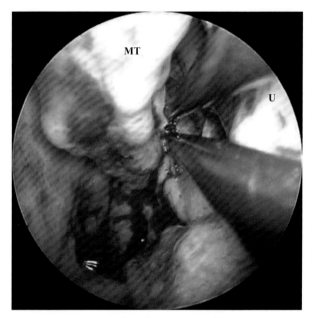

▲ 图 3-9　内镜下蝶腭动脉双极烧灼电凝术
动脉也可用血管夹夹闭。MT. 中鼻甲；U. 钩突

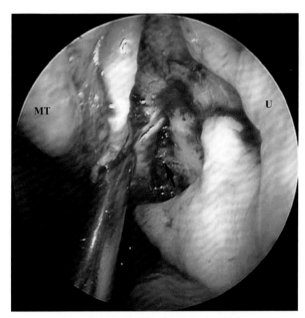

▲ 图 3-8　蝶腭动脉的内镜下图像
箭示蝶腭动脉。MT. 中鼻甲；U. 钩突

步骤 4（图 3-9）

• 用血管夹夹闭 SPA 的主干以及每个终末分支，分支远端血管用双极电凝烧灼（图 3-9）。

• 也可直接用双极电凝而不用血管夹。

• 手术结束后将黏膜瓣覆盖在腭骨上。

• 用可吸收的止血材料放置于中鼻道，使黏

骨膜瓣在外侧，中鼻甲在内侧。

七、术后注意事项

• 为了避免中鼻甲与鼻外侧壁粘连，应在术后将其内移。

• 如果由于先前的鼻填塞或烧灼导致鼻前庭黏膜弥漫性损伤，放置可吸收的止血敷料将减少黏膜缘出血的风险，而且有助于防止粘连。

• 术后患者通常观察 12h 后即可出院。

• 内镜下蝶腭动脉结扎术的主要并发症是鼻腔出血无法控制。这通常是由于外科医生未能夹住或电凝所有的 SPA 分支，或者由筛前动脉供应的黏膜出血所致。

八、护理路径

• 尽早行 SPA 结扎术与较短的住院时间、较低的住院费用和较低的出血风险有关[11, 12]。

• SPA 结扎术可以纳入鼻出血治疗方案，这样可作为早期、确定的干预手段被应用于所有鼻腔后部出血的患者。这种方法会带来更好的效果，包括提高患者的安全性和降低住院成本[13]。

结论

• 内镜 SPA 结扎术已成为治疗严重鼻出血的主要手段。

• 内镜 SPA 结扎术是一种低风险、高成功率的手术。

• 内镜下 SPA 结扎术可以避免使用传统的前后鼻腔填塞术。

参 考 文 献

[1] Citardi MJ, Kuhn FA. Refractory posterior epistaxis. In: Gates GA, ed. *Current Therapy in Otolaryngology-Head and Neck Surgery*. 6th ed. St. Louis, MO: Mosby; 1998:331–335.

[2] Rudmik L, Leung R. Cost–effectiveness analysis of endoscopic sphenopalatine artery ligation vs arterial embolization for intractable epistaxis. *JAMA Otolaryngol Head Neck Surg*. 2014;140(9): 802–808.

[3] Snyderman CH, Goldman SA, Carrau RL, et al. Endoscopic sphenopalatine artery ligation is an effective method of treatment for posterior epistaxis. *Am J Rhinol*. 1999;13:137–140.

[4] Budrovich G, Saetti R. Microscopic and endoscopic ligature of the sphenopalatine artery. *Laryngoscope*. 1992;102:1390–1394.

[5] Babin E, Moreau S, De Rugy MG, et al. Anatomic variations of the arteries of the nasal fossa. *Otolaryngol Head Neck Surg*. 2003;128:236–239.

[6] Schwartzbauer HR, Shete M, Tami TA. Endoscopic anatomy of the sphenopalatine and posterior nasal arteries: implications for the endoscopic management of epistaxis. *Am J Rhinol*. 2003;17:63–66.

[7] Simmen DB, Raghavan U, Briner HR, et al. The anatomy of the sphenopalatine artery for the endoscopic sinus surgeon. *Am J Rhinol*. 2006;20:502–505.

[8] Bolger WE, Borgie RC, Melder P. The role of the crista ethmoidalis in endoscopic sphenopalatine artery ligation. *Am J Rhinol*. 1999;13:81–86.

[9] Saraceni Neto P, Nunes LM, Caparroz FA, et al. Resection of the ethmoidal crest in sphenopalatine artery surgery. *Int Forum Allergy Rhinol*. 2017;7(1):87–90.

[10] Stangerup SE, Dommerby H, Lau T. Hot–water irrigation as a treatment of posterior epistaxis. *Rhinology*. 1996;34:18–20.

[11] Dedhia RC, Desai SS, Smith KJ, et al. Cost–effectiveness of endoscopic sphenopalatine artery ligation versus nasal packing as firstline treatment for posterior epistaxis. *Int Forum Allergy Rhinol*. 2013;3:563–566.

[12] Leung RM, Smith TL, Rudmik L. Developing a laddered algorithm for management of intractable epistaxis: a risk analysis. *JAMA Otolaryngol Head Neck Surg*. 2015;141(5):405–409.

[13] Vosler PS, Kass JI, Wang EW, et al. Successful implementation of a clinical care pathway for the management of epistaxis at a tertiary care center. *Otolaryngol Head Neck Surg*. 2016;155(5):879–885.

第4章 内镜下及开放的筛前/筛后动脉结扎术
Endoscopic and Open Anterior/Posterior Ethmoid Artery Ligation

Yuresh Naidoo P. J. Wormald 著

蔡祥铭 译 周锦川 刘健刚 校

一、概述

• 筛前动脉（anterior ethmoid artery，AEA）和筛后动脉（posterior ethmoid artery，PEA）是供应筛窦、鼻中隔和前颅底血供的主要血管。

• 控制这些血管是鼻窦扩大手术和颅底手术的关键。

• 在内镜鼻窦和颅底手术中，AEA 与 PEA 穿过眼眶和筛窦顶壁等手术关键部位，带来潜在的医源性损伤风险（图 4-1）。

• 处理不当致使 AEA 回缩入眼眶可能导致永久性视力丧失。

• 在经鼻扩大手术中，如内镜下颅面部占位病变切除术，可以选择性结扎 AEA 和 PEA 来控制这些血管。

• 少数的顽固性或外伤性鼻出血需要结扎这些动脉，此时最好在内镜辅助下从外部进行处理。

• 本章将介绍如何在前颅底手术前，有效地完成内镜经鼻 AEA 和 PEA 结扎术，以及如何进行鼻出血的开放动脉结扎术。

二、解剖

• AEA 和 PEA 是眼动脉分支。

• 可在蝶窦顶壁和后组筛窦的交界处找到比 AEA 小的 PEA。

• AEA 位于鼻外侧壁的第二和第三基板之间（分别是筛泡和中鼻甲）。如果不存在筛泡上

20%～40% 低于颅底

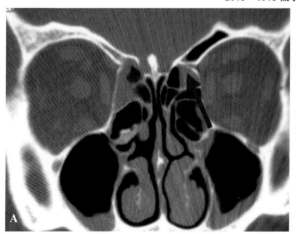
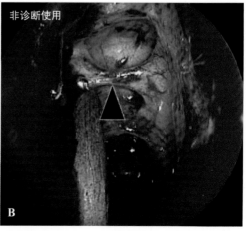

非诊断使用

▲ 图 4-1 **CT 冠状位图像（A）及内镜下图像（B），箭头示筛前动脉**

隐窝的话，AEA 位于筛泡前表面的后侧。一般沿颅骨在额窦开口后约一个气房处可找到 AEA（图 4-2）。

• AEA 走行于上斜肌和内直肌之间，经筛前孔离开眼眶，与筛前神经共同进入筛窦顶部。AEA 穿过筛板，通过鸡冠旁一狭缝入鼻延续为鼻背动脉。

• 根据筛窦气化程度和筛板外侧板的高度不同，AEA 可能位于颅底下筛窦内的黏膜皱褶中（见于 36% 的患者；图 4-3）[1, 2]。

• 在经鼻内镜鼻窦手术中，发现 16% 的 AEA 位于黏膜皱褶和带裂缝的骨管内，存在显著的手术损伤风险[2]。

• AEA 和 PEA 还供应颅前窝脑膜的血供。当该区域发生脑膜瘤或其他肿瘤时，它们会显著增粗[3]。

• 重要的外部解剖标志是额筛缝[4]。

－沿着额筛缝，AEA 位于泪前嵴后约 24mm 处。

－同样沿着额筛缝，PEA 位于 AEA 更后方约 12mm 处。

－视神经位于 PEA 后约 6mm 处。

三、术前注意事项

• 内镜下识别和经鼻结扎均需完全显露颅底。

通过减瘤和完全的蝶筛切除术以达到这种程度的显露。内镜下改良 Lothrop 手术进一步辅助该显露过程。

• 使用内镜入路治疗鼻出血，需要切除鼻窦以达到显露要求。这将带来一系列颅底相关风险。似乎没有必要为了避免外部切口造成小的瘢痕而选择该术式。

影像学检查注意事项

• 评估冠状位、旁矢状位和轴位的 CT 图像。

• 确认冠状位上眼球消失的第一个层面。在上斜肌和内直肌间的纸样板上寻找筛前孔所在的突起。

• 沿着动脉向前确定动脉是完全位于颅底之上还是向下进入鼻腔。

• 确认是否有筛泡上隐窝。如果有则观察 AEA 是否位于筛泡前面。

• 计算机辅助手术（computer aided surgery）有助于经鼻扩大手术。术前应复查图像，识别每个平面上的 AEA 和 PEA 及其与肿瘤的关系。

四、手术器械

• 0° 内镜及 30° 内镜。

• 内镜冲洗系统［如 Endo-Scrub 2（Medtronic ENT, Jacksonville, Florida）］。

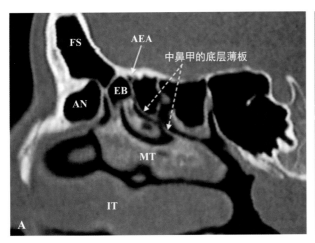
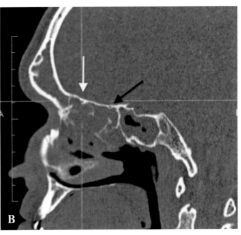

▲ 图 4-2　**A.** CT 旁矢状位图像，展示筛前动脉的位置，其位于鼻外侧壁的第二和第三基板之间，可在这两个结构间的颅底处发现筛前孔；**B.** CT 旁矢状位图像展示了颅底处的筛前动脉（白箭）和筛后动脉（黑箭）
AN. 鼻丘；EB. 筛泡；FS. 额窦；IT. 下鼻甲；MT. 中鼻甲；AEA. 筛前动脉

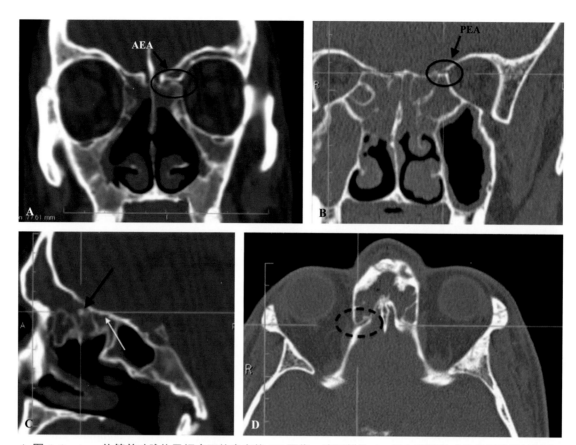

▲ 图 4-3　**A.** 一位筛前动脉位于颅底下的患者的 **CT** 图像，该冠状位 CT 示左侧筛前动脉位于黏膜皱褶中，从内直肌和上斜肌间离开眼眶；**B.** 冠状位 CT 展示筛后动脉位于颅底，处于后组筛窦水平；**C.** 旁矢状位 CT 示筛前动脉位于颅底下筛窦内（黑箭），筛后动脉显示相对不清（白箭），但处于常见的蝶窦前壁和后组筛窦交界处；**D.** 轴位 CT 示筛前动脉离开眼眶

AEA. 筛前动脉；PEA. 筛后动脉

• 常规功能性内镜鼻窦手术器械（球头、探针、刨削器、直的及成角的咬切钳和抓取工具）。

• 3.2mm 金刚砂钻或鼻泪管造口术探针（Medtronic ENT）。

• Wormald 可吸引的双极电凝镊（Medtronic ENT）。

• 可塑形吸引式刮匙［Wormald 可塑形额窦手术器械套（Medtronic ENT）］。

• 血管夹。

• 对于开放 AEA 和 PEA 结扎术，还需要以下器械。

– 手术刀及 15 号刀片。

– Freer 剥离器。

– 细的可塑形牵引器。

– 标准的头颈双极电凝镊。

五、经验与教训

（一）经验

• 内镜下寻找 AEA 和 PEA 的关键是确定颅底的水平。这可以通过识别蝶窦顶壁来安全可靠地来定位颅底。

• 在延伸自颅底的筛窦分隔之间进行分离。

– 在分隔内移动刨削器或可塑形吸引式刮除器，而不是从后向前穿过骨性间隔。

– 这将在清除病灶或减瘤过程中，避免横切可能位于间隔内的 AEA 和 PEA。

• 通常在颅底额窦开口后方约一个气房处可以发现 AEA。

• 在筛泡切除术中注意寻找位于筛泡顶壁从后外侧向前内侧倾斜走行的 AEA。

• 可在临近蝶窦的后组筛窦顶壁找到 PEA。

• 即使动脉位于黏膜皱褶内，也很难应用血管夹，因为动脉常被骨质包裹[2, 5]。因此，必须先将动脉从骨质中游离出来，才能使用血管夹。或者可以在动脉的显露部分使用双极电凝镊。

（二）教训

• 一般来说即使不慎切断 PEA 也问题不大，但是当存在前颅底肿瘤或先前已行蝶腭动脉（sphenopalatine artery，SPA）结扎则可能导致严重后果[3, 4]。

• 意外切断 AEA 使其回缩入眼眶将导致眶内血肿，需要紧急眼眶减压处理。

• 应避免在控制 AEA 或 PEA 出血时使用单极电灼术（monopolar cautery）。这可能导致邻近颅底骨折并进一步导致脑脊液漏。

• 由于视神经位于血管后方，因此对于开放入路手术，应在烧灼或结扎血管前仔细完成显露。

六、手术步骤

• 对于前颅底肿瘤，如颅前窝脑膜瘤，具体步骤如下。

（一）内镜结扎术

步骤 1：识别重要解剖标志并充分显露颅底（图 4-4）

• 开放鼻窦并识别颅底。

• 进行钩突切除术，同时确认上颌窦口位置。这既是眼眶底部的标志，也可以指导外科医生评估蝶窦开口的高度。

• 清理额隐窝并识别额窦开口。

• 去除下半部分的筛泡并进入后组筛窦。

• 识别上鼻甲并移除其下部 1/3 以识别蝶窦开口。

• 开放蝶窦以识别颅底。

• 沿着颅底继续分离，清除从后方蝶窦顶壁到前方额窦开口间的所有气房。

• 如果需要进行全颅底切除的话，内镜下改良 Lothrop 手术有助于显露前颅底和 AEA。

步骤 2：使用导航识别并确认 AEA 和 PEA

• 完成此步骤后，继续下一步骤。

步骤 3：使用金刚砂钻头打薄覆盖 AEA/PEA 的骨质

• 清除动脉前的骨质以减少横断动脉的风险（图 4-5）。

• 不要过于靠近眼眶，因为金刚砂钻头可能会切断动脉。如果在眼眶附近不慎横断动脉，会

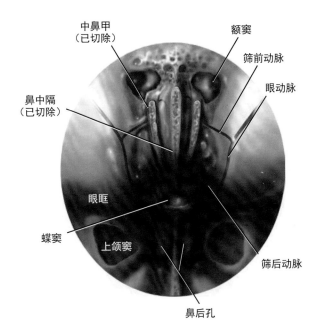

▲ 图 4-4　内镜下需要显露的颅底范围

图中完成了完整的蝶筛切开术和双侧额窦切除术，通常还需要进行 Draf Ⅲ 型手术（额窦），鼻中隔从颅底分离，在使用双极电凝术前需确认筛前动脉和筛后动脉

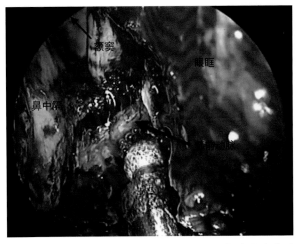

▲ 图 4-5　内镜下的左侧筛前动脉（箭），在确认动脉后使用磨钻磨除动脉表面的骨质

导致动脉回缩至眶内，继而出现眶内血肿。

步骤 4：充分显露动脉，以便应用双极电凝镊

• 见图 4-6。

步骤 5：用同样的方式（Fashion）结扎 PEA

• 见图 4-7。

（二）外部结扎术

步骤 1：皮肤切口

• 在注射局部血管收缩药物后，制作如图 4-8 所示的半圆形切口（Lynch 切口）。请注意该切口是为了尽量减少瘢痕回缩。

步骤 2：切开软组织至骨质

• 此处通常存在板障静脉，可用双极烧灼术止血。

步骤 3：用细的可塑形牵开器牵引软组织

• 完成此步骤后进行下一步骤。

步骤 4：继续向后分离直至发现鼻泪囊

• 此步骤可在放大镜（loupes）下或 0° 内镜下完成（图 4-9）。

步骤 5：继续向后分离直至发现 AEA 和 PEA

• 前述的外部解剖标志额筛缝 "24/12/6" 规则能帮助识别这些血管（图 4-10）。

步骤 6：使用内镜下血管夹或双极电凝结扎血管

• 完成此步骤后进行下一步骤。

步骤 7：使用标准的面部闭合术闭合软组织和皮肤

• 仔细对合深层组织，使瘢痕形成最小化。

（三）经泪阜入路

• 一种结扎 AEA/PEA 的开放入路类似 Lynch 切口。但是该切口穿过泪阜，向下直达骨膜下 / 骨平面。该术式后续步骤同 "外部结扎术" 步骤 3～7。

七、术后注意事项

• 术后 6h 内需每小时检查患者视力及眼球活动范围。

• 在外部入路中，存在因双极电凝带来的热损伤视神经和上斜肌的风险[6, 8]。

• 眼眶周围可能有少量的瘀伤。

八、特殊注意事项

• 小宗的病例和解剖研究描述过，在 AEA 和 PEA 离开眼眶处进行的鼻内结扎[9, 10]。这需要移除动脉周围少量的纸样板，以充分显露动脉，应用血管夹。然而，此操作可能显露眶内脂肪和内直肌。一旦它们在后续步骤中被刨削器吸绞，将造成毁灭性的后果。

– 在此处失去对 AEA 的控制可能导致 AEA 回缩入眼眶并进一步导致血肿形成。

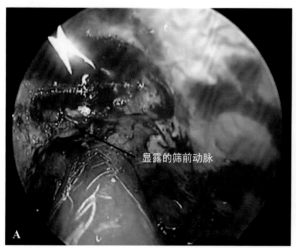
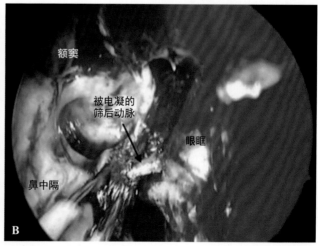

▲ 图 4-6　内镜下结扎筛前动脉

A. 左侧筛前动脉的中段充分显露（箭），以备应用双极电凝钳；B. 使用双极电凝镊烧灼显露的动脉（箭；Wormald 术式）

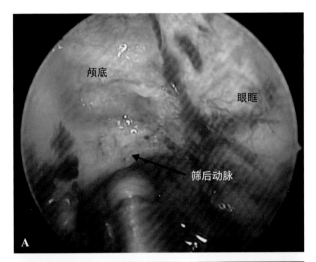

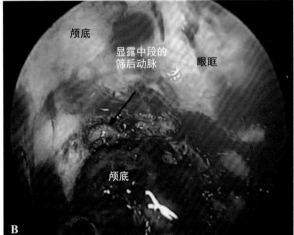

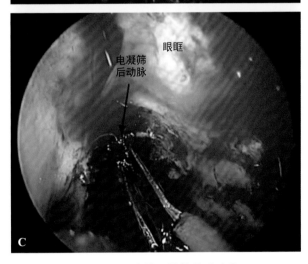

▲ 图 4-7　内镜下结扎筛后动脉

A. 使用金刚砂钻头沿着从筛窦顶壁发出的动脉（箭），显露左侧筛后动脉的中段；B. 动脉中段的覆盖骨质被磨除后的筛后动脉（箭）；C. 骨质磨除后双极电凝筛后动脉（箭）

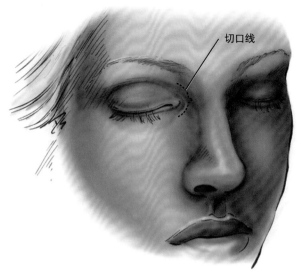

▲ 图 4-8　外部结扎术的切口示意

使用 15 号刀片垂直切开皮肤，内眦水平的切口有助于防止术后瘢痕挛缩后的局部凹陷畸形，该切口直达骨质，在骨膜下平面处牵开软组织

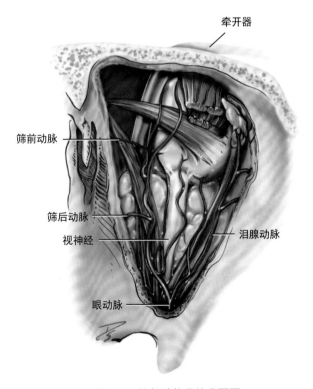

▲ 图 4-9　外部结扎术的术野图

眼眶软组织向外侧牵开，在骨膜下平面继续分离直至发现筛前动脉及筛后动脉，一般来说，上斜肌无法识别，因为血管位于下方，上斜肌位于分离平面上方眶内容物的筋膜层

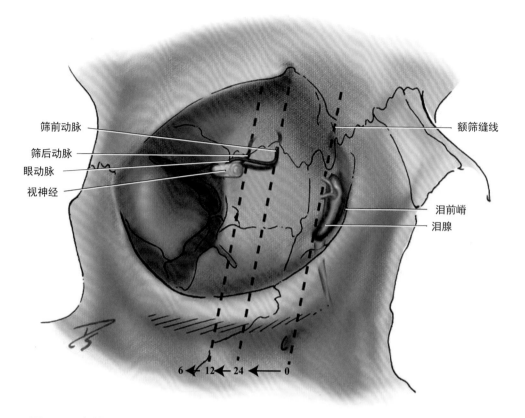

▲ 图 4–10 如图所示，一旦发现泪囊，则筛前动脉、筛后动脉和视神经离泪前嵴的距离通常符合外部解剖标志额筛缝 "24/12/6" 规则

– 此处显露动脉导致的脂肪脱垂可能会阻碍对颅内肿瘤的切除（图 4–11）。

• 因为在手术中需要显露和移除筛骨小凹，因此推荐在 AEA 和 PEA 穿过筛骨顶壁的中点处进行结扎。处理出血时，首选内镜辅助下外部入路结扎血管。

眼眶血肿

• 当 AEA 被横断并回缩入眶内时可导致扩大的眶内血肿。

• 这时需要立即进行以下处理。

– 若在术中发生，则行内镜下眶内减压术。

– 如果视力存在危险，则行眦侧方切开术和松解术。

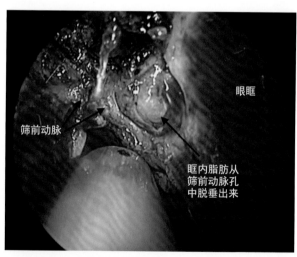

▲ 图 4–11 内镜视角下筛前动脉离开筛前动脉孔（箭）处发生眶内脂肪脱垂。筛前动脉离开眼眶进入筛前动脉孔（箭）处的眶骨膜相对薄弱。因此，在筛前动脉或筛后动脉穿过颅底的中段进行结扎是最安全的

参考文献

[1] Lannoy–Penisson L, Schultz P, Riehm S, et al. The anterior ethmoidal artery: radio–anatomical comparison and its application in endonasal surgery. *Acta Otolaryngol*. 2007;127:618–622.

[2] Floreani SR, Nair SB, Switajewski MC, et al. Endoscopic anterior ethmoidal artery ligation: a cadaver study. *Laryngoscope*. 2006;116:1263–1267.

[3] White DV, Sincoff EH, Abdulrauf SI. Anterior ethmoidal artery: microsurgical anatomy and technical considerations. *Neurosurgery*. 2005;56:406–410, discussion 406–410.

[4] Lander MI, Terry O. The posterior ethmoid artery in severe epistaxis. *Otolaryngol Head Neck Surg*. 1992;106:101–103.

[5] Solares CA, Luong A, Batra PS. Technical feasibility of transnasal endoscopic anterior ethmoid artery ligation: assessment with intraoperative CT imaging. *Am J Rhinol Allergy*. 2009;23:619–621.

[6] Meyers C, Murphy MA. Superior oblique myokymia following endoscopic arterial ligation for epistaxis. *J Neuroophthalmol*. 2010;30:169.

[7] Couch JM, Somers ME, Gonzalez C. Superior oblique muscle dysfunction following anterior ethmoidal artery ligation for epistaxis. *Arch Ophthalmol*. 1990;108:1110–1113.

[8] Brouzas D, Charakidas A, Androulakis M, et al. Traumatic optic neuropathy after posterior ethmoidal artery ligation for epistaxis. *Otolaryngol Head Neck Surg*. 2002;126:323–325.

[9] Pletcher SD, Metson R. Endoscopic ligation of the anterior ethmoid artery. *Laryngoscope*. 2007;117:378–381.

[10] Camp AA, Dutton JM, Caldarelli DD. Endoscopic transnasal transethmoid ligation of the anterior ethmoid artery. *Am J Rhinol Allergy*. 2009;23:200–202.

第5章 鼻内镜下鼻后孔闭锁成形术
Endoscopic Repair of Choanal Atresia

Aldo Cassol Stamm　Shirley Shizue Nagata Pignatari　Leonardo Balsalobre　著

仲春宇 译　陈 曦 刘健刚 校

一、概述

• 鼻后孔闭锁平面有多种开窗技术。尽管有大量文献介绍鼻后孔闭锁的治疗方式，但一直没有公认的最佳方法。手术方法的选择往往依据手术医生的喜好[1]。本章介绍一种交叉黏膜瓣的制作技术，可以应用于单侧或者双侧鼻后孔闭锁[2]。

• 内镜技术与黏膜瓣的应用相结合，可以最大限度地减轻术后反应，减少瘢痕形成，降低再狭窄的可能性[2-5]，完备的解剖知识、良好的视野（0°内镜）、适合的手术器械使手术过程变得更简单、快速，安全。

二、解剖

• 鼻后孔闭锁分为膜性闭锁和骨性闭锁，骨性部分往往是翼内板和犁骨向中间延伸而来。

• 鼻腔结构通常正常。

三、术前注意事项

• 鼻后孔闭锁的患者通常是儿童，常为新生儿患者，表现为鼻腔窄小。初始治疗时应避免不必要的黏膜损伤和出血，并尽可能多的显露术区。建议术前黏膜局部使用减充血剂。含减充血剂的棉片至少放置 5min 以上，来充分收缩黏膜。

• 为了创造更大的操作空间，用棉片收缩下鼻甲，使用精细的 Freer 剥离子轻柔拨动下鼻甲将其骨折，并向鼻腔外侧壁移位。

• 为了便于剪裁、移动鼻中隔后部和鼻腔后部底壁的黏膜，可用生理盐水局部黏膜下注射来剥离黏膜。

影像学检查注意事项

• 认真查看轴位和冠状位 CT 图像。

• 确认闭锁处是否存在骨组织。患者常伴有鼻中隔偏曲，使手术操作空间更加狭窄（图 5-1）。

四、手术器械

• 0°内镜。

• 可吸引的剥离子。

• 球头探针。

• 反向咬骨钳。

• 下向咬骨钳。

• 精细剪刀。

• 显微 Kerrison 咬骨钳。

• 刮匙。

• 磨钻。

五、经验

• 拥有各型号精细的手术器械对于缩短手术时间至关重要。在有些情况下，尤其是新生儿患者，可以使用耳科显微器械。

• 局部黏膜下浸润后，利用鼻中隔骨和软骨的支撑，先在黏膜上做切口设计出适合的黏膜瓣形状，然后再分离和移动黏膜。

六、手术步骤

• 整个手术过程可以在 0° 内镜下完成。如果是双侧闭锁，应选择空间较大的一侧，从而获得更大的操作空间。如果是单侧闭锁，先在鼻中隔后部做一个 L 形（图 5-2A）或 J 形（图 5-2B）切口，切口先垂直向下，然后斜向后下至下鼻甲末端鼻底部处。

• 在移位黏膜和去除部分鼻中隔骨质之前，应先切开黏膜并设计制作适合的黏膜瓣。切口可用横切刀完成（类似于耳科横切刀）。

步骤 1：切开黏膜，获取黏膜瓣

• 左侧鼻后孔闭锁的黏膜瓣制作：局部黏膜下浸润后，在闭锁平面前方约 1cm 的鼻中隔处做一个贯通鼻中隔的垂直切口。在闭锁侧，做从中鼻甲的下缘水平开始，垂直向下至鼻底黏膜然后水平向后切至下鼻甲末端的 L 形切口（图 5-3）。

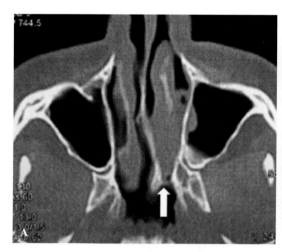
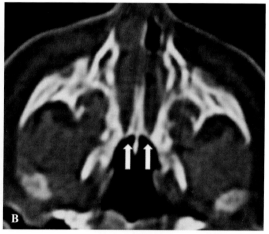

▲ 图 5-1　A. 轴位 CT 显示单侧鼻后孔闭锁（白箭）；B. 轴位 CT 显示双侧鼻后孔闭锁（白箭）

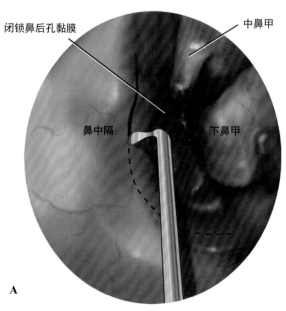
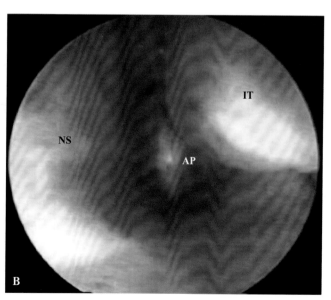

▲ 图 5-2　A. 图示左侧鼻后孔闭锁，行 L 形切口（虚线）；B. 内镜图像可见左侧鼻腔闭锁区域
IT. 下鼻甲；NS. 鼻中隔；AP. 闭锁区

- 在鼻中隔右侧，如图 5-4 所示，于垂直切口上端，沿中鼻甲游离缘水平向鼻后孔上缘方向切开黏膜，到达鼻中隔的末端后再垂直向下切开后端黏膜，使之与鼻咽部连通。

- 分离两侧黏膜瓣并保留。闭锁侧的黏膜瓣将被剥离到鼻腔上部，对侧的黏膜瓣先保留在原位。闭锁处鼻咽侧黏膜随同闭锁处骨质一并去除。

步骤 2：去除鼻中隔后部

- 鼻中隔后部（骨-软骨）连同闭锁处的骨板一并去除（图 5-5）。这一步可能需要不同的工具。闭锁处骨板可以用 Kerrison 微型咬骨钳、金刚石钻头，甚至刨削器来切除。鼻中隔后部可以用 Kerrison 微型咬骨钳、反向咬钳和下向咬骨钳或强力咬切钳去除。

- 鼻中隔切除范围的上界为中鼻甲下缘水平。此时如果发现黏膜瓣过多，可进行适当修剪。

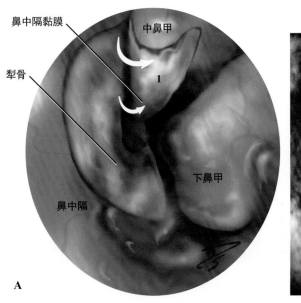
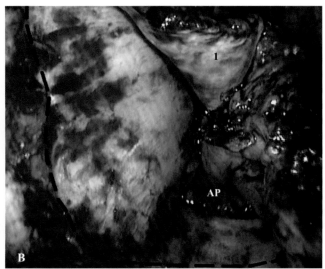

▲ 图 5-3　示意图（A）和内镜图像（B）显示左侧鼻后孔闭锁，黏膜瓣（1）取自 L 形切口（B，虚线）

AP. 闭锁区

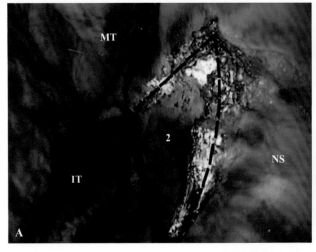
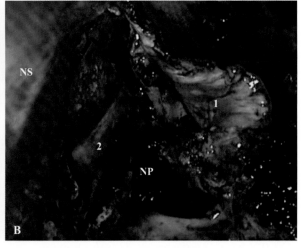

▲ 图 5-4　**A.** 内镜置于右鼻腔显示右侧黏膜瓣（1）的形状；**B.** 内镜置于左鼻腔显示右侧黏膜瓣（2）的形状

IT. 下鼻甲；MT. 中鼻甲；NP. 鼻咽部；NS. 鼻中隔

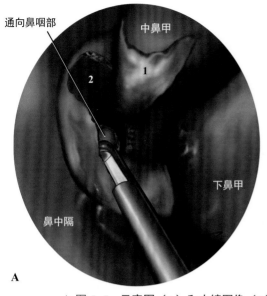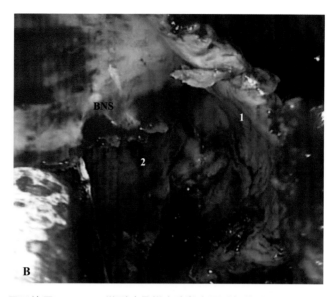

▲ 图 5-5 示意图（A）和内镜图像（B）显示使用 Kerrison 微型咬骨钳去除鼻中隔后部骨质
1. 左侧黏膜瓣；2. 右侧鼻中隔黏膜，对侧黏膜瓣起源于此黏膜；BNS. 骨性鼻中隔

步骤 3：侧向切除翼板增厚的延伸部分

• 使用横切刀或剥离子（45° 或 90°）仔细分离新形成的鼻后孔外侧缘黏膜，显露骨缘（翼内板的延伸部分）。用 Kerrison 微型咬骨钳、磨钻或刮匙将多余骨质去除（图 5-6）。

步骤 4：放置黏膜瓣

• 黏膜瓣的放置，使用探针或剥离子将黏膜瓣覆盖整个裸露的鼻后孔区域（顶部和底部）（图 5-7）。

步骤 5：贴附黏膜瓣

• 为了保持黏膜瓣的位置（图 5-8），使用纤维蛋白胶或柔软的固定填塞物（可绑上缝线做引导线，一端固定在鼻腔外面）放置 1～2 天。图 5-9 显示术后 1 周，鼻后孔术区的效果。

七、术后注意事项

• 术后第 1 个月，建议用注射器每天使用生理盐水至少冲洗鼻腔 3 次（新生儿用 1ml）。局部应用类固醇激素滴眼液，并于术后 3 周内逐渐减量。

• 术后几周内，清理鼻腔时应避免使用鼻腔吸引器，以防止黏膜瓣移位。

• 建议术后 10 天进行鼻内镜检查，术后 1 年内定期复查。

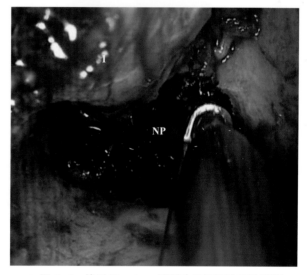

▲ 图 5-6 使用 Kerrison 微型咬骨钳切除部分翼板
1. 左侧黏膜瓣；NP. 闭锁板去除后的鼻咽后壁

八、特别注意事项

• 在过去的 8 年里，作者对超过 25 例单侧或双侧鼻后孔闭锁的患者，年龄从 8 日龄至 40 岁，开展了该手术治疗。目前无术后再次狭窄或并发症发生。

• 在随访超过 5 年的病例中，部分患者出现呼吸不畅，主要原因是鼻中隔后部缺损区域的下鼻甲后端增生肥大。部分病例行下鼻甲部分切除术后症状缓解。

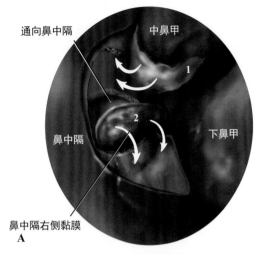
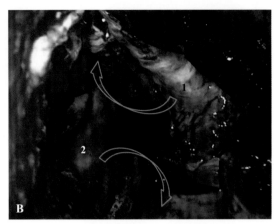

通向鼻中隔　中鼻甲　1

鼻中隔　2　下鼻甲

鼻中隔右侧黏膜
A

▲ 图 5-7　示意图（A）和内镜图像（B）显示去除鼻中隔后部后，左侧和右侧黏膜瓣的形态。弯箭示黏膜瓣最终位置，虚线勾勒出左、右侧黏膜瓣

1. 左侧黏膜瓣；2. 右侧黏膜瓣

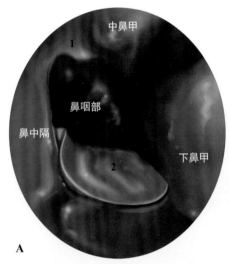
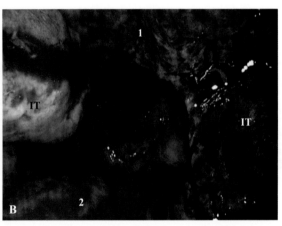

中鼻甲　1

鼻咽部

鼻中隔　2　下鼻甲

A

▲ 图 5-8　示意图（A）和内镜图像（B）显示黏膜瓣用纤维蛋白胶固定后的鼻咽部样子

1. 左侧黏膜瓣；2. 右侧黏膜瓣；IT. 下鼻甲

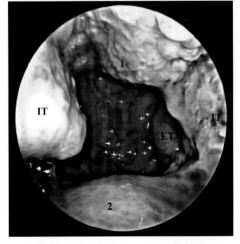

▲ 图 5-9　术后第 8 天的内镜照片

1. 左侧黏膜瓣；2. 右侧黏膜瓣；ET. 咽鼓管；IT. 下鼻甲

参考文献

[1] Ramsden JD, Campisi P, Forte V. Choanal atresia and choanal stenosis. *Otolaryngol Clin N Am.* 2009;42:339–352.

[2] Stamm AC, Pignatari SSP. Nasal septal cross–over flap technique: a choanal atresia micro–endoscopic surgical repair. *Am J Rhinol.* 2001;15(2):143–148.

[3] Cedin AC, Fujita R, Cruz OL. Endoscopic transeptal surgery for choanal atresia with a stentless folded–over–flap technique. *Otolaryngol Head Neck Surg.* 2006;135(5):693–698.

[4] Dedo HH. Transnasal mucosal flap rotation technique for repair of posterior choanal atresia. *Otolaryngol Head Neck Surg.* 2001;124(6):674–682.

[5] Nour YA, Foad H. Swinging door flap technique for endoscopic transeptal repair of bilateral choanal atresia. *Eur Arch Otorhinolaryngol.* 2008;265(11):1341–1347.

第二篇
鼻内镜鼻窦手术的基本原则
Basics of Primary Endoscopic Sinus Surgery

第 6 章　上颌窦开窗术
Maxillary Antrostomy

Alexander G. Chiu　James N. Palmer　著

孙希才　译　　余洪猛　刘健刚　校

一、概述

• 上颌窦开窗术是完成功能性内镜鼻窦手术的第一步。

• 基于良好的解剖学应用知识，并使用恰当的可视化和黏膜保留技术。良好的上颌窦开窗术不仅利于上颌窦疾病的处理，也有助于剩余部分鼻窦手术的操作。

二、解剖（图 6-1 至图 6-3）

• 钩突是一表面覆有黏膜的薄骨片，向上附着于鼻丘或颅底。

• 钩突覆盖筛漏斗，上颌窦、前组筛窦和额窦引流于此。

• 钩突呈 1/4 月牙状，并向前附着于泪骨。钩突后下部分呈水平走行，后囟位于其后方。

• 钩突附着于泪骨处称为上颌线。上颌窦的自然开口位于上颌线的中下 1/3 交界处（图 6-4）。窦口鼻道复合体是一功能性区域，而非解剖结构。窦口鼻道复合体的开放包括切除钩突、开放筛泡及扩大上颌窦自然口。

• 中鼻甲对吸入的空气具有湿化功能。如有可能，在行上颌窦开窗术时尽量保护中鼻甲。若必须切除，可仅考虑去除中鼻甲的前下象限。

三、影像学检查注意事项

• 浏览轴位和冠状位 CT 图像。

• 定位钩突及其与眶内侧壁的关系

– 注意钩突的外侧为眼眶内侧壁（图 6-5）。一旦定位钩突，使用镰状刀或刨削器切除钩突时，要小心操作，避免进入眼眶。

• 明确是否有 Haller 气房，也称为眶下筛房。有时眶下筛房会阻塞中鼻道的引流。

• 明确上颌窦的底壁和（或）前外侧壁是否有病变。若有潴留囊肿或息肉，则使用带角度的器械和内镜处理这些难以到达部位的病变。

四、手术器械（图 6-6）

• 0° 内镜和 30° 内镜。

– 若需处理底壁或前壁的病变，则可使用 45° 内镜或 70° 内镜。

• 球头探针。

• 反咬钳。

• 下咬钳。

• 带角度的刨削器。

• 直咬切钳。

• 120° 黏膜钳。

– 用于处理位于上颌窦前壁和（或）底壁的潴留囊肿。

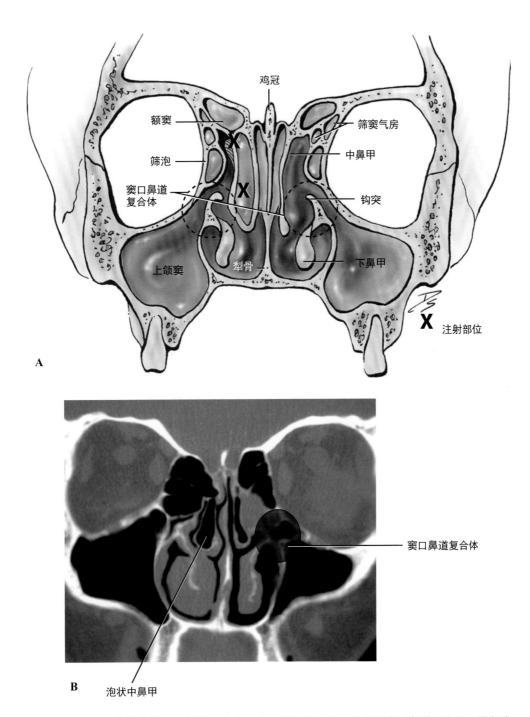

鸡冠

额窦

筛泡

窦口鼻道
复合体

上颌窦

犁骨

X 注射部位

筛窦气房

中鼻甲

钩突

下鼻甲

B

窦口鼻道复合体

泡状中鼻甲

▲ 图 6-1　**A.** 冠状位绘图示中鼻甲、钩突、窦口鼻道复合体。虚线示窦口鼻道复合体，局部麻醉药注射于中鼻甲腋和中鼻甲前面；**B.** 冠状位 CT 示双侧泡状中鼻甲

五、术前注意事项

• 诱导麻醉后的 15min 患者的心率和血压一般处于最高峰。若未行充分的黏膜收敛和局部麻醉便进行操作，会导致黏膜损伤和出血，尤其是鼻中隔前端、中鼻甲前端和鼻腔外侧壁等。损伤这些部位的黏膜会导致后面的操作更加困难。

• 用含有血管收缩剂的棉片填塞鼻腔、收敛黏膜至少 5min，等待局部注射麻醉起效。

• 准确放置收缩棉片对显露视野非常重要。常见的错误是仅仅用棉片收敛鼻腔下部，而忽视了鼻腔肿胀部位，由此造成中鼻道和额隐窝的内镜视野受阻（图 6-7）。

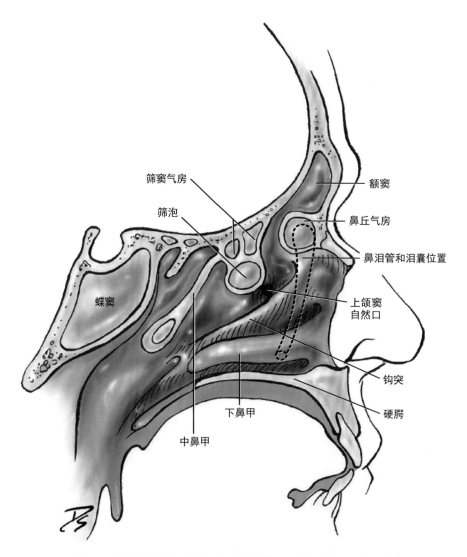

▲ 图 6-2　矢状位绘图示钩突、上颌窦自然口、鼻泪管和泪囊（虚线）

筛窦气房

筛泡

蝶窦

额窦

鼻丘气房

鼻泪管和泪囊位置

上颌窦自然口

钩突

硬腭

下鼻甲

中鼻甲

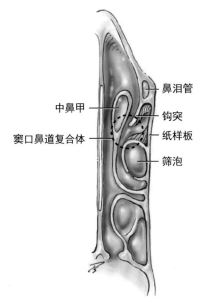

中鼻甲

窦口鼻道复合体

鼻泪管

钩突

纸样板

筛泡

▲ 图 6-3　轴位绘图示钩突、筛泡和中鼻甲的解剖关系，虚线示窦口鼻道复合体

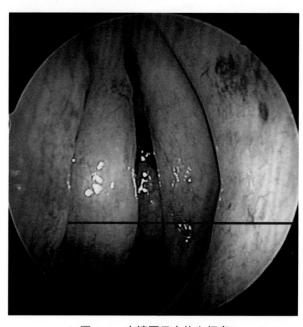

▲ 图 6-4　内镜图示定位上颌窦口

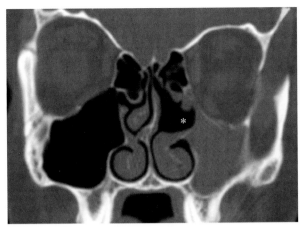

▲ 图 6-5　冠状位 CT 示左侧钩突外移（*）

伴随上颌窦的体积变小，眶底壁下移，CT 表现复合上颌窦气化不良或静窦综合征

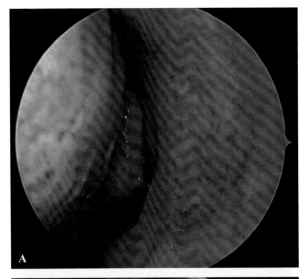

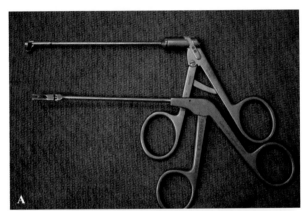

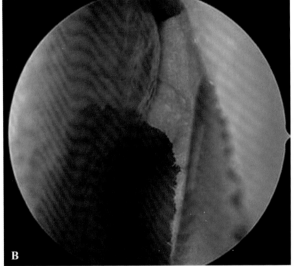

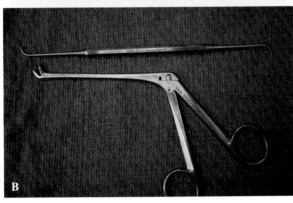

▲ 图 6-6　照片示上颌窦开窗器械

A. 下咬钳和反咬钳；B. 球形探针和 45° 黏膜钳

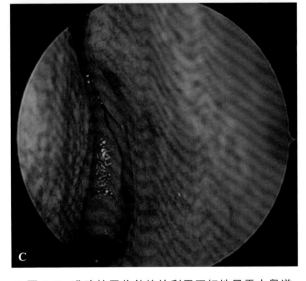

• 为了避免不必要的黏膜损伤和术野模糊，需小心操作中鼻甲。将中鼻甲用剥离子轻柔内移，然后将含有羟甲唑啉的棉片放入中鼻道5min，利于获得更大的空间切除钩突。

▲ 图 6-7　准确放置收敛棉片利于更好地显露中鼻道。内镜下将棉片向上放置，利于充分收敛鼻腔肿胀处，从而改善中鼻甲上端附着处和上鼻道视野

- 如若鼻中隔偏曲造成中鼻道显露困难，可行鼻中隔矫正术。鼻中隔偏曲不仅会造成手术路径通过困难，也不利于术后的术腔清理。

六、经验与教训

（一）经验

- 切除钩突可使得狭窄的中鼻道获得足够的空间，利于内镜器械操作。
- 钩突呈新月形，消失在上平面。
- 上颌窦开窗的关键要点是找到上颌窦自然口，并向后去除后囟，向前切除钩突将窦口扩大。
- 当钩突完整时，其下 1/3 相当于上颌窦自然口的位置。
- 可用 0° 内镜开始上颌窦开窗，但 30° 内镜更利于定位上颌窦自然口。
- 完成上颌窦开窗后，45° 内镜或 70° 内镜利于观察上颌窦的前壁和底壁，尤其方便切除上颌窦底壁和前壁的囊肿。

（二）教训

- 若钩突发育不良紧贴纸样板时，要小心操作。用镰状刀或切割器切开钩突时，可能会误切开眼眶而损伤眶内容物。
- 可用反咬钳从钩突游离缘开始，由后向前切除钩突。钩突骨质较薄，向前咬除钩突至较硬的泪骨处。"咬硬骨但不要咬穿硬骨"，否则可能会导致鼻泪管损伤。
- 小心操作中鼻甲。用剥离子光滑的背面轻轻将中鼻甲内移，而用尖端切除钩突。损伤中鼻甲外侧面导致黏膜出血会使得术野模糊不清，不利于观察和操作。
- 使用切割器时，要间歇、轻踩脚踏，不要长期连续切割，以防进入眼眶，造成眶内容物损伤。

七、手术步骤

- 初学者或许喜欢使用 0° 内镜切除钩突，随着经验的积累，会发现 30° 内镜更利于上颌窦自

然口的显露。

- 于中鼻甲在鼻腔外侧壁附着处的上端注射 1ml 的利多卡因肾上腺素溶液（图 6-8）。
- 于中鼻甲前端注射 1ml 的局麻药，利于控制出血。否则，当损伤中鼻甲外侧面时，容易使得术野模糊。
- 使用 0° 内镜观察鼻腔，寻找钩突游离缘和上颌线、鼻丘气房的前端隆起、下鼻甲的上端附着处。

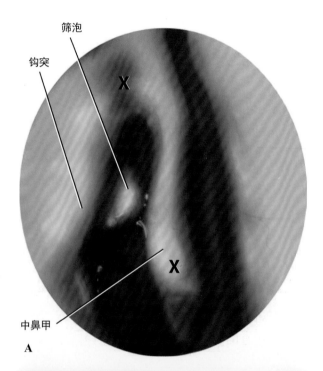

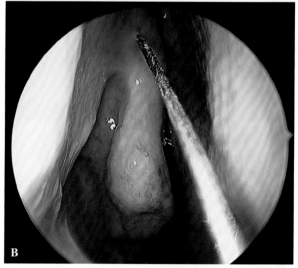

▲ 图 6-8 局麻注射

A. 手绘图，注射部位位于 X 标记处；B. 内镜图像示利多卡因肾上腺素注射，缓慢注射使得中鼻甲和钩突黏膜变白

步骤 1：内移中鼻甲

• 于中鼻甲基板的水平部和垂直部交界处由下向上切开，利于中鼻甲的内移。

步骤 2：向外骨折下鼻甲利于显露中鼻道

• 完成此操作后，再进行下一步。

步骤 3：切除钩突，定位上颌窦自然口

• 用球形探针将钩突游离缘向前骨折（图 6-9）。

• 用反咬钳将钩突由后向前切除至其泪骨附着处（图 6-10）。

• 开始使用反咬钳时，将其探入中鼻道，于 12 点钟方向打开，然后旋转手腕滑入钩突游离缘后端。

• 可用直的或成角的切割器切除钩突游离缘的黏膜。

步骤 4：骨折并切除钩突上端（图 6-11）

• 先用球形探针将钩突向前骨折，然后用 45° 咬切钳、90° 咬切钳或成角刨削器将钩突上端附着处切除。

步骤 5：去除钩突下端（图 6-12）

• 用向下开口的成角刨削或球形探针将附着于下鼻甲上端的钩突下部切除。

步骤 6：去除后囟扩大上颌窦开口（图 6-13）

• 用 30° 内镜定位上颌窦自然口。

• 用直的咬切钳将后囟切除至自然口处，扩大上颌窦开口。

• 根据病变范围确定上颌窦开窗大小。

– 复发的急性鼻窦炎不伴鼻息肉者可稍微扩大上颌窦自然口。

– 若鼻息肉明显、黏膜肥厚或修正性手术者可通过完全切除钩突、去除后囟至腭骨来尽量扩大上颌窦口。

步骤 7：清除上颌窦内的息肉（若有的话，图 6-14）

• 用角度内镜和刨削器清除上颌窦内的息肉。

八、术后注意事项

• 避免中鼻甲和鼻腔外侧壁间形成粘连。

• 手术结束时，内移中鼻甲预防粘连的形成。

– 可通过缝合或预防瘢痕形成来达到上述目的。

• 手术结束前，用 30° 内镜或 70° 内镜最后观察上颌窦自然口。使用球形探针向前探触泪骨，确保钩突完全切除。如此可预防术后黏液再循环的发生。

• 确保完全清除窦内的过敏性黏蛋白，否则会导致术后黏膜持续水肿。70° 内镜利于观察上颌窦底壁和前壁，生理盐水可用于冲洗窦内黏蛋白。

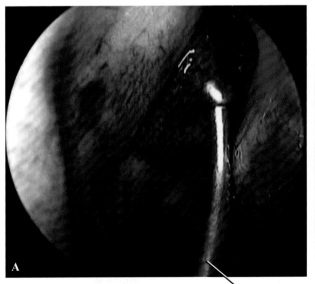
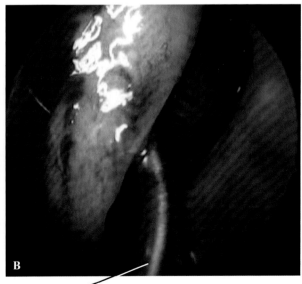

—— 弯曲的球形探针

▲ 图 6-9　内镜图像示用成角的球形探针定位并内移钩突

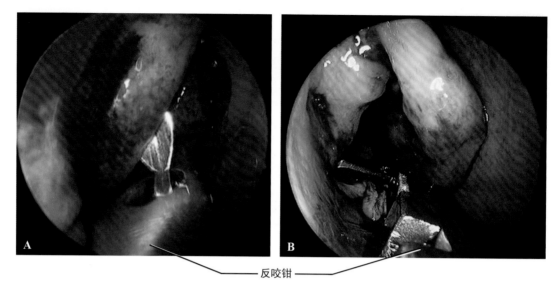

反咬钳

▲ 图 6-10　30° 内镜图像示观察右侧上颌窦，反咬钳探触钩突后端，并由后向前切除

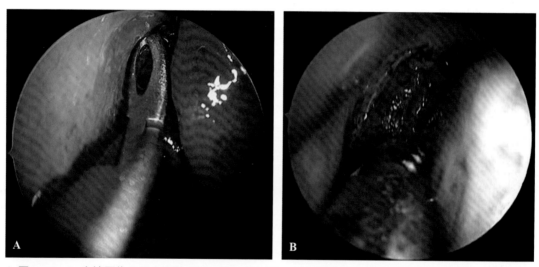

▲ 图 6-11　**A.** 内镜图像示用上翘黏膜钳切除钩突上端；**B.** 内镜图像示刨削器用间歇式轻触模式切除钩突

向下咬钳

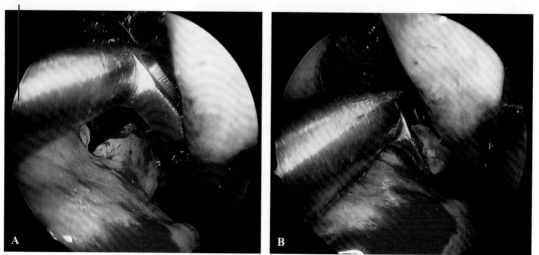

▲ 图 6-12　30° 内镜下，用向下咬钳向下扩大上颌窦开口

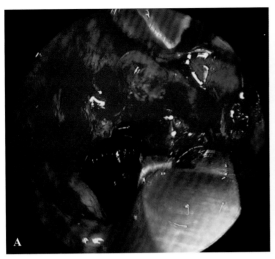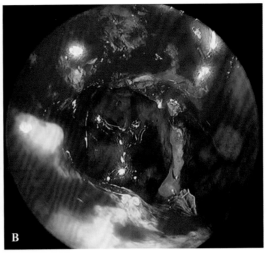

▲ 图 6-13　30° 内镜下图像

A. 用直咬切钳切除后囟；B. 去除后囟后

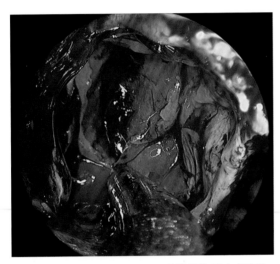

▲ 图 6-14　30° 内镜下，用 40° 刨削器切除上颌窦外侧息肉

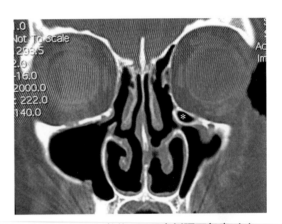

▲ 图 6-15　冠状位 CT 示左侧眶下气房（*）

该气房可使得上颌窦自然口变窄，从而导致慢性炎症的发生

九、特别注意事项

• 眶下气房（Haller 气房）常会阻塞中鼻道，有时难以达到，导致病变残留（图 6-15）。

– 角度内镜、90° 黏膜钳及长颈鹿形黏膜钳有利于眶下气房的切除。

• 静窦综合征是由于钩突发育不良导致上颌窦内负压使眶底壁下移（图 6-16）。

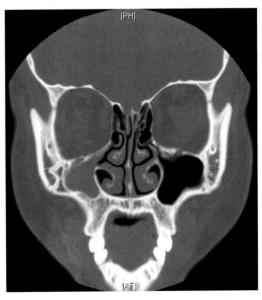

▲ 图 6-16　冠状位 CT 示右侧上颌窦静窦综合征

注意钩突发育不良及眶底壁下移

第7章 筛窦部分切除术 / 筛窦全切术
Partial and Complete Ethmoidectomy

Nithin D. Adappa　James N. Palmer　Alexander G. Chiu　著

胡　俐　译　　余洪猛　校

一、概述

• 筛窦部分切除术和筛窦全切术是指去除前组和后组筛窦（图 7-1 和图 7-2）。

• 筛窦部分切除术是指去除筛泡和眶内侧壁基板前的所有气房。

• 筛窦部分切除术常联合上颌窦造口术，称为 mini-FESS。这一术式最常见的适应证为复发性急性鼻窦炎或累及上颌窦、前组筛窦且不伴有鼻息肉的慢性鼻窦炎。

• 筛窦全切术需去除前后组筛窦所有气房。

• 在上颌窦造口术后行筛窦切除术，是全组鼻窦开放术的一个组成部分。

• 去除所有筛窦气房需要开放所有筛窦间隔至眶内壁及颅底。

• 行筛窦全切术最安全的方法是先去除前下、

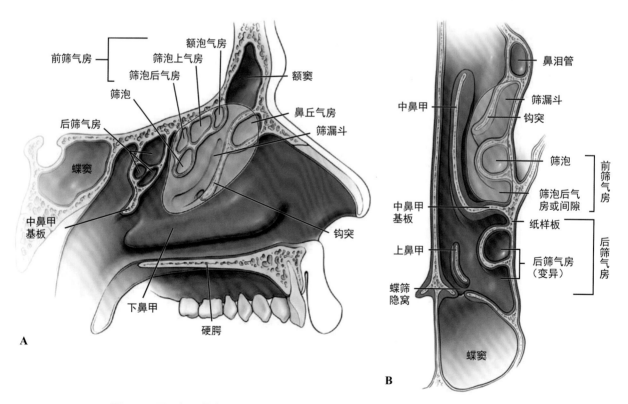

▲ 图 7-1　图示部分筛窦切除术涉及的矢状位（A）和轴位（B）筛窦结构（阴影区）

后组筛窦气房直至蝶窦表面，在后组筛窦或蝶窦顶部识别颅底，再沿着颅底由后向前的方向进行操作。

- 筛窦全切术的指征如下。
- 慢性鼻 – 鼻窦炎伴息肉。
- 慢性鼻 – 鼻窦炎修正手术。
- 后组筛窦和蝶窦疾病。

二、解剖

（一）前组筛窦

- 前组筛窦是位于基板（中鼻甲的一部分，附着在鼻外侧壁）前面的气房。
- 前筛气房包括筛泡、鼻丘气房和紧靠眶内侧壁的气房。
- 筛泡后方、基板前方的间隙称为筛泡后隐窝。

（二）后组筛窦

- 后组筛窦是位于基板后、蝶窦前的气房。
- 后筛气房可以是单个气房，也可以由多个气房组成。它的侧面是眶尖，上面是颅底。

（三）基板

- 从解剖上看，基板是中鼻甲与鼻腔外侧壁相连的部分。
- 从功能上看，它是前后组筛窦气房之间的骨 – 黏膜连接。
- 基板包括以下两个组成部分（图 7-3）。
- 垂直部。
- 水平部。
- 处理基板是非常重要的。过度切除基板的水平部分会导致中鼻甲的不稳定。这种不稳定会引起中鼻甲侧移，以致术后中鼻道和额隐窝阻塞。然而，如果过于保守，基板的垂直部分向下剥离不够，外科医生则在由后组筛窦进蝶窦时会太靠上。因此最理想的方法是完全切除基板的垂直部分，保留水平部分。

（四）Onodi 气房

- Onodi 气房是位于蝶窦上方和（或）外侧的后筛气房。

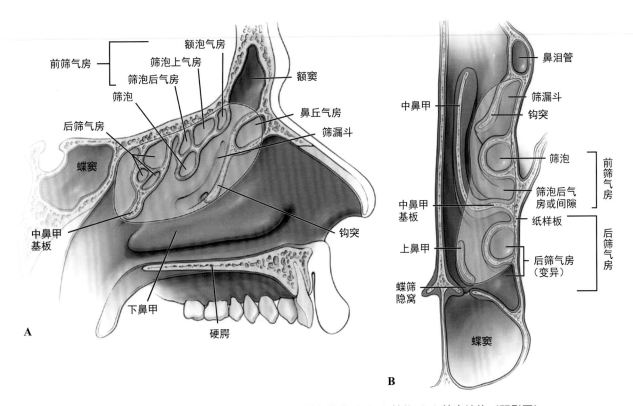

▲ 图 7-2　示意图显示筛窦全切术所涉及的矢状位（A）和轴位（B）筛窦结构（阴影区）

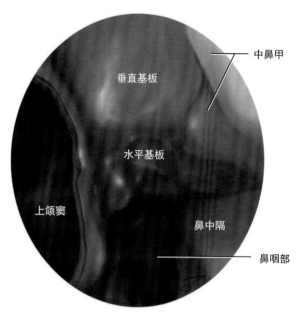

▲ 图 7-3　0° 内镜下右侧基板视图（手绘图）
去除筛泡后显示基板的垂直和水平段，经垂直和水平段交界处进入后筛

- 术前识别 Onodi 气房很重要，因为视神经穿过这些气房的顶部。

三、术前注意事项

- 行筛窦全切术时，在腭大动脉或蝶腭动脉注射 1% 利多卡因（含 1 : 100 000 肾上腺素）有助于控制术中出血。

- 经鼻行蝶腭动脉注射。确定中鼻甲在鼻外侧壁的附着部位，在其下缘上方约 1cm 处（图 7-4）注射 1~2ml 的 1% 利多卡因（含 1 : 100 000 肾上腺素）。通常需要用弯曲的扁桃体针或螺旋针来达到合适的位置。

- 经口行腭大动脉注射。腭大管位于硬腭，通常位于第二磨牙的内侧和后方。将 27 号针在距针尖 1.5~2cm 处弯曲，确认骨孔扎入，回吸

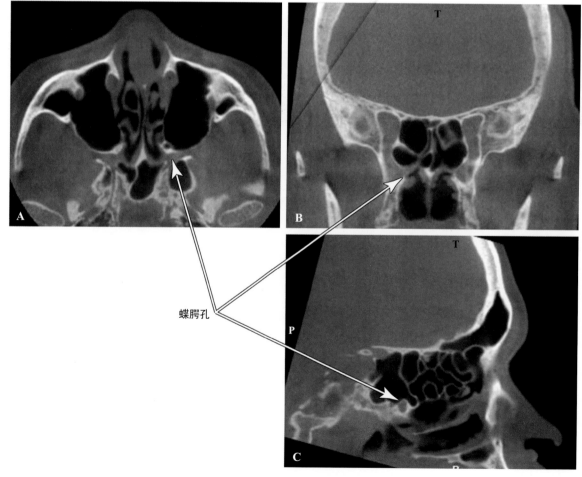

蝶腭孔

▲ 图 7-4　蝶腭孔在 3 个平面上的 CT
这个位置在蝶窦前方，中鼻甲后方和上方

无血后注射 1ml 的 1% 利多卡因（含 1 : 100 000 肾上腺素）。

四、影像学检查注意事项

• 轴位、冠状位和矢状位 CT 有助于了解相关解剖。

• 确定筛泡，并大致了解筛窦气房数目（图 7-5）。

• 通过观察矢状位影像来确定颅底的坡度。

• 观察上颌窦顶的高度与颅底高度的关系。

• 确定上颌窦顶部以上筛窦气房数。上颌窦顶部是一个重要的外科标志，它在解剖上从前到后贯穿筛窦腔。

• 确认是否存在 Onodi 气房。

筛板和颅底

• 注意筛顶的硬骨与筛板侧板薄骨的对比（图 7-6）。

五、手术器械（图 7-7）

• J 形刮匙。

• 直的蕈头咬切钳。

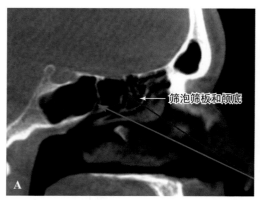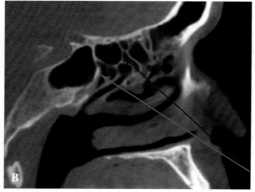

▲ 图 7-5　矢状位 CT 显示筛窦气房

扫描发现颅底倾斜度较小（B），如果解剖径路不准确，在切除后筛窦气房时，发生脑脊液漏的风险较高。绿箭示穿过基板进入后筛的正确位置，红箭示进入基板位置过高，这使得外科医生更易切透颅底，造成脑脊液漏

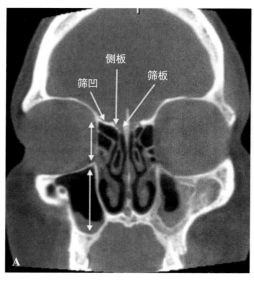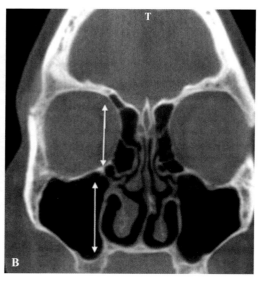

▲ 图 7-6　冠状位 CT 显示高低不一的筛顶

A. 上颌窦高度较大，筛窦高度较小，当在矢状位观察时（图 7-5A），可以看到这种结构使外科医生处于危险之中，他们可能会穿过基板向上过多，从后筛进入颅底，造成脑脊液漏；B. 上颌窦高度较小，筛窦顶越高，颅内损伤的概率越小（图 7-5B）

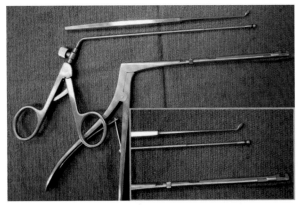

▲ 图 7-7　照片显示筛窦切除术专用器械
从上到下依次为 J 形刮匙、直的蕈头咬切钳、Kerrison 咬骨钳，右下小图示器械尖端

• 2mm 和 4mm Kerrison 咬骨钳，特别适用于去除眶内侧壁上的筛窦骨间隔。

• 直钳、上咬钳和 Blakesley 钳。

六、经验与教训

（一）经验

• 当移除筛窦骨间隔时，应遵循"从已知到未知"的原则。识别骨间隔周围的气房，并移除每个气房间的骨质。

• 从前向后开放筛窦时，应保持在筛窦腔的低位，以免因颅底后倾而造成不必要的损伤。

• 从前到后去除筛窦气房时沿上颌窦顶平面操作有助于保持在低位，从而避免损伤位于后组筛窦的颅底。

• 内镜下处理筛窦时要学会用器械内移鼻甲，这样可以为内镜创造更多的空间，避免血液污染内镜前端。

• 下筛窦切除术是在 0° 内镜范围内从前向后去除筛窦。一旦到达蝶窦，沿颅底由后向前操作，去除附着在颅底的筛窦骨质。

• 使用 30° 内镜和角度刨削器沿颅底切除。可翻转或可调节的 30° 内镜能有效防止手部器械与摄像头光源线间的相互干扰。

• 黏膜保留技术。应用切割器去除筛窦间隔。Blakesley 钳只能用于去除疏松的骨碎片。

• 颅底和眶内侧壁使用刨削器需谨慎。可以用它来清理黏膜碎片，但不能用来切除颅底骨质。

（二）教训

• 从前向后处理筛窦时要始终保持在上颌窦顶部的高度。

• 学会"拉远视角"。为了避免在筛窦中迷失方向，应间歇性地将内镜从中鼻甲前面的筛窦中移出，以便全面了解切除的位置。

• 避免切穿基板的水平部分，否则将破坏中鼻甲的稳定，导致术后中鼻甲外移。

• 行前筛切除术时，避免在同一垂直水平上切开鼻丘后和筛泡上黏膜。这样可以减少因两个创面同时结疤导致术后额窦疾病的风险。

• 术前和术中确认 Onodi 气房的存在。将 Onodi 气房的前表面误认为蝶窦表面可能会导致眶尖的意外损伤。

• 注意蝶腭动脉出蝶腭孔处的分支。切除基板下部可能损伤蝶腭动脉的分支，这个部位的出血可以使用带吸引的电凝止血。

• 避免剥离颅底或眶内侧壁黏膜，因为这往往会导致术后局部黏膜水肿时间延长和长期的新骨形成。

七、手术步骤

步骤 1

• 使用 0° 内镜确定筛泡的内侧边界。这通常需要使用 J 形刮匙或剥离子后端内移中鼻甲（图 7-8）。

步骤 2

• 从筛泡内侧和筛泡后部空间（筛泡后隐窝）开始，使用 J 形刮匙沿前外方向打开筛泡（图 7-9）。

步骤 3

• 打开筛泡后，用 Blakesley 钳或直的切割器去除所有骨碎片（图 7-10），再用 Kerrison 咬骨钳沿眶内侧壁，去除筛泡的外侧间隔。此时使用带角度的刨削器是很有用的。

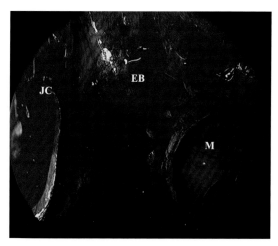

▲ 图 7-8 内镜下显示左上颌窦口（M）及其上方筛泡（EB），J 形刮匙（JC）内移中鼻甲

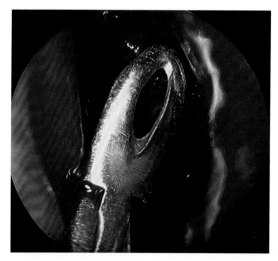

▲ 图 7-10 内镜下显示 Blakesley 钳进一步开放左侧筛泡

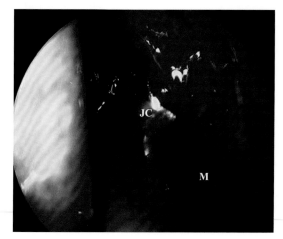

▲ 图 7-9 内镜下显示 J 形刮匙（JC）进入筛泡后隐窝并向前外侧打开筛泡。背景显示左侧上颌窦口（M）

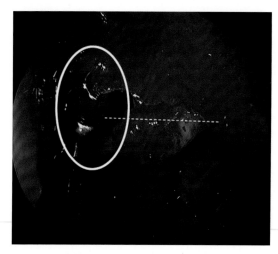

▲ 图 7-11 内镜下显示 J 形刮匙在上颌窦顶平面（虚线）进入基底板（椭圆形）

步骤 4

• 辨认上颌窦的顶部并一直保持这个高度，将其作为从前向后切除筛窦的重要标志物。在上颌窦顶部的高度，使用 J 形刮匙打开基板下内侧（图 7-11）。

步骤 5

• 使用直的刨削器，去除位于上颌窦顶部以上、水平部以下的基板（图 7-12）。使用带角度的刨削器和旋转 Kerrison 咬骨钳去除附着在眶内侧壁的筛窦间隔。

步骤 6

• 去除后筛直至蝶窦的前表面。此时，从上方辨认颅底，并开始沿颅底由后至前操作。使用30° 内镜去除颅底的筛骨碎片（图 7-13）。

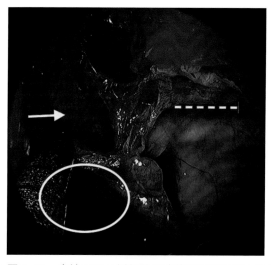

▲ 图 7-12 内镜下显示刨削器切除基板后的左侧上鼻甲（箭）。注意上颌骨顶（虚线）相对于上鼻甲的高度。基板的水平部分保持在下方（椭圆形），以防止中鼻甲漂移

步骤 7

• 使用弯头吸引器、影像导航和角度镜探查附着在颅底周围的筛窦间隔，用上向咬切钳去除附着在颅底的骨间隔（图 7-14）。如果你能从骨间隔前方看到并感觉在它后方，那么使用切割器是安全的，这是一个通用的原则。

步骤 8

• 沿着颅底从后向前操作至筛泡及筛泡上隐窝，到达筛前动脉区，并开始切除额隐窝（见第 9 章）。

– 筛窦部分 / 全切除术见图 7-15。

八、术后注意事项

• 防止术后中鼻甲与鼻腔外侧壁之间的粘连是手术成功的关键。这可以通过在手术结束时将中鼻甲复位来实现。中鼻甲复位技术包括缝合或造成中鼻甲与鼻中隔之间可控性的瘢痕（见第 2 章）。

• 精心的术后护理也可以防止中鼻甲外移和粘连（见第 12 章）。

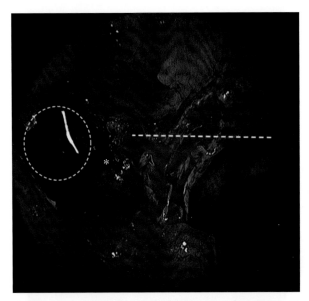

▲ 图 7-13　内镜下显示切除蝶窦前表面（虚线圆圈）及上鼻甲水平板（* 示残余上鼻甲），注意上颌窦顶（虚线）和上鼻甲的位置

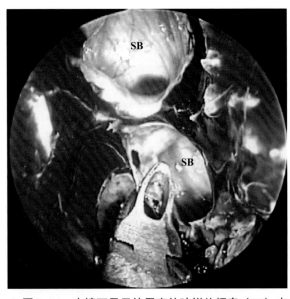

▲ 图 7-14　内镜下显示使用直的咬钳从颅底（SB）去除筛窦骨间隔

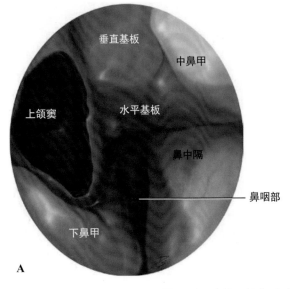

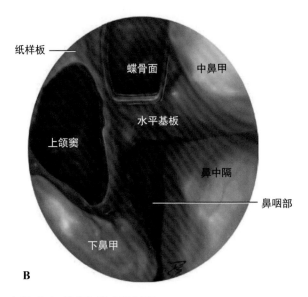

▲ 图 7-15　内镜下部分（A）/ 全部（B）筛窦切除术的示意

第 8 章 蝶窦开放术
Sphenoidotomy

Alexander G. Chiu　Jeremy Reed　著

杨 璐 译　余洪猛 校

一、概述

- 蝶窦开放有两种入路方法，即经鼻和经筛窦。
- 在经鼻入路中在保留筛窦的同时进行蝶窦开放术，手术在中鼻甲内侧进行。这种入路适用于孤立性蝶窦病变，如真菌球、孤立性蝶窦炎。这一入路也可与鼻中隔后段切除相结合作为内镜下经鼻进入垂体蝶鞍的方式（见第 28 章）。

- 经筛窦入路需要切除钩突和下筛气房以显露蝶窦前壁。该技术可用于孤立性蝶窦疾病，但最常见的是作为完整的功能性鼻内镜手术的一部分而存在。

二、解剖
（一）蝶窦

- 蝶窦的边界如下（图 8-1）

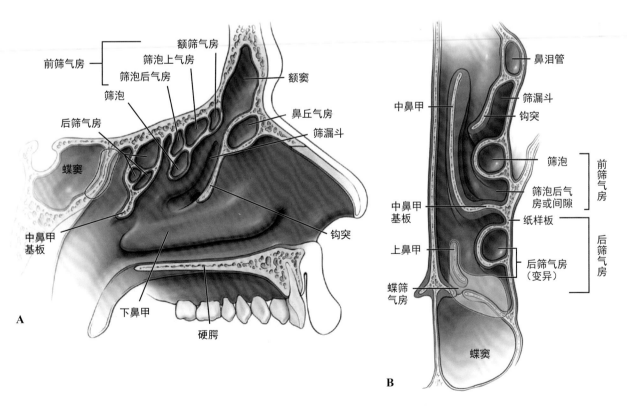

▲ 图 8-1　示意图为蝶窦开放术中蝶窦矢状位观（**A**）和轴位观（**B**）

- 前界：上鼻甲和后筛气房。
- 内侧：蝶窦间隔和鼻中隔。
- 后方：上部为垂体蝶鞍，下部为斜坡。
- 外侧：海绵窦、视神经和颞下窝。
- 上方：蝶骨平台和前颅底。

• 蝶窦的自然开口位于蝶窦表面的内下方，基本在上鼻甲的后内侧（图 8-2）。

（二）Onodi 气房

• Onodi 气房是位于蝶窦上方或外侧的后筛气房。

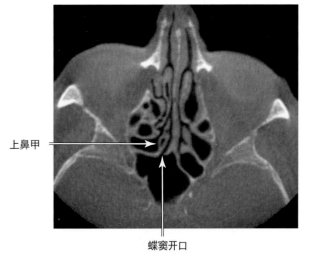

上鼻甲

蝶窦开口

▲ 图 8-2　轴位 CT 示蝶窦自然开口位于上鼻甲的内下后方

• 在进行蝶窦开放时，关键点在于不要将 Onodi 气房后壁与蝶窦前壁相混淆。

• 在早期，功能性鼻内镜手术损伤视神经或眶尖的常见原因就是在切开时，误将 Onodi 气房后壁认作蝶窦前壁（图 8-3）。

（三）血供

• 蝶腭动脉的中隔分支沿蝶窦表面前下方水平走行。

三、术前注意事项

• 在进行蝶窦开放术时，使用腭大动脉或蝶腭动脉注射可以有效控制术中出血。

• 腭大动脉通过口腔进行注射。腭大管在硬腭上，平对第二磨牙。距针尖 1.5～2cm 处将针弯曲至 45°，回抽无血后注射 1% 利多卡因（含 1∶100 000 肾上腺素）1～2ml。

• 蝶腭动脉注射经鼻进行。确定中鼻甲在鼻外侧壁的附着处，在下界上方 1cm 处注射 1% 利多卡因（含 1∶100 000 肾上腺素）1ml。

四、影像学检查注意事项

• 轴位、冠状位、矢状位 CT 有助于了解其

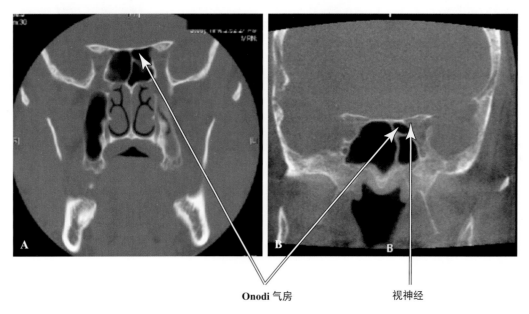

Onodi 气房　　　　　　　视神经

▲ 图 8-3　冠状位 CT 示左 Onodi 气房，注意视神经在该气房顶部

解剖结构。

- 确定蝶窦大小和气化程度。

- 注意蝶窦壁的骨质。真菌球或长期炎症性病变可能导致蝶窦前壁增厚（有时为了扩大蝶窦切开可能需要磨钻）。

- 确定是否存在 Onodi 气房。

- 明确窦内间隔并沿其走行追踪其在蝶窦后壁的附着处。注意附着于颈内动脉的间隔，如果发现有蝶窦内间隔附着于颈内动脉，建议避免对蝶窦内分隔进行暴力操作，以免损伤动脉（图 8-4）。

五、手术器械

- 如果需要检查窦腔外侧或下方需要使用 30° 内镜或 70° 内镜。

- 直刨削器。

- 直蝶窦钳。

- 45° 咬切钳。

- J 形刮匙。

- 2mm 和 4mm Kerrison 咬骨钳。

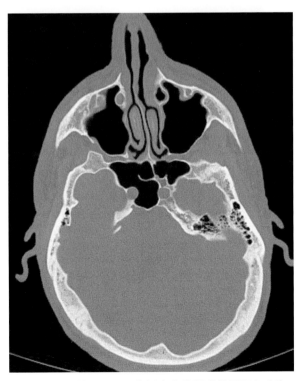

▲ 图 8-4　轴位 CT 示左侧窦内分隔附着于颈内动脉

六、经验与教训

- 在进入蝶窦时避免在狭窄的环境进行操作。切除上筛气房能够更好地接收到来自内镜的光线，显著改善视野。

- 去除上鼻甲的下半部分是辨别蝶窦自然口的可靠方式。由于嗅神经纤维分布于上鼻甲的最上部，因此要避免过多的切除上鼻甲。

- 切除时遵循"从已知到未知"的原则。首先辨认蝶窦自然口，然后向外侧扩大切除。

- 如果有影像学导航，可通过观察轴位 CT 定位蝶腭孔，估计蝶腭动脉中隔分支的高度。

- 术前和术中注意识别 Onodi 气房。如果误将 Onodi 气房后壁认作是蝶窦表面会导致眶尖的严重损伤（图 8-5）。

- 避免剥离颅底或眶内侧壁黏膜。这往往会导致术后局部黏膜水肿时间延长和长期的新骨形成。

七、手术步骤

（一）经鼻蝶窦开放术

步骤 1

- 0° 内镜下轻柔地外移中鼻甲，显露上鼻甲下半部。

- 直咬切钳切除上鼻甲下半部，明确蝶窦自然口（图 8-6）。

步骤 2

- 用 J 形刮匙进入蝶窦自然口，然后向外侧骨折蝶窦前壁，移除骨折片。

- 用 Kerrison 或蕈头直咬钳扩大蝶窦。

（二）经筛窦蝶窦开放术

1. 扩大蝶窦自然口

- 后筛开放后，确定上鼻甲及其基底板水平部（图 8-7）。

- 移除上鼻甲下半部，确定并扩大蝶窦自然口（图 8-8）。在其内侧寻找到蝶窦自然口并用 J 形刮匙向外骨折蝶窦前壁是最安全的。

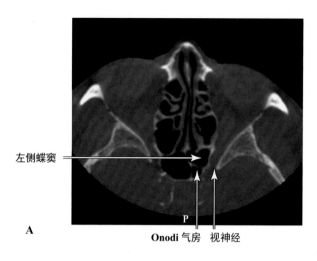

左侧蝶窦

Onodi 气房 视神经

A

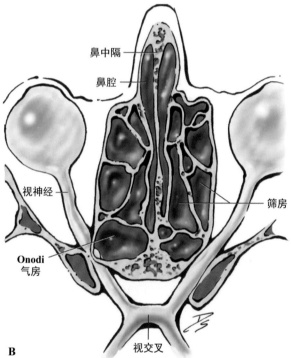

鼻中隔

鼻腔

视神经

Onodi
气房

筛房

视交叉

B

▲ 图 8-5 **CT** 图像（**A**）和示意图（**B**）示右侧 Onodi 气房与视神经关系

• 用上向咬切钳、Kerrison 或覃头直咬钳扩大蝶窦（图 8-9）。

• 最终完成蝶窦开放后所示见图 8-10。

2. Bolger 盒法

• "Bolger 盒法" 是一种无须寻找或切除上鼻甲的蝶窦开放法。

• 以上鼻甲为内侧、上鼻甲基底板为底、颅底为顶、眼眶为外侧画一矩形。在矩形内画对角线，在内下方进入蝶窦（图 8-11）。

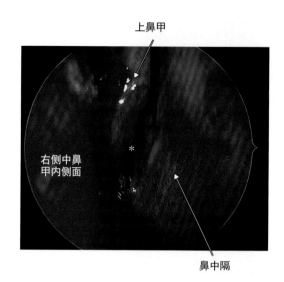

上鼻甲

右侧中鼻
甲内侧面

鼻中隔

▲ 图 8-6 内镜下右侧蝶筛隐窝
在中鼻甲内侧方向，见蝶窦自然开口（＊）位于上鼻甲后内侧

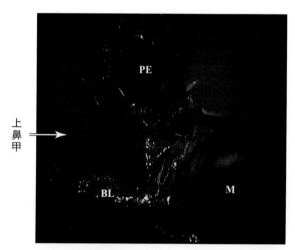

PE

上
鼻
甲

BL

M

▲ 图 8-7 内镜下在基底板和后筛切除后，可见左侧上鼻甲
BL. 基底板；M. 上颌窦；PE. 后筛

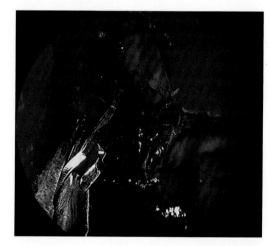

▲ 图 8-8 内镜下直咬切钳切除左侧上鼻甲显露蝶窦前表面

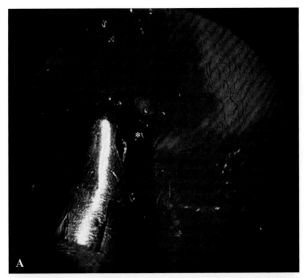

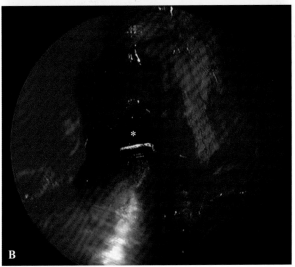

▲ 图 8-9　内镜下扩大开口（＊）

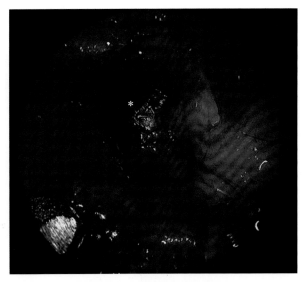

▲ 图 8-10　内镜下观最终开口（＊）

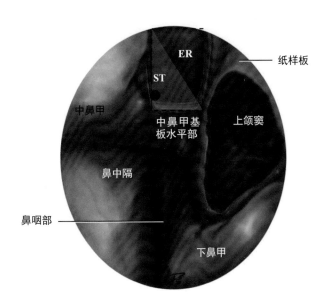

▲ 图 8-11　内镜下的 Bolger 盒

该矩形外边平行于眼眶内侧壁，向下为上鼻甲基底板，内侧为上鼻甲，向上为筛顶。蝶窦自然口以红点示意。ER. 筛顶；ST. 上鼻甲

八、特别注意事项

• Onodi 气房位于蝶窦自然口上方。继续切除 Onodi 气房后壁会导致颅内或眶尖损伤。

• Onodi 气房底壁移除后可与蝶窦腔相通（图 8-12）。

Onodi 气房

视神经

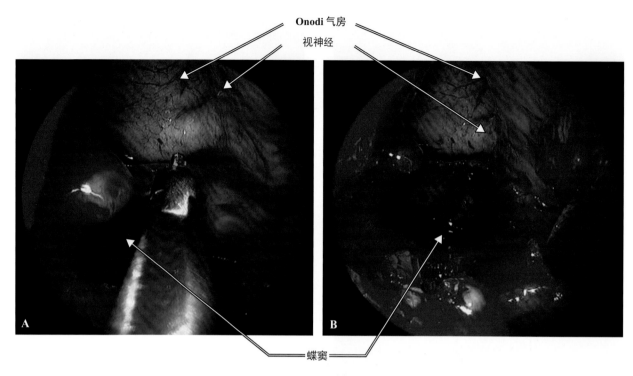

蝶窦

▲ 图 8–12　内镜下移除左侧 Onodi 气房底壁（A）与蝶窦形成连续性腔隙（B）

第9章 额窦开放术：Draf I型和Draf IIa型

Frontal Sinusotomy—Draf I and IIa

Alexander G. Chiu　James N. Palmer　著

王　丽　译　余洪猛　校

一、概述

• 在内镜鼻窦手术中，额隐窝手术是最困难的。

• 术中需要保护额隐窝周围的黏膜，黏膜剥离可能导致术后狭窄和新骨形成。

• 额隐窝手术困难的另一个原因是变异的解剖结构会导致额隐窝内出现阻塞。不同的患者中是否存在额隐窝气房、后位额泡气房和窦间间隔气房及其位置不尽相同，必须进行完整的额隐窝解剖（图9-1）。

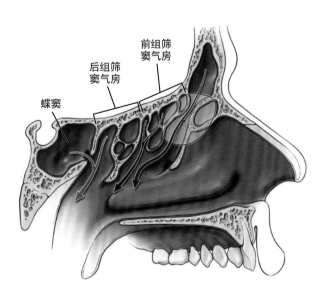

▲ 图9-1 鼻窦引流路径示意（矢状位观）

红色代表额窦引流通道，绿色代表穿过蝶筛隐窝的后筛窦和蝶窦引流通道，紫色代表前筛窦引流通道，绿色阴影代表应在额隐窝手术中切除的部分

• 虽然额隐窝手术可以在不移除筛泡的情况下进行，但只有在清除颅底所有上筛骨隔板后才能进行更完整、更彻底的手术。

• 作为完整功能内镜鼻窦手术的一部分进行时，额隐窝开放术是在完成上颌窦口造口术、蝶窦开放术和全组筛窦切除术之后进行的。

• 恰当的术后护理和创面处理对于额隐窝的长期开放是至关重要的。

• 其他成功的关键因素如下。

– 合适的器械。

– 使用专门为额隐窝设计的有角度的穿刺刀和探针。

– 视野良好的内镜（至少45°，最好是70°）。

– 维持额隐窝良好的黏膜化。

• 根据Wolfgang Draf于1991年进行的内镜额隐窝手术的工作基础，内镜下额窦手术可进行以下分类。

– Draf I型：去除钩状上部，保留鼻丘（图9-2）。

– Draf IIa型：去除额隐窝内的所有气房（图9-3）。

– Draf IIb型：在Draf IIa型基础上切除同侧额隐窝底（图9-4）。

– Draf III型：在双侧Draf IIb型的基础上去除鼻中隔上部和中部，形成一个单一共同开口（图9-5）。

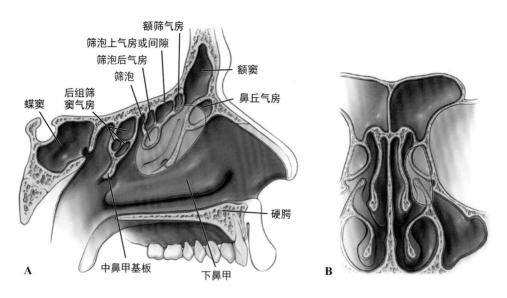

▲ 图 9-2　矢状位（A）和冠状位（B）示意

Draft Ⅰ型手术中切除的气房和骨质，去除额隐窝气房、前筛、钩突和漏斗，额窦内口（或额隐窝引流通路最薄的部分）未处理

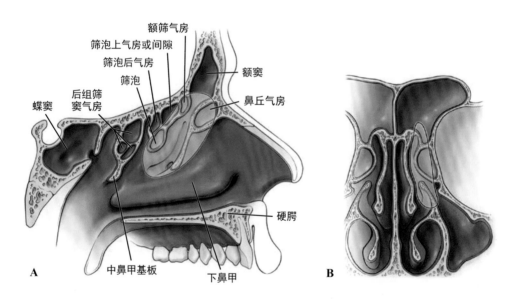

▲ 图 9-3　矢状位（A）和冠状位（B）示意

Draft Ⅱa 型手术中切除的结构，Draf Ⅱa 型手术切除了在 Draf Ⅰ型手术中切除的气房；此外，还切除了中鼻甲附着处外侧的所有气房，并打开了额内开口

• Draf Ⅱa 型手术适用于几乎所有的原发性病例和多数修正性手术病例。本章讨论了 Draf Ⅱa 型手术；以下各章专门讨论 Draf Ⅱb 型手术和 Draf Ⅲ型手术步骤。

二、解剖

• 额窦和额隐窝的解剖形状可以看作是一个

沙漏，最窄的点对应于额窦口。

• 在手术上，额隐窝可以被看作为 4 个边界的盒子（图 9-6）。扩大窦腔需要洞悉盒子的每一个壁。

－前壁：钩突上部和鼻丘气房。

－内壁：颅底侧板和蝶窦分隔，以及中鼻甲的附着部。

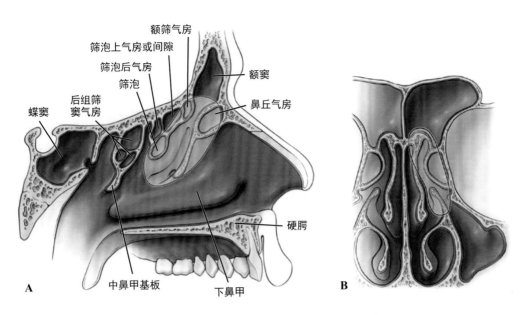

▲ 图 9-4 矢状位（A）和冠状位（B）示意

Draft Ⅱb 型手术中切除的结构，Draft Ⅱb 型在 Draf Ⅱa 型手术切除结构的基础上，并增加同侧中鼻甲附着处到额窦底，该术式切除了同侧从鼻中隔至眶壁的额窦底

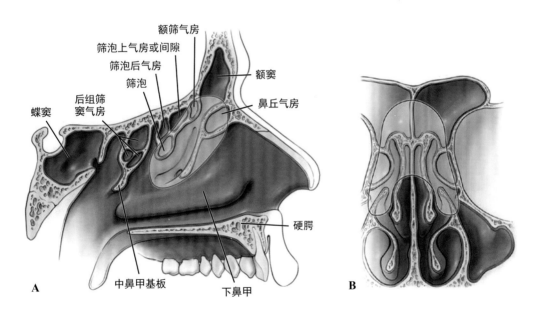

▲ 图 9-5 矢状位（A）和冠状位（B）示意

正中额窦引流术（或 Draf Ⅲ型手术，又称改良内镜 Lothrop 手术）中切除的结构，手术切除包括中线鼻中隔，两侧额窦底部的中鼻甲附着处，以及两侧眶壁之间的所有额窦骨质

– 后壁：眶上筛房和筛泡的前缘。

– 外壁：眶内侧壁。

额窦气房

1. 鼻丘气房

• 鼻丘气房通常为筛窦气房的最前端、钩突

上部的隆起。鼻丘气房顶部常构成额窦的底部（图 9-7A）。

2. 额窦间隔气房

• 额窦间隔气房是沿额窦中线处的气房，它的存在从内到外缩窄了额隐窝（图 9-7B）。

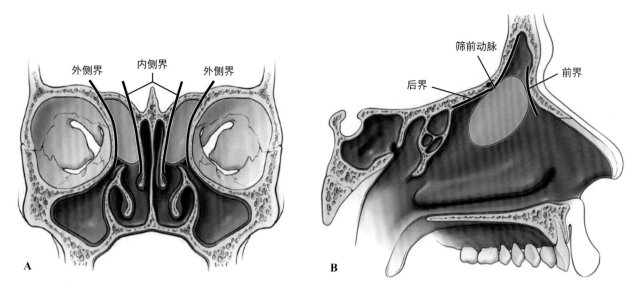

▲ 图 9-6　额隐窝边界示意

A. 冠状位，内侧界为中鼻甲附着处，外侧界为眼眶；B. 矢状位，前界为鼻丘气房的前壁，与鼻棘的前支撑物（也称鼻嵴）相连，后上界为筛泡和（或）筛泡上气房的附着处

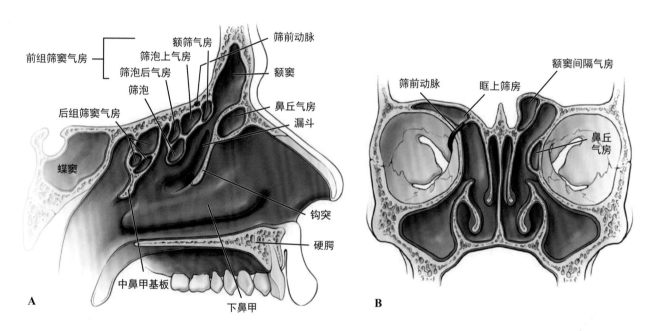

▲ 图 9-7　A. 矢状位示意，可见鼻丘气房、筛泡上气房、额筛气房；**B.** 冠状位示意，可见眶上筛房（突入眼眶），其位置恰好位于筛前动脉的上前方

3. 眶上筛房

• 眶上筛房气化突入眶上方和额隐窝后面的额骨而成，可向外侧延伸至额隐窝（图 9-7B）。

4. 筛泡上气房

• 筛泡上气房在筛泡上方出现，可向上与达颅底的气房相连。矢状位观察效果最好（图 9-7A）。

5. 额筛气房

• 额筛气房在筛泡的前方和上方出现并突向额隐窝，但不进入额窦。进入到额窦的气房被称为 3 型额筛气房。因该气房向颅底延伸，在没有图像引导的情况下，仅靠内镜是很难识别的。矢状位观察效果最好（图 9-7A）。

6. 额隐窝气房

• 额隐窝气房位于鼻丘气房的上方。在额隐窝手术中有 25%～40% 的患者，表现各异，这些气房构成了额隐窝的底部。

－1 型：鼻丘上方的一个独立气房（图 9-8）；

－2 型：在鼻丘上方的两个独立的气房或一层独立的气房，未进入额窦（图 9-8）；

－3 型：一个进入额窦本体的大气房，可与额窦前壁或后壁有共同的壁（图 9-9）；

－4 型：额窦内孤立气房（图 9-10）。这种类型气房极少见，外观似一个从筛窦充气进入额窦的球囊，其壁与额窦壁完全不相连。

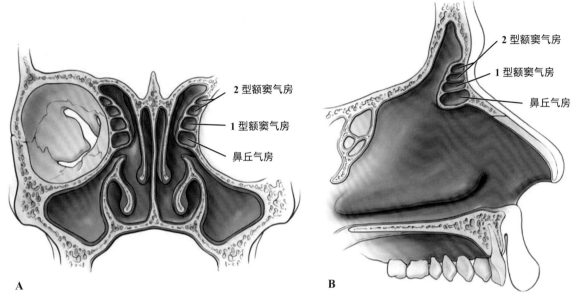

2 型额窦气房

1 型额窦气房

鼻丘气房

2 型额窦气房

1 型额窦气房

鼻丘气房

A　　　　　　　　　　　　　　　　**B**

▲ 图 9-8　冠状位（**A**）和矢状位（**B**）示意

在鼻丘气房的上一层是额窦气房和鼻丘，注意鼻丘气房上一个气房为 1 型额窦气房；1 型额窦气房上方进入额窦之前的多个气房都被归为 2 型额窦气房

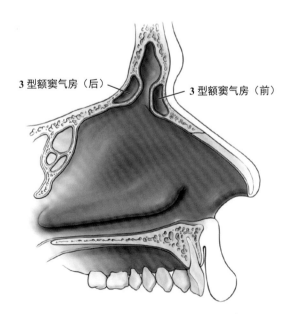

3 型额窦气房（后）　　3 型额窦气房（前）

▲ 图 9-9　3 型额窦气房的矢状位示意

这些气房可从前侧或后侧气化突入额窦，并与额窦前壁或后壁有共同的壁，此类额窦气房突入额窦

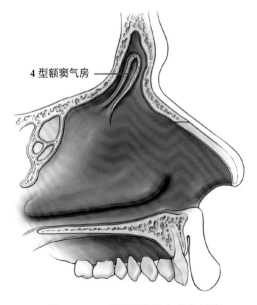

4 型额窦气房

▲ 图 9-10　4 型额窦气房矢状位示意

完全起源于筛窦，突入额窦，与额窦壁无共同壁，形似从筛窦突入额窦的球囊

三、术前注意事项

• 通过采取以下措施减少术中出血以改善手术视野。

– 将床头抬高到 30°。

– 在中鼻甲鼻外侧壁附着处最高点注射至少 2ml 的利多卡因（含肾上腺素）。

– 注意术中过程，如手术部位出血过多，及时使用纱布擦干止血。

– 使用 1 : 1000 肾上腺素的棉片止血，改善局部视野。

四、影像学检查注意事项

• 轴位、冠状位和矢状位 CT 有助于理解解剖结构（图 9–11 至图 9–16）。

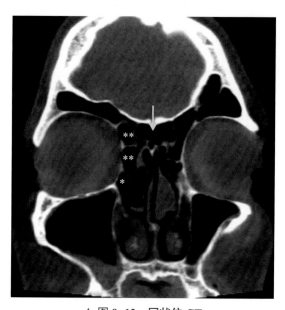

▲ 图 9–12　冠状位 CT
可见鼻丘气房（＊）、2 型额窦气房（＊＊）、额窦间隔气房（箭）

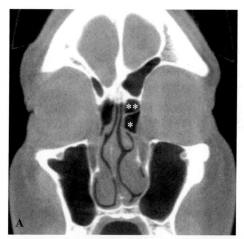

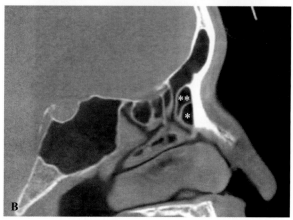

▲ 图 9–11　冠状位（A）和矢状位（B）CT
可见鼻丘气房（＊）和 1 型额窦气房（＊＊）

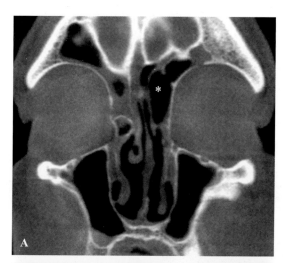

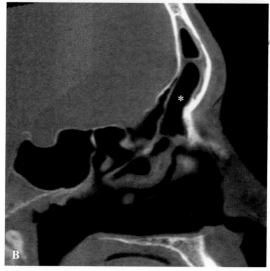

▲ 图 9–13　冠状位（A）和矢状位（B）CT
可见 3 型额窦气房（＊）

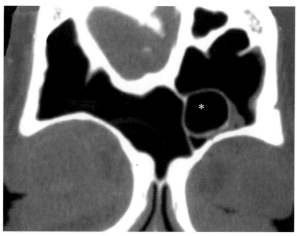

▲ 图 9-14　冠状位 CT

可见 4 型额窦气房（＊）。该类额窦气房很罕见，大多实际上是 3 型额窦气房

- 应特别注意额隐窝矢状位图像，矢状位图像能够提供额隐窝前后径尺寸（图 9-17）。

- 与其他测量方法相比，前后径是判断即将进行的额隐窝手术难易度的指标。直径越大，手术越容易。对于前后径较小的隐窝，术中必须非常小心，任何隐窝内的黏膜剥离都可能导致术后狭窄（图 9-18）。在这种情况下，先使用球囊扩张工具解剖隐窝可能有所帮助。额隐窝扩张后，手工器械可用于去除鼻丘气房和眶上筛骨隔板。

五、手术器械

- 45° 蕈头钳（图 9-19）。

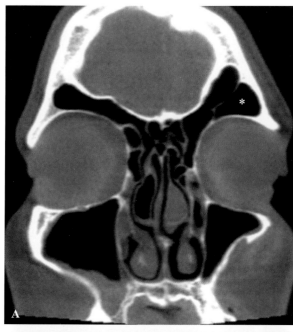

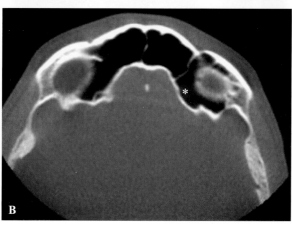

▲ 图 9-15　冠状位（A）和轴位（B）CT

可见眶上筛房（＊）

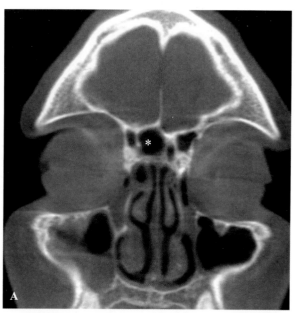

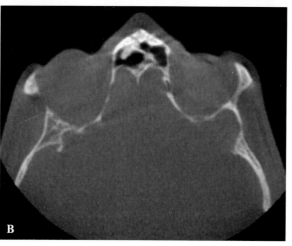

▲ 图 9-16　冠状位（A）和轴位（B）CT

可见额窦间隔气房（＊）

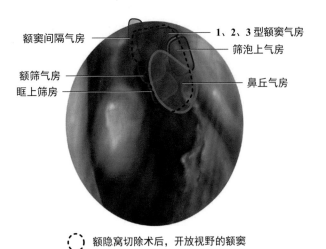

额窦间隔气房 —

额筛气房 —
眶上筛房 —

— **1、2、3 型额窦气房**
— 筛泡上气房

— 鼻丘气房

额隐窝切除术后，开放视野的额窦

▲ 图 9-17　图示 70° 内镜视野下，额隐窝自然引流通道及其周围相关气房

- Bachert 钳（图 9-19）。
- 长颈鹿咬切钳（图 9-20）。
- Hosemann 咬钳和大尺寸 Bachert 钳（图 9-19 和图 9-21）。
- Bolger-Kuhn 探针（图 9-22）。
- 图像导航系统
    - 即使对最有经验的额窦外科医生来说，图像导航系统也是进行完整的额隐窝切除术时非常有用的工具。
    - 外科医生应学习使用影像导航系统，术前预测解剖变异，术中指导手术。

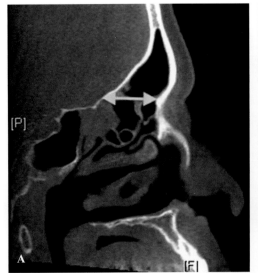
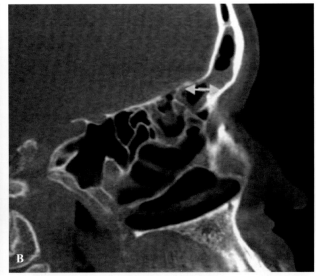

▲ 图 9-18　矢状位 CT

可见额隐窝前、后径，宽（A）窄（B）（双向箭）

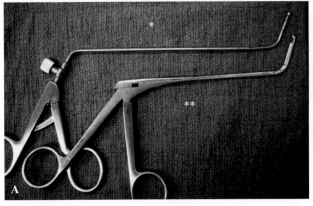
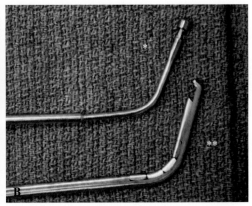

▲ 图 9-19　A. 45° 的 **Hosemann** 蕈头钳（*）和 **Bachert** 钳（**），在宾夕法尼亚大学被亲切地称为"眼镜蛇"，后者是额隐窝手术的主力。本质上是一种 45° 的 **Kerrison** 咬骨钳，可以从前到后咬。这种器械用于切除鼻丘气房和额隐窝气房。B. 45° 的 **Hosemann** 蕈头钳（*）和 **Bachert** 钳（**）仪器尖端的放大视图

六、经验与教训

（一）经验

• 即使是第一次学习进行额隐窝手术，使用70°内镜也更具优势。首次尝试应专注于术野的可视化，良好的手术视野是额隐窝手术中最为关键的一点。

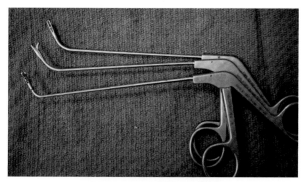

▲ 图 9-20　咬切长颈鹿钳

它们有侧方、前后咬切，分为 45° 和 90° 规格

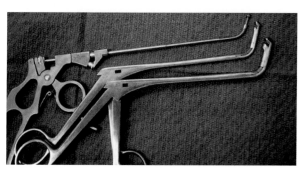

▲ 图 9-21　额窦切开术中使用的器械

最上方的器械是 Hosemann 钳。这是一款 45° 的蕈头钳，比传统的蕈头钳更具切削力。该器械最适合用于去除额隐窝底部的骨质。下面的两把器械是用于额隐窝的更大的 Kerrison 咬骨钳

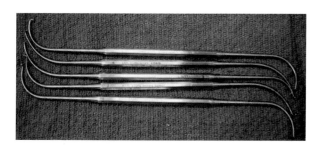

▲ 图 9-22　**Bolger-Kuhn 探针**

具有圆滑球形尖端加长的仪器，它们对分离额窦高处的额隐窝气房非常有用

• 反向或偏移 70° 内镜也非常有用（图 9-23）。把灯柱挪开有助于手术器械的操作，尤其是为额隐窝设计的大角度长颈鹿式器械。

– 当使用影像导航系统时，这些内镜也非常有用。光源线需要移到一边确保不会对影像导航系统产生遮挡。

• 手术的目标是识别额隐窝的自然窦口，并遵循"从已知到未知"的原则进行。这就意味着要找到额隐窝的自然引流通路，扩大额隐窝。

• 在内镜下，自然的引流路径看起来像阴影或暗凹。这些区域通常被称为过渡区，引导外科医生绕过骨筛壁到达额隐窝（图 9-24）。

（二）教训

• 尽量使用咬切器械，避免额隐窝黏膜剥离。

• 刨削器的使用应限于清理松散的黏膜边缘。刨削器缺乏亚厘米结构的精细触觉反馈。

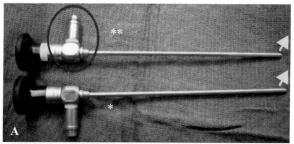

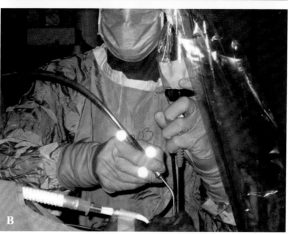

▲ 图 9-23　**A.** 传统内镜（*），其中灯柱向下，而光线向上；反向内镜的照片（**），灯柱位于内镜顶部。黄箭示视场；红色圆圈标记突出了反向内镜上灯柱的不同之处。**B.** 反向内镜可以更容易地使用弯曲的额窦器械，而不会受到标准内镜灯柱的干扰

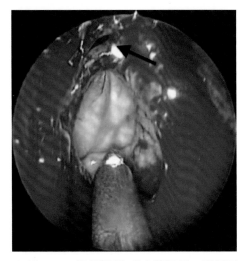

▲ 图 9-24 "过渡区"的内镜视图，阴影区（箭）代表自然引流通路

骨和颅底呈白色，黏膜呈红色，空气通道呈黑色；这就是我们在额隐窝手术时要寻找的位置

• 向后移动光源以改善术中额隐窝的视觉效果。特别是当右利手外科医生进行右侧额隐窝手术时，自然倾向于偏向筛状板的内侧方向。将光源线转向"侧化"视图将纠正手术的视觉角度（图 9-25）。

七、手术步骤

步骤 1：识别筛前动脉

• 使用 30° 反向内镜。当内镜从后向前移动时，通常可在额隐窝开始处发现筛前动脉（图 9-26）。这标志着额隐窝手术的开始。在这一点上，置入一个 70° 反向内镜可获得更好的术野。额隐窝最常见的排列是在前面的鼻丘气房、眶上筛房和后面的筛泡。

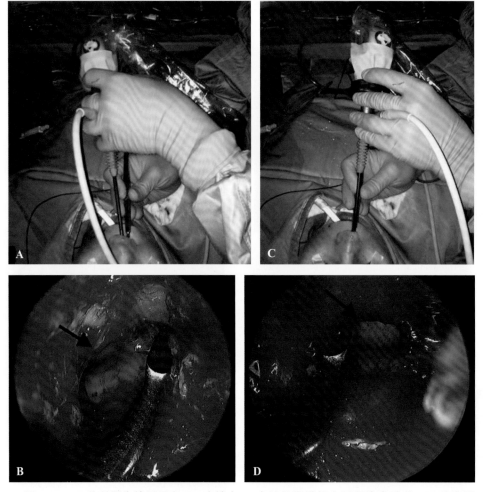

▲ 图 9-25 A. 外科医生使用反向 70° 内镜在 12 点钟位置进行右侧额隐窝手术；B. 将光源线置于 12 点钟位置鼻内的成像视图，注意外侧真额隐窝（箭）；C. 右侧额隐窝手术，内镜光源线在 10 点钟位置；D. 内镜成像视图，灯柱在 10 点钟位置，额隐窝（箭）现在位于视图中心，这样可以获得更好的视野

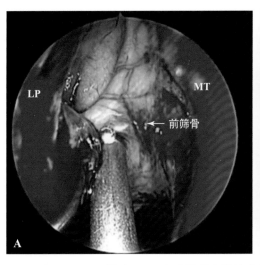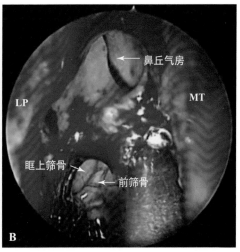

▲ 图 9-26 **A. 通过 30° 反向内镜观察筛前动脉; B. 转换为 70° 反向内镜后的额隐窝视图**
LP. 筛骨纸样板(眶壁内侧); MT. 中鼻甲

步骤 2: 确定自然引流路径

• 通过识别过渡区确定自然引流路径(图 9-27)。几乎所有病例的引流通路位于鼻丘气房后壁的内侧 - 后部。

• 使用弯曲吸引器或额窦刮匙, 直接对该区域进行剥离, 以确定过渡区。确定过渡区后, 继而扩大这个空间并移除它周围的骨质。在本例中, 需移除的骨壁是前面的鼻丘气房和后面的筛泡。

步骤 3: 切除鼻丘气房后壁

• 使用 45° 的前后开口的长颈鹿钳去除鼻丘气房的后壁(图 9-28)。

• 该操作即可显露额隐窝, 且可以根据其特征外观识别颅骨。

步骤 4: "扩大盒子", 移除周围的骨质板以扩大额隐窝

• 在移除鼻丘气房后壁的同时, 移除鼻丘气房的内侧壁。颅底位于切口后方(图 9-29)。

• 使用前后和左右开口长颈鹿钳相结合切割鼻丘气房的内侧壁(图 9-30)。

步骤 5: 切除鼻丘气房的顶部

• 继而切除鼻丘气房的顶部(图 9-31)。这个步骤最好使用额窦 Kerrison 咬骨钳(Bachert)。也可以使用 45° 覃头钳。

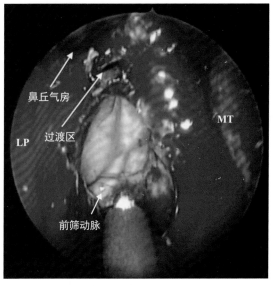

▲ 图 9-27 **过渡区内镜视图, 识别自然引流通路**
在几乎所有的病例中, 额隐窝通路位于鼻丘气房后壁的内侧 - 后部。LP. 筛骨纸样板(眶壁内侧); MT. 中鼻甲

• 将 Bachert 钳打开, 然后从后向前取下鼻丘气房顶部。将鼻丘气房顶部去除到鼻额骨之间的硬性骨质。

• 切除鼻丘气房的顶部对扩大额隐窝的作用非常大。

步骤 6: 扩大后额隐窝

• 切除分隔眶上筛房和额隐窝的骨壁。将其边缘移至颅底会使额隐窝扩展至眶上筛窦隐窝, 这将大大扩大术腔(图 9-32)。

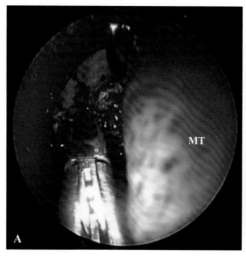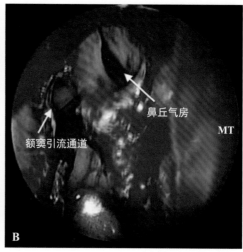

▲ 图 9-28　A. 内镜下使用 45° 前后开口的长颈鹿钳切除鼻丘气房后壁；B. 内镜下该操作已显露了额隐窝

MT. 中鼻甲

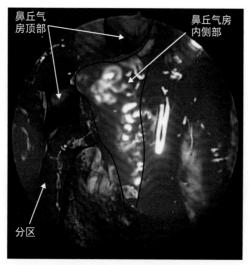

▲ 图 9-29　内镜下鼻丘气房

移除鼻丘气房后壁后，下一步是移除气房的内侧壁，颅底位于手术部位后方

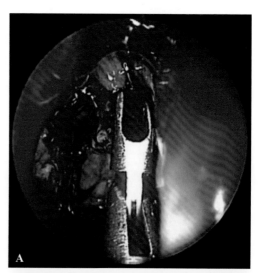

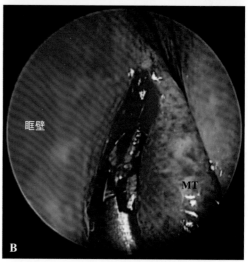

▲ 图 9-30　内镜下使用前 – 后（A）和侧 – 侧（B）开口式长颈鹿钳分离鼻丘气房内侧壁

MT. 中鼻甲

• 使用 45° 蕈头钳或贯穿切割的长颈鹿钳取出后部的骨质。在此操作之前于更后方的位置识别筛前动脉，将使术者在后额隐窝的操作更有信心。

步骤 7：完成最后优化

• 进行最后优化以使额窦开口最大化。用 45° 蕈头钻或 Hosemann 钻来移除额隐窝的内侧骨质。

• 在正确进行额隐窝手术后，应使用 70° 内镜清楚地观察顶壁和后方的颅底（图 9-33 ）。

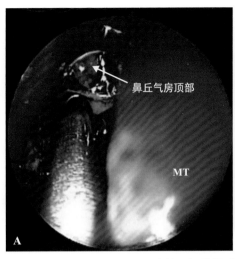
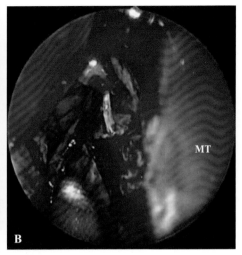

▲ 图 9-31 内镜下切除鼻丘气房顶部之前（A）和之后（B）

MT. 中鼻甲

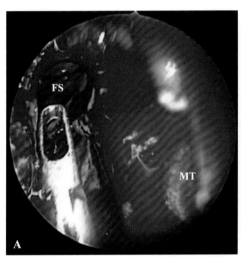
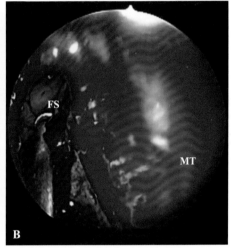

▲ 图 9-32 A. 内镜下切除眶上筛房和额隐窝的骨壁；B. 内镜下切除后部骨质

FS. 额窦；MT. 中鼻甲

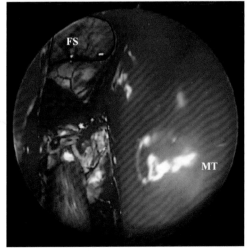

▲ 图 9-33 额隐窝切除术完成后内镜视图

FS. 额窦；MT. 中鼻甲

步骤 8：放置额窦支架（可选）

• 将额窦支架从 0.25mm 硅胶片上切下（图 9-34A）。放置支架时，要滚动支架底座，并用小儿侧向长颈鹿钳固定。

• 额窦支架放置就位（图 9-34B）。支架通常放置 1～2 周。

• 另外，现有设计成适合额隐窝的类固醇洗脱支架可在 4 周内溶解。这种支架的优点是减少术后创面处理和周围黏膜局部应用类固醇激素。缺点是成本高，有可能发生感染，需要尽早取出。使用硅胶支架或类固醇洗脱支架取决于外科医生的选择。

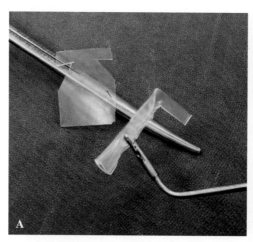
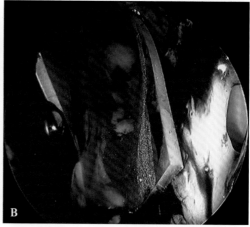

▲ 图 9-34　A. 从 0.5mm 硅胶片上切下的额窦支架照片；B. 内镜下额窦支架就位后

第 10 章 额窦开放术：Draf IIb 型

Frontal Sinusotomy—Draf IIb

Henry P. Barham　Vijay R. Ramakrishnan　著

戴 琪 译　余洪猛 校

一、概述

• 内镜鼻窦和颅底手术已成为慢性鼻窦炎（chronic rhinosinusitis，CRS）和鼻窦及前颅底肿瘤的有效治疗方法。技术进步在推进内镜手术过程中起着至关重要的作用，使用了改进的光学和照明系统、先进的仪器和影像定位的手术导航系统。止血材料和设备也同时发展了起来，以协助术区和术后术腔的治疗。

• 绝大多数额窦炎性疾病可以采用 Draf I 型或 Draf IIa 型手术治疗。常见的 Draf IIa 型术后并发症包括膜性狭窄、中鼻甲漂移、骨炎、新骨生成和额骨鼻棘突出。

• 扩展的内镜入路可以改善额窦的显露，在某些情况下可能优于外部入路。表 10-1 描述了内镜方法的优点。扩大的额窦入路也可用于额窦良恶性肿瘤的切除。这种方法有助于扩大内镜手术的适应证，其中包括顽固性额窦疾病、额窦黏液囊肿、脑脊液漏、额筛骨折、额窦肿瘤和内镜颅底手术。该术式还有助于提高术后局部冲洗的效果和肿瘤疾病的随访监测。

表 10-1　内镜入路相对于外部入路的优点

- 减轻了疼痛
- 缩短住院时间
- 无感觉障碍的并发症
- 提升了面部的美观
- 能够进行后续的内镜随访监测

• Draf IIb 型是 Draf IIa 型在内侧方向，前上部分的中鼻甲和额窦底的拓展。与基本额窦手术一样，应尽可能保护黏膜和避免显露骨质。理想情况下，应该在行 Draf IIb 型术前进行完整的 Draf IIa 型手术。

• 接受额窦扩大入路手术的患者往往都具有挑战性的解剖结构；在这些情况下，使用影像导航是首选的。患者和外科医生都应在 Draf IIb 型术后更注意和延长术后护理。

二、解剖

（一）额窦

• 读者可以参考第 9 章来进行额隐窝、筛前区和额窦相关气房的解剖的讨论和说明。鉴于鼻窦气化的高度变异性，了解毗邻结构的关系至关重要。额窦为锥体状、漏斗状结构，它被额窦间隔分隔，内部可能含有气房。额窦间隔将额窦分隔，是扩大引流术的手术位点。

• 扩大的额窦入路将去除额窦的底部，以最大限度地扩大引流口。图 10-1 显示扩大额窦入路 Draf 分型的解剖边界。额骨鼻棘是鼻和额骨之间的骨性交界处。如果额骨鼻棘突出，可能会使额窦的引流口狭窄。前界是眉间皮肤组织下的骨膜层。额窦底外侧边界由内侧眶壁和眶顶组成。这些结构通常在扩大额窦手术中不被累及。

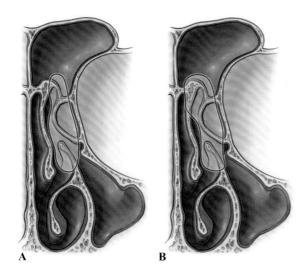

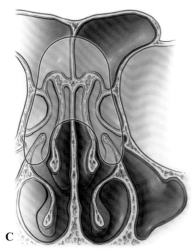

▲ 图 10-1　图示 Draf 手术的区域

A. Draf Ⅱa 型手术的边界；B. Draf Ⅱb 型手术的边界，中鼻甲连接额窦底部的部分均被切除，对侧额窦也同样处理。中鼻甲剩余部分保留；C. Draf Ⅲ 型是在双侧 Draf Ⅱb 型手术的基础上，同时切除鼻中隔上部和额窦间隔

（二）颅前窝和筛板

• 嗅窝是前颅底的最低点。颅底嗅窝在冠状位呈外侧往内侧方向下降，在矢状位呈前往后方向下降。嗅窝坡度变化较大，应在术前影像上进行评估。嗅窝很容易在轴位上看到，位于额窦前方（图 10-2）。从这个位置到额窦前壁的距离称为前后（A-P）直径。

• 筛骨的筛板在深度和斜率上可能不同，并且往往是不对称的。

（三）中鼻甲

• 中鼻甲一般附着于筛板的外侧壁，在许多患者中，中鼻甲最前端附着于筛板的前端，并附着于额窦的底壁。

• 中鼻甲的前端提供了一个可靠的解剖学标记，以确定额窦和嗅窝的位置（图 10-3）。

三、额窦扩大手术的适应证和禁忌证

• 额窦扩大手术的适应证如下。

– 额窦手术失败，常与新骨发生或单侧中鼻甲残余有关（图 10-4）。

– 黏液囊肿（图 10-5）。

– 额窦未完全开放。

– 需要手术治疗（治疗 3 型或 4 型额窦气房、额窦间隔气房）。

– 良性或恶性肿瘤。

– 脑脊液漏或脑膨出的修补。

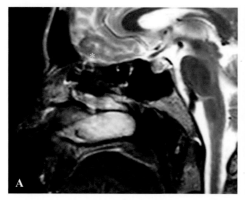

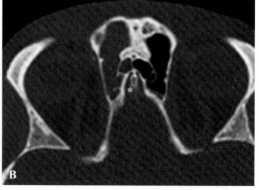

▲ 图 10-2　矢状位磁共振图像（A）和轴位 CT（B）显示嗅窝的位置（*），外科医生应该认识到嗅窝是前颅底（A）底部的最低点，并了解到它前壁投射到额窦的位置（B）

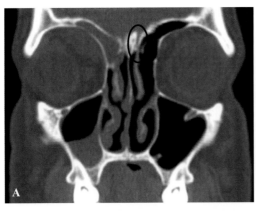
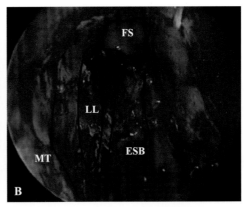

▲ 图 10-3　**A.** 冠状位 **CT**，显示中鼻甲的垂直部分是额隐窝的内侧边界（黑色椭圆圈）；**B.** 内镜图像显示中鼻甲（**MT**）附着于筛板（**LL**）的外侧壁，对应于（**A**）图中椭圆圈标记

ESB. 筛颅底；FS. 额窦口

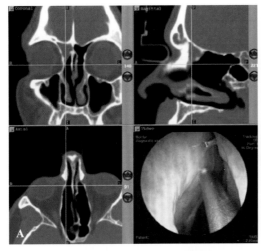
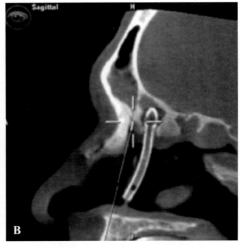

▲ 图 10-4　**A.** 中鼻甲部分切除术患者的 **3** 种平面的 **CT** 图像导航显示和术中内镜视角。一侧残余中鼻甲伴骨炎是被确诊为额窦阻塞的原因；**B.** 图为一位曾接受过 **6** 次鼻窦手术的患者进行的矢状位 **CT** 检查，最近一次手术是放置额窦支架，支架位于眶上筛房内，周围有明显的新骨发生

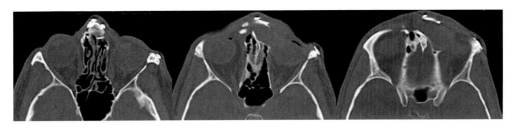

▲ 图 10-5　一位在 **10** 年前曾行面部广泛创伤性骨折修复手术的患者，现因额窦黏液囊肿而进行轴位 **CT** 检查的影像。**CT** 图像显示新骨发生和梗阻是引流口阻塞的原因

－选择性创伤病例。

• 额窦扩大手术的相对禁忌证如下。

－极窄的前后径。

－严重的双侧新骨发生。

－位于气化良好的额窦外侧的病变。

－无法全身麻醉的医疗并存症。

四、术前注意事项

• 在决定行何种术式之前，应仔细全面的评估患者的病程、影像学表现和手术目的。

- 手术的风险，包括脑脊液漏、眼眶损伤、出血、嗅觉障碍和复发的可能，应在手术前与患者充分沟通。

- 应考虑和讨论是否可能需要辅助入路。

- 术后护理要求应事先商量，包括随访、清创和药物方案。

- 术前药物治疗，如抗生素和全身皮质类固醇可能是必要的，以减少术中出血和保持术区干净。

五、影像学检查注意事项

- 对冠状位、轴位和矢状位的薄层CT进行仔细阅读，在计算机工作站上对扫描图像进行逐层阅读有助于对解剖的三维理解。

- 在轴位和矢状位上检查前后径距离。较小的距离表明手术更具技术挑战性，额窦切开范围较小，这可能会导致长期预后不良。

- 研究中经常引用，前后径距离至少应>10mm，但在现实中，只要有足够的空间来使用钻头，而不损伤筛板或额窦后壁即可（图10-6）。

- 评估额骨鼻棘的厚度，因为可以通过磨除它来增加前后径距离。

- 识别中鼻甲或中鼻甲残端，它将作为手术中的解剖标志，它前端的位置可在术前进行观察，判断是否有偏侧、骨炎或新骨发生。

- 明确筛前动脉的位置，并注意其是否位于颅底或系膜上。如果筛前动脉在系膜上，可能需在手术的早期使用双极烧灼，以防止意外损伤发生。

- 寻找颅底缺损的存在。黏液囊肿或肿瘤梗阻后分泌物侵蚀额窦前壁和（或）后壁的情况并不少见。后壁缺损的手术需要更小心的器械操作（图10-7）。

- 在肿瘤、脑脊液漏或脑膨出的患者中，确定颅底可能存在的缺损及其位置和大小以决定最佳手术方案。磁共振成像（MRI）有助于诊断囊肿、肿瘤和脑脊液漏或脑膨出，也有助于在术后检查的患者中发现脂肪栓塞，虽然往往会在这类患者身上发现其他复杂的情况。MRI有助于区分肿瘤和其他分泌物，并确定颅底缺损的位置和大小。

- 如果需行远侧壁切开，可行辅助开放的方法，如行环锯或骨瓣开放。

六、手术器械

- 总体器械与第9章中描述的类似。

- 在额窦扩大入路中，某些仪器设备特别重要。

  - 45°内镜和70°内镜。

  - 咬钳，如45°蕈头咬钳用于更薄的骨，Hosemann咬钳用于更厚的额隐窝骨质。

  - 角度钻：70°金刚钻是最安全和最有用的；然而，切割钻可以用于广泛的骨质去除。去除骨质的时候必须非常小心，因为错误的位置或跳跃的钻头可能损伤眼眶和硬脑膜。

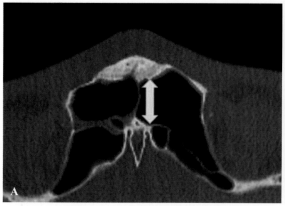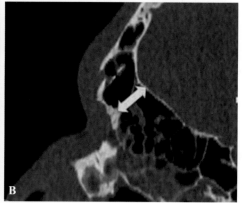

▲ 图10-6 轴位（A）和矢状位（B）CT 显示某患者的额窦骨折，其额窦的高度气化与较长的前后径（双头箭）创造了一个很好的内镜入路

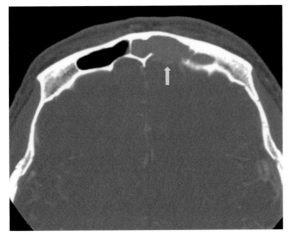

▲ 图 10-7　轴位增强 CT 对过敏性真菌性鼻窦炎伴额窦后壁缺损（箭）的患者

• 影像导航作为一种外科辅助手段被内镜医生广泛接受，并用于大多数额窦手术。使用图像引导可以帮助识别关键结构和变异的解剖学标志，增加外科医生的信心和能力，以进行更完整的手术。影像导航可使鼻内镜进入局限的额窦外侧壁，并处理相关病变，同时避免行骨瓣翻开术。

• 针刺处理：如果寻找额窦口存在困难，可通过小针刺使用荧光素进行灌注来帮助寻找额窦口。

• 根据外科医生的方法选择脑脊液漏修补的材料。这些材料应该可以预防术中脑脊液漏。

七、手术步骤

（一）准备工作

• 患者由气管内插管或喉罩维持气道，气管导管应被固定患者的左下方，以使右利手的外科医生有足够的操作空间。

• 用 1% 罗哌卡因和 1 : 2000 肾上腺素浸泡的神经外科棉片在患者的下鼻道和下鼻甲前上方进行局部麻醉准备。

• 内镜下，在中鼻甲、中鼻甲前侧壁和筛前动脉或水肿的鼻中隔黏膜附近注射 1% 罗哌卡因和 1 : 100 000 肾上腺素。

• 患者头部置于正中位，手术床置于 15°～20° 反向 Trendelenburg 位置，进行全静脉麻醉。

（二）操作步骤

步骤 1：前筛和额隐窝开放

• 如果之前的蝶窦尚未开放，则至少进行前组筛窦开放以显露眼眶内侧壁。在 Draf Ⅰ 型和 Draf Ⅱa 型手术中完成前筛和额隐窝的开放。

步骤 2：筛前动脉的定位

• 确定颅底筛前动脉的位置，它将是两侧额窦手术的后界。试图在前颅底中直视下追踪此动脉，这可能需要打开眶上筛窦气房，并将这些气房开放至额窦口。如果该区域已完全被新骨所取代，则停止本侧操作并试图在对侧进行该手术。如果看到此动脉就立即烧灼，它将阻碍后续手术操作。在手术过程中，早期灼烧比晚期损伤要好得多（图 10-8）。

步骤 3：扩大额窦口

• 找到并扩大额窦口，将额窦开放成想象中的马蹄形。在直视下对手术通路进行追踪，并用图像导航的探针确认这一点。

• 如果额窦引流口明显狭窄，如存在明显的新骨发生的情况下，可以考虑用荧光素灌注来帮助寻找额窦口。

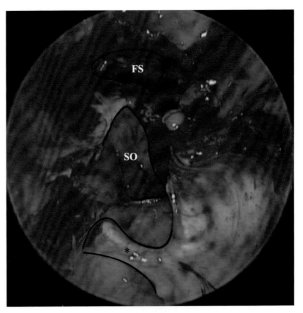

▲ 图 10-8　通过 70° 内镜观察左侧额隐窝。额窦（FS）位于眶上气房（SO）前面，动脉位于较小的第二眶上气房（*）后面。动脉起始从眼眶穿行至筛板的外侧

步骤4：中鼻甲前端部分切除

• 中鼻甲前端部分切除，为 Draf Ⅱb 型手术做准备。中鼻甲最下部分可以保留，以维持其潜在的功能。

• 使用弯曲的内镜剪刀在中鼻甲上端进行剪切，剪切位置靠近颅底前端附着处，在筛前动脉水平。从中鼻甲的下端进行第二次剪切，并将剪切角度倾斜以与第一次剪切汇合。需进行保守的剪切，然后用再使用咬切器械进行修整（图 10-9 和图 10-10）。

步骤5：最初的额隐窝开放

• 使用 45° 蕈头咬钳和耐用的咬钳，如 Hosemann 咬钳和（或）Bachert 咬钳等，从前向内侧方向咬开额窦底，使用咬钳去除骨质的程度由骨的厚度决定（图 10-11）。

步骤6：进一步骨去除

• 如果需要一个更大的开口，使用 70° 金刚钻逐渐从前面到内侧方向进行扩大，在磨前壁前先磨薄额骨鼻棘比较安全（图 10-12）。

• 从前至内侧方向进行骨质去除有利于显露颅底和额骨间隔。当骨头被钻头削薄时，重新使用咬钳。有序应用咬钳有助于提高速度和安全性。

• 当额骨鼻棘比较突出或新骨增生严重时，去除较厚骨质需小心使用切割钻。然而，需在额窦和颅底清晰可见之后再使用切割钻。

• 在 Draf Ⅱb 型手术中，切除了中鼻甲前端和同侧额窦底即完成了该手术。

步骤7：空腔优化

• 优化空腔，以获得术后成功。清除任何脓性分泌物，骨屑或骨尘。

• 使用双极电凝，电凝筛孔前面靠近中线的

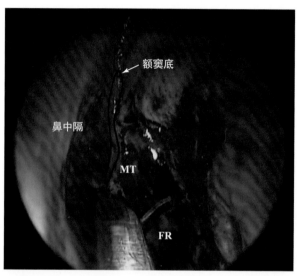

▲ 图 10-10　内镜视野下使用切割器去除中鼻甲的前部至颅底

FR. 额隐窝；MT. 中鼻甲

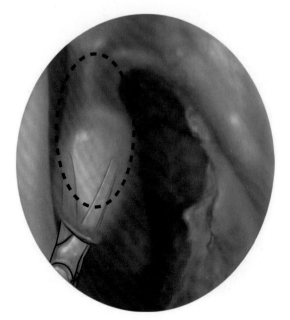

▲ 图 10-9　图示使用弯曲内镜剪去除中鼻甲的前端部分（内镜视图）

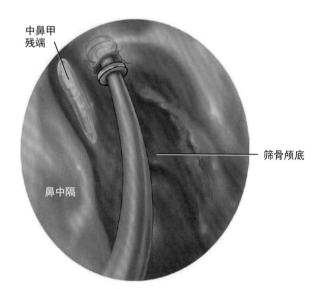

▲ 图 10-11　图示使用额窦冲头去除额窦板后，部分中鼻甲切除（内镜视图）

软组织；然后，切除中鼻甲的边缘和鼻中隔。

• 中鼻甲残端使用可吸收缝线缝合内移。考虑支撑的需要，可临时使用硅胶卷。

• 如果术后使用支架，薄的、柔软的硅胶似乎比其他刚性的支架更有利于伤口愈合。

八、经验与教训

（一）经验

• 如果需要进行上颌窦、蝶窦和筛窦的手术，这些手术需在额窦手术之前进行。

• 清晰可视的术野在任何时候都是必需的。在处理前组筛窦和鼻甲早期时，使用 0° 内镜和 30° 内镜；在处理额隐窝和额窦内时可使用 45° 内镜或 70° 内镜。

• 在这些情况下，影像导航经常被使用，但我们也不能完全依赖它。当使用影像导航时，必须反复检查配准精度。

• 操作器械一般从内镜的下方进入术腔，然而，当解剖前壁时，内镜放置于器械下方可能更有帮助。当然，为了方便直接入路，可以切除额骨鼻棘前方鼻丘的骨质。

（二）教训

• 不注意钻头后面的解剖位置可能导致颅底穿透。

• 过度去除黏膜会延长恢复时间，并且增加狭窄的可能性。

• 术后随访不规范和（或）缺乏精心的医疗护理和清创肯定会导致狭窄。新的窦口在手术后恢复需 1 年时间，如果合并有其他疾病，需要的时间可能会更长。

九、术后注意事项

• 可能的术后并发症如下。

－出血（筛前动脉、前筛板、中鼻甲或鼻中隔的切缘）。

－眼眶瘀青和血肿、复视（眼直肌损伤）。

－脑脊液漏、脑膜炎。

－暂时性或永久性嗅觉功能障碍。

－狭窄和疾病复发。

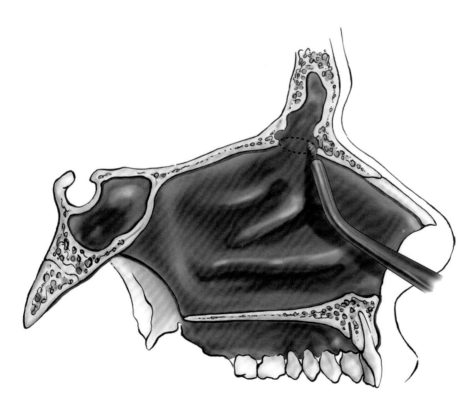

▲ 图 10-12　图示显示使用钻头去除额窦底和额骨鼻棘

十、术后管理

• 术后的医疗管理和适当的手术技术对于确保额窦手术后窦口的长期通畅同样重要。

• 术后给予以下药物治疗。

– 口服类固醇的剂量和减量根据疾病的程度，术后的恢复及其他影响疾病的因素来进行调整。

– 口服抗生素：根据药敏及培养结果选择药物。

– 冲洗：早期即可使用温和的盐水冲洗或喷雾。

– 局部类固醇：口服类固醇疗程结束后，可开始进行局部药物治疗。

– 为了提高药物在额窦中的疗效，应考虑雾化治疗或类固醇滴剂并配合适当的头部体位。

• 鼻部填塞是没有必要的。如果使用支架，就应该有放置和使用期限的理由。在放置第 3 周或更早的时候，支架的生物膜便会形成。常见的做法是使用硅胶支架 2 周，如第 9 章所述。

• 患者出院时应给予适当的指示。活动限制类似于常规鼻窦手术。应教育患者识别颅内和眼眶并发症的症状和体征。

• 患者应根据需要定期接受清创和随访。这可能需要每周来医院进行内镜检查，直到术腔稳定。确切的随访时间应根据疾病程度和内镜下术腔的恢复情况而定。

• 清创可能包括吸除黏液和血块，清除厚厚的纤维蛋白碎片，早期清除粘连或扩张狭窄部分，冲洗以及灌注局部类固醇，或用蕈头钳或者球囊治疗狭窄。

额窦挽救手术

• 额窦挽救手术可用于治疗继发于先前的额窦梗阻，手术导致部分切除的中鼻甲偏侧化。 在这个过程中，一个内侧的基底黏膜瓣从中鼻甲残端分离并保存。进行 Draf Ⅱb 型手术，黏膜瓣从去除的骨质上分离。因此，额窦挽救程序是 Draf Ⅱb 型额窦切开术与改进的黏膜瓣相结合（图 10–13）。

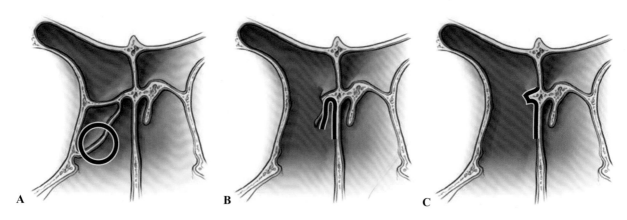

▲ 图 10–13　图示说明了额窦挽救手术过程。手术开始于中鼻甲残体（A）的识别，分离黏膜和残余中鼻甲骨质（B）的去除，修复黏膜边缘（C）

第 11 章　额窦开放术：Draf Ⅲ型

Frontal Sinusotomy—Draf III

E. Ritter Sansoni　Raymond Sacks　Richard J. Harvey　著

李万鹏　译　　余洪猛　校

一、内镜下 Draf Ⅲ型手术概述

• Draf Ⅲ型手术，即改良内镜下 Lothrop 手术（modified endoscopic lothrop procedure，MELP），是 Harold Lothrop 在 1914 年首次对这项术式进行描述[1]。Wolfgang Draf 在 20 世纪 90 年代推广了这一手术；此后它已成为治疗各种疾病的重要外科手术。

• Draf Ⅲ型手术的基本概念是通过切除额窦底壁和额鼻嵴，将复杂而有限的额窦引流通道变成为一个简单的共同腔。

• 最大限度地打开额窦可以最大限度地减少额窦固有解剖的通路问题，并且已经证明，与有限的开放额窦相比，可以提高向额窦局部药物治疗的效果[2]。

• 此外，Draf Ⅲ型手术允许外科医生通过内镜到达几乎整个额窦，从而能处理更多累及额窦或腹侧颅底的肿瘤性病变，这些病变可以单纯通过内镜进行切除[3]。

• 传统上，MELP 是一种由内向外的手术方法，外科医生首先进行额窦开放，然后从额隐窝开始进行磨除。如果额隐窝有明显的疾病负担、新骨形成或先前手术留下的瘢痕，这种手术可能存在很大的困难。这里讨论的由外而内的入路完全避免了这个问题，因为这种手术方式与额隐窝解剖无关。因此，由外向内的方法在传统技术之外提供了一种高效、安全、可靠的选择[4]。

二、解剖

• 额窦是最后一个气化的鼻窦，表现出多种气化模式。此外，额窦的发育是相互独立的，由一个轮廓可变的间分隔分开。

• 额鼻嵴是额骨鼻突的中线增厚的骨质，被认为是额窦口的前界。额鼻嵴的后缘位于嗅窝的前部[5]。

• 嗅窝是前颅底的最低部分，它的前部突出到额窦中央。外科医生必须注意到这一点，以防止出现意外损伤。另外，两侧额窦之间可能存在一些差异，这应在术前影像学上加以注意。

• 由外向内的 MELP 依赖于已知的解剖标志物，这些标志物作为额窦开放术腔边界，并在手术早期作为标记[4]。内镜下额窦开放术的界限如下。

– 后界，两侧的嗅神经第一支界定了嗅球的向前投射。

– 侧界，额骨的眶板和覆盖两侧上颌骨额突的皮肤骨膜。

– 前界，额窦的外板。

• 这里不需要讨论额窦隐窝复杂多样的解剖结构，因为外向内的入路不需要额隐窝的解剖来形成共同的额窦开放腔。然而，重要的是关于额隐窝和窦口鼻道复合体良好的解剖知识基础，特

别是它们与内侧眶壁有着密切联系。这些关系已经在前面的章节中进行了广泛讨论。手术结束时，额隐窝与常规额窦开放术腔相连，形成倒 U 形。

三、适应证和禁忌证

（一）适应证

• Draf Ⅲ 型手术的主要优点之一是改善额窦和前颅底的引流通路，这在许多临床情况下提供了优势；因此，单独使用常规额窦开放术或与其他外科手术联合使用，可以治疗各种疾病。

• 鼻窦炎症性疾病：鼻窦炎症性疾病治疗的一个主要方法是向受影响的鼻窦提供局部药物，即皮质类固醇激素。Draf Ⅲ 型手术最大限度地使额窦向两侧开放，并允许更有效地提供局部治疗[2]。随着我们对慢性鼻 – 鼻窦炎（chronic rhinosinusitis, CRS）病理生理学的理解不断发展，我们在治疗原则上变得更加自信，并将常规额窦开放术作为一种首选的外科干预和挽救性手术。Draf Ⅲ 型手术应考虑以下情况。

− 对嗜酸性 CRS、Samter 三联症、阿司匹林加重性气道疾病和广泛鼻息肉病的患者进行初次手术，尤其是并发下气道炎症疾病的患者。

− 难治性额窦疾病患者，既往鼻内镜手术失败或发生医源性额窦疾病者。

− 鼻窦闭塞后行骨膜瓣成形术失败的挽救性手术[6]。

• 鼻窦和颅底肿瘤：许多额窦肿瘤可以通过 Draf Ⅲ 手术进入术腔[3]。外侧眶顶是一个例外，但 Draf Ⅲ 型手术可以通过眶转位扩大，以到达更外侧病变[7]。此外，在前颅底肿瘤切除术中，Draf Ⅲ 型手术是一种重要的手术辅助手段，因为它可以提高手术显露和手术入路角度[8]。常规额窦开放术有利于肿瘤的治疗，原因如下。

− 增加了额窦、前组筛窦和腹侧颅底肿瘤手术通道。

− 改善了术后监测作用。

− 简化手术和放疗后的治疗后护理。

• Draf Ⅲ 型手术也可选择性用于脑脊液漏、脑膨出、黏液囊肿和颅面部创伤的外科治疗。

（二）禁忌证

• Draf Ⅲ 型手术的一般禁忌证是非常活跃的炎症性气道疾病患者，通常需要使用全身类固醇激素。这些患者不太可能通过局部治疗得到改善，如果对其潜在炎症状况的控制不理想，则通常愈合不良。因此，等到炎症气道状态达到局部治疗能控制的阶段后，再进行常规的额窦开放术。

• 额隐窝前后径极窄常被列为禁忌证，但由外向内的入路不存在这一问题，只有在解剖学上当后板距额鼻嵴前方皮肤<5mm 时，才不能行额窦开放术，这种少见的情况发生在先前有外伤史或颅面部变异。

四、术前注意事项

• 与任何手术一样，明确手术目标、与患者全面讨论风险和预期的术后护理和保养是必不可少的。

• 需要患者理解术后护理对手术成功是非常重要的。如果患者不太可能遵循推荐的术后方案和随访计划，则应强烈考虑是否要进行手术治疗。

• 如果需要，应在冠状位、轴位和矢状位上行精细切割计算机断层扫描（CT）和磁共振成像（MRI）。除了内镜鼻窦和颅底手术通常要检查的解剖结构外，外科医生还应评估以下内容。

− 额窦的一般大小、形状及窦间隔的位置。

− 额鼻嵴在矢状面上的厚度及其与颅底的关系。

− 嗅窝向额窦的突出。

− 后壁与额鼻嵴之间的距离，以及是否有裂缝。

− 纸样板裂开。

− 中隔偏曲或棘突。

五、手术器械

* 一把标准的内镜鼻窦盒，包含 2mm Kerrison 咬骨钳。

* 由外向内入路仅需 0° 内镜。在 Wolfgang Draf 教授的原著中，他用手术显微镜完成了整个过程，从而证明这个手术操作可以在直线视野下完成[9]。

* 一把高速、15°、自带冲洗功能的粗金刚石钻头。我们更喜欢使用 Medtronic Straightshot M5 钻头（Minneapolis，Minnesota），因为它的转速能够达到每分钟 30 000 转，并且有一个集成的远端吸引装置，可以提高手术效率。钻头尺寸为 4.5mm 或更大，这样可以确保钻头在钻轴之外工作，更符合人体工程学。

* 影像学导航技术不是必要的，但有助于确定从哪里开始切开黏膜。这对于那些正在学习如何做手术和教学目的也是有用的。

* 0.5mm 厚度的硅胶片，用于制作常规额窦开放的敷料。

* 纳吸绵敷料（Polyganics B.V.，Netherlands）。

六、手术步骤

步骤 1：患者体位和准备

* 将患者置于标准仰卧位，并转动肩膀以延伸颈部。颈部延伸可以更好、更舒适地进入额窦。根据麻醉小组所在的位置，将气管插管固定在下唇的一侧。将棉质纱布浸泡在 1% 罗哌卡因和 1:1000 肾上腺素混合物（50/50）中，尽快放入鼻腔，然后设置导航影像系统。

* 影像导航技术对判断鼻中隔切除 / 鼻中隔开窗的前界非常有用。当第一次采用这项技术时，它也是有用的，由于经常会在实体骨的既定标志间进行磨除，最初这会令人不安。

* 将手术床置于 15°～20° 的反向 Trendelenburg 卧位。

* 1% 罗哌卡因与 1:100 000 肾上腺素一起渗入中鼻甲的头部和腋部、靠近肿胀的鼻中隔和筛窦前动脉，并从侧面注入上颌骨额突上方的黏膜。

* 理想情况下，麻醉师将使用全身静脉麻醉，并在整个手术中减慢患者的心率（55～65 次 / 分），平均动脉压接近 60mmHg。

步骤 2：前组筛窦手术和确认眶内侧壁

* 先行前组筛窦开放术以明确眼眶内侧壁的位置，这在开始任何磨除之前是必不可少的。然而，根据适应证或先前的手术，可以进行或完成双侧蝶筛窦开放术，从而识别颅底和筛前动脉。

步骤 3：显露额鼻嵴并确定手术的后界（嗅神经第一支）

* 在鼻中隔开窗术中，覆盖两侧的额鼻嵴、额窦底、上颌骨额突和鼻中隔区域的黏膜可作为单个黏膜瓣。

* 采用针尖弯曲成 45° 的单极电凝进行黏膜切开，凝固模式设置为 12。

* 从额窦下方的前上点开始切开，与额窦前壁的黏膜在同一平面。使用导航系统识别或根据矢状位成像估计其相对于中鼻道的位置（图 11-1A）。然后，在上颌骨的额突与内侧眶壁相同的矢状面上做一个黏膜切口（图 11-1B）。

* 鼻中隔黏膜前切口是从同一前上点开始，向下切开至前下点，即外侧切口前约 5mm，与中鼻甲上 1/3 和下 2/3 交界处平齐，这错开的切口是为了防止粘连形成。

* 然后，将鼻中隔下切口向后延伸到大约中鼻道起点的水平。这可能有所不同，因为鼻中隔开窗应包括整个鼻中隔肿胀部位和高度的鼻中隔偏曲。

* 然后用针式电凝在鼻中隔切口前下交界处穿通（图 11-2）。这将用于标记鼻中隔对侧的点。在鼻中隔两侧创建相似比例的黏膜瓣，并将形成一个开口，作为形成鼻中隔窗的起点。

* 用 Cottle 剥离子分离黏膜瓣。从鼻腔顶点开始，然后沿侧壁，最后至鼻中隔。在分离黏膜

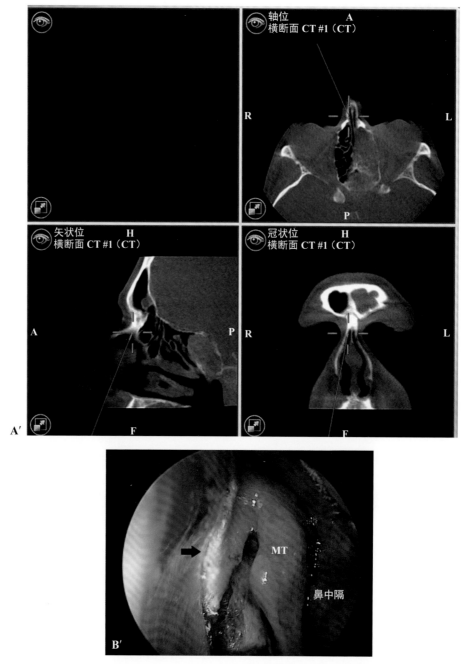

▲ 图 11-1　A′. 影像学导航技术的 CT 显示前上黏膜切口起点与额窦前壁黏膜在同一平面；
B′. 黏膜切口（箭）应沿着与眼眶内侧壁相同的矢状面向下延伸

MT. 中鼻甲

之前，一定要将所有的组织带分开。黏膜瓣向后分离，直至到达嗅神经的第一支。这里往往能看到一条小的横向的导静脉。如果出血比较麻烦的话，可以用棉质纱布将黏膜从底层的骨质上推开，以帮助分离黏膜瓣。

- 嗅束第一支紧紧地附着在颅底，因为有硬脑膜袖套与之一起穿过筛板，这标志着额窦开放

术的后界（图 11-3）。

步骤 4：创建鼻中隔开窗

- 显露的鼻中隔主要是骨质，但也包括肿胀区域的一些骨软骨连接。

- 用 2mm 的 Kerrison 咬骨钳从显露的鼻中隔前下方开口处，沿着黏膜切口的同一条线直接向上咬切（图 11-4）。

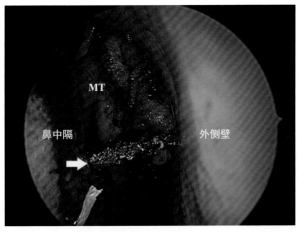

▲ 图 11-2　内镜下采用针式电凝将鼻中隔前下方穿通（箭），用于标记对侧的鼻中隔开窗口

MT. 中鼻甲

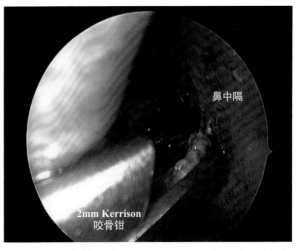

▲ 图 11-4　内镜下显示 2mm Kerrison 咬骨钳，用于帮助鼻中隔开窗

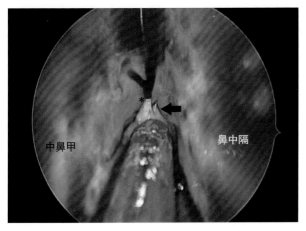

▲ 图 11-3　内镜下显示嗅裂内显露的嗅神经（箭）。注意嗅神经前面的导静脉（*），它常常与真正的嗅束混淆，倾向于侧向走行

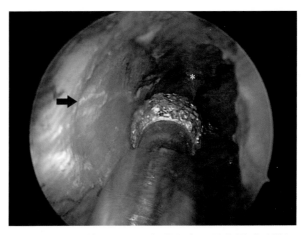

▲ 图 11-5　内镜下显示上颌骨额突显露的骨膜（箭），这明确了额窦开放术的外侧边界。注意骨膜颜色与周围骨质的不同。额窦下方的鼻中隔残余嵴已钻磨除（*）

- 用一把重的梅奥直剪刀从鼻中隔上、下方切开，也可同时进行中间切开，并将显露的鼻中隔全部切除，仅在额窦下方留下一小块鼻中隔的小嵴。

- 先前分离的黏膜瓣可以用刨削器切除。或者可以将其作为黏膜移植物，但我们发现这很费时，也没有必要。用双极电凝烧灼创面边缘以提高止血效果。

步骤 5：磨钻磨除以确定两侧边界

- 额窦下方的鼻中隔小嵴先用骨钻磨除，然后额窦两侧的骨质磨除至骨膜上方。与骨质相比，骨膜更白，出血更明显。这样可以明确额窦开放术的两侧边界（图 11-5）。

- 打薄骨膜下方的薄骨。尽管使用了高速磨钻，但这一动作仍应巧妙地完成。此外，磨除额隐窝正前方、中鼻甲腋上方的骨质（图 11-6）。这将最大限度地扩大开放的宽度，并将额隐窝与 Lothrop 腔进行简单连通。

步骤 6：磨除额鼻嵴

- 这部分操作通常是最令人不安的，因为你可能会感觉到在一块骨头上磨除很久。然而，重要的是要认识到磨除额鼻嵴是相对没有风险的，因为手术的界限已经明确，额窦或者额隐窝在术者和颅底之间。

- 从中心开始磨除额鼻嵴，在确定的范围内进行磨除，最后形成一个弧形（图 11-7A）。在

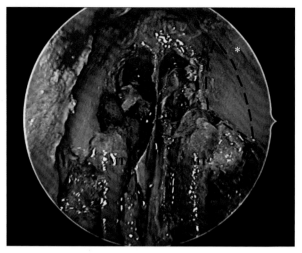

▲ 图 11-6　内镜下从鼻中隔窗观察三角形骨区（标出），位于中鼻甲腋上方、左侧额隐窝前方

这个区域的骨质需要双侧切除，以最大限度地扩大新窦腔的宽度。显露的骨膜（*）显示左侧额窦开放的边界。MT. 中鼻甲

额鼻嵴和额隐窝的前方宽阔地磨除骨质，避免在额窦钻一个小孔。不要使钻头方向太低；相反，应该沿着更高和更前的方向磨除，以避免进入额隐窝附近的窦腔（图 11-7B）。

- 当额窦上的骨质变薄，黏膜变得可见时，避免进入额窦。发炎的黏膜容易出血，扰乱手术的视野。手术医生应该将剩余部分的骨质广泛磨薄，然后进入额窦。

- 用磨钻除去残余的额鼻嵴、额窦底和额隐窝前方骨质。

- 使用 2mm 的 Kerrison 咬骨钳将额隐窝连接至 Draf Ⅲ 型术腔，并切除额隐窝处的所有剩余隔板。

- 磨除额窦的隔板。同时，沿着眶壁进入眼眶顶部。这样形成方形的术腔，并使额窦开放术的面积最大化（图 11-8）。

- 在内镜直视下，仔细磨除骨性鼻中隔的上半部至嗅神经第一支的起源处，使鼻中隔上方呈 T 形（图 11-9）。

- 如果中鼻甲头部向前突出明显，则将其向后剪切，使其位于鼻中隔开窗口后缘的后方。重要的是不要让它们在同一平面，以防止嗅裂形成粘连。

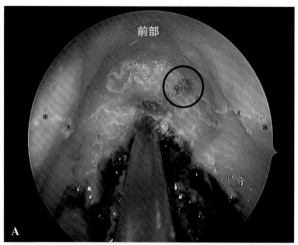

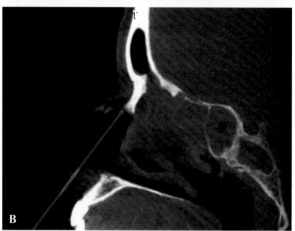

▲ 图 11-7　A. 内镜下用磨除宽阔、倒 U 形的额鼻嵴，两侧显露的骨膜是手术的外侧界限（*）。随着骨质变薄，进入额窦的部位会很明显，因为黏膜会比显露的骨质更暗（圆圈）。B. CT 图像显示在正确的矢状位上磨除额鼻嵴

步骤 7：关闭术腔和敷料使用

- 黏膜移植物可以改善术腔愈合过程并减少结痂形成[10]。我们倾向于使用下鼻甲后部的黏膜，因为并发症很少。切取下鼻甲移植物时，不要切得太深，否则会损伤供应鼻甲的动脉，并有术后出血的危险。将黏膜下层表面的移植物做成蝴蝶状，锐性去除黏膜下层，形成一个大而薄的黏膜移植物。

- 制作如模板所示 0.5mm 硅橡胶板（图 11-10A）。将硅胶放入术腔中，支架进入相应的腔隙（图 11-10B）。

- 将黏膜移植物放在硅胶板下，确保覆盖上颌骨额突外露的骨质。这个区域更容易干燥和结

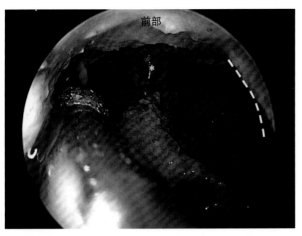

▲ 图 11-8　内镜下向外侧磨除眼眶内侧壁至眶顶的过渡段（白虚线），形成方形术腔，并最大化额窦开放的范围。窦间隔（*）被切除

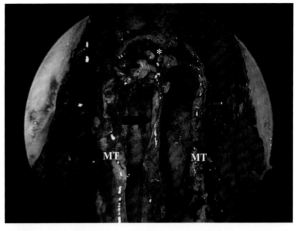

▲ 图 11-9　内镜下显示筛窦垂直板（黑箭），当适当磨除骨质后，筛窦垂直板与嗅窝的前突起（*）呈 T 形
MT. 中鼻甲

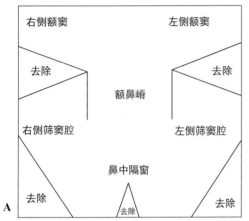

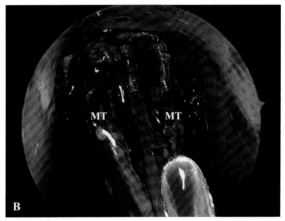

▲ 图 11-10　A. 在鼻腔鼻窦内标记硅胶板模板相应位置；B. 内镜下显示术腔内硅胶敷料的正确位置，在硅胶下面放置一块纳吸绵以提供支撑
MT. 中鼻甲

痂，因为它显露在呼吸过程流动的空气中。

• 将 1/3 的纳吸绵敷料放置在鼻中隔窗内的硅胶支架下，以固定支架并用地塞米松渗透。

七、经验与教训

• 在进行任何切除之前，要清楚地定位眼眶内侧壁。

• 如果鼻中隔偏曲或鼻中隔肿胀影响了黏膜切口位置的可视性，则在更开阔的一侧分离黏膜瓣，并创建鼻中隔窗以产生更大的空间。

• 使用一个自冲洗、远端吸引高速钻头，这样就不需要一个助手来帮忙抽吸。

• 使用比钻头轴宽的钻头，调整钻头方向，使钻头朝向骨质。

• 尽可能定位上颌骨额突上缘最上方的骨膜，这样就可以安全地移除位于其下方和内侧的任何骨质。

• 尽可能使用钻头的最大径来最大限度地提高效率。

• 不要将钻头插入额窦磨除。广泛地磨除额窦以避免无意中损伤颅底或嗅裂。另外，在磨除过程中尽可能晚地将突破的黏膜进入额窦。

• 最大化开放额窦，额窦开放范围越大，瘢痕越少（图 11-11）。

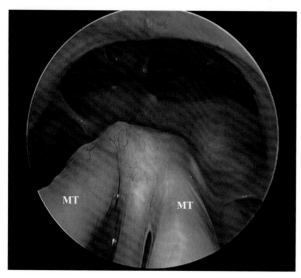

▲ 图 11-11　内镜下显示愈合良好的额窦开放术腔，嗜酸性慢性鼻窦炎患者术后 12 个月采用类固醇激素灌洗

MT. 中鼻甲

八、术后注意事项

• 除非有医学或社会原因外，患者在术后当天回家。初步随访计划为术后 3 周。

• 患者在术后第一天接受大容量盐水冲洗。此外，为期 3 周的口服类固醇激素和 10 天的抗生素是治疗方案的一部分。抗生素应该有广泛的覆盖面，但如果需要，可在细菌培养指导下使用。

• 将硅胶支架放置在术腔至少 3 周，但可以放置更长时间，似乎不会对患者的术后不适产生负面影响。

• 患者在术后几天出现鼻背和眼睛周围肿胀并不少见。这是一种炎症反应，与磨除该区域的骨质有关，这类患者对美洛昔康等非甾体抗炎药反应良好。

• 一旦硅胶支架被取出，就要对鼻腔进行清理。去除所有肉芽组织或痂皮，并分开任何不利的粘连。

• 下一次随访时间是在 12 周。对于炎症性疾病，从联合皮质类固醇激素到外用皮质类固醇激素的转变只发生在第 3 周到第 12 周之间。所有患者仍每天进行一次皮质类固醇激素灌洗。对于采用 Draf Ⅲ 型手术的患者，仅使用简单的盐水灌洗。

• 在 12 周时，如果额鼻嵴前方有较厚的组织纤维化，可用 25G 长针头注射 0.3～0.5ml 的 40mg/ml 曲安奈德。该区域通常不太敏感，注射耐受性良好。

参考文献

[1] Lothrop HA. XIV. Frontal Sinus Suppuration: The Establishment of Permanent Nasal Drainage; the Closure of External Fistulae; Epidermization of Sinus. *Ann Surg.* 1914;59(6):937–957.

[2] Barham HP, et al. Frontal sinus surgery and sinus distribution of nasal irrigation. *Int Forum Allergy Rhinol.* 2016;6(3):238–242.

[3] Timperley DG, et al. Lateral frontal sinus access in endoscopic skull–base surgery. *Int Forum Allergy Rhinol.* 2011;1(4):290–295.

[4] Chin D, et al. The outside–in approach to the modified endoscopic Lothrop procedure. *Laryngoscope.* 2012;122(8):1661–1669.

[5] Craig JR, et al. The nasofrontal beak: a consistent landmark for superior septectomy during Draf III drill out. *Am J Rhinol Allergy.* 2016;30(3):230–234.

[6] Wormald PJ, Ananda A, Nair S. Modified endoscopic lothrop as a salvage for the failed osteoplastic flap with obliteration. *Laryngoscope.* 2003;113(11):1988–1992.

[7] Karligkiotis A, et al. Endoscopic endonasal orbital transposition to expand the frontal sinus approaches. *Am J Rhinol Allergy.* 2015;29(6):449–456.

[8] Liu JK, et al. Surgical nuances for removal of olfactory groove meningiomas using the endoscopic endonasal transcribriform approach. *Neurosurg Focus.* 2011;30(5):E3.

[9] Draf W. Endonasal micro–endoscopic frontal sinus surgery: the fulda concept. *Oper Tech Otolaryngol Head Neck Surg.* 1991;2(4):234–240.

[10] Illing EA, et al. Draf III mucosal graft technique: long–term results. *Int Forum Allergy Rhinol.* 2016;6(5):514–517.

第 12 章　术后清理
Postoperative Débridement

Arjun Parasher　Robert T. Adelson　Calvin Wei　Noam Cohen　Nithin D. Adappa　**著**

刘　全 **译**　余洪猛　李业海 **校**

一、概述

• 术后清理是影响内镜手术疗效的一个重要方面。

• 最广泛引用的支持术后清理的研究是由 Senior 教授等开展的，研究显示，为了长期改善症状，内镜术后每周进行术腔的清理是必不可少的[1]。

• 术后清理的益处如下。

– 术后鼻黏膜表面的纤毛功能障碍会持续 3～12 周。残留的凝血块和黏性分泌物会作为一种培养基，利于微生物引起的免疫反应。术后的清理可以减少微生物定植。

– 去除术腔的凝血块、纤维渗出物、黏液、碎骨片和残留的骨性间隔，可以减少术后的炎症负荷，以及潜在的术腔粘连和中鼻甲外移。

– 术后清理可以有效改善患者的症状，利于窦腔的恢复[2]。

• 术后清理的时间安排目前并无统一的标准。总体上来讲，患者术后的第一次随访安排在术后的第 5～7 天。第二次随访根据术腔的恢复情况安排在第一次随访后的 1～2 周，第三次随访通常安排在术后的 4～5 周进行，此时鼻窦术腔已基本愈合。

二、解剖

• 术后术腔的解剖取决于内镜手术开放的范围。掌握鼻腔鼻窦的解剖及手术患者的解剖特点对于术后的清理是非常必要的。

• 详细解剖请参考第 6～9 章。

三、术前注意事项

• 患者的不适感可能会限制清理的程度，为了降低这种影响，推荐鼻腔局部使用麻醉药和血管收缩药。

– 局部使用 4% 的可卡因溶液进行鼻腔黏膜的表面麻醉和收缩血管。

– 推荐患者在首次清理前口服镇痛药。

• 对于脑脊液鼻漏修补术后或颅底肿瘤切除后的患者，术后清理的范围要尽量小。

四、手术器械

• 0° 内镜和其他不同角度的内镜。

• 橄榄头式的吸引器。

• Frazier 头吸引器。

• 45°Blakesley 黏膜钳。

• 0° 和 45° 黏膜咬切钳。

五、经验与教训

（一）经验

• 如果术中开放了额窦，那么在清理中应该可以很容易判定额窦的开口，特别是术中已经放置了额窦支架（图 12-1）。

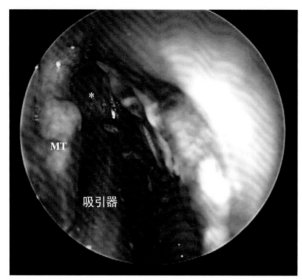

▲ 图 12-1 30° 内镜下清理左侧额隐窝区

使用可弯曲吸引器，根据术中放置在额隐窝区的支架（*）可以很容易定位额隐窝。MT. 中鼻甲

• 建议在清理的诊室中应该配备有全套的内镜鼻窦手术器械，这样可以去除残留的骨性间隔和复发的息肉。

• 清理器械操作时应尽量避免触碰鼻中隔，因为会造成患者的最明显不适，建议器械沿鼻腔外侧壁进行操作，患者的耐受性较好。

• 在清理时要注意与患者沟通，可以降低患者的焦虑，这样可以提高患者的舒适性。患者的舒适性会转化为依从性，使清理更有效。

– 比如，在进行上颌窦的清理时，可提前告知患者可能会有牙齿的不适。

（二）教训

• 在术后第一次清理中，不要去触碰蝶腭孔区或中鼻甲根部残端的痂皮，防止引起蝶腭动脉的出血，上述部位的痂皮最早应在术后 10 天后去清理。

• 在清理中虽然鼓励去除裸露的骨质，但是在去除颅底骨质时要特别注意筛前动脉，特别是对于系膜型，避免损伤筛前动脉引起出血。

六、手术步骤

步骤 1

• 去除鼻腔内不可吸收的填塞物。

步骤 2

• 鼻腔使用局麻药或血管收缩剂。

• 待鼻腔局麻药或血管收缩药充分起效。

步骤 3

• 内镜下使用直吸引器吸除鼻腔和鼻咽部凝血块和分泌物。

• 使用 30° 内镜，斜面朝向下方，可以避免在后续的操作中再次改变角度。

步骤 4

• 判定蝶窦（如果术中已开放）或蝶窦前壁，清理后明确清理操作的后界（图 12-2）。

• 通常使用 7 号或 9 号吸引器；对于比较厚实的较难吸除的凝血块，建议使用较大的吸引器。

• 使用直的吸引器轻轻地将中鼻甲向外侧移位，从而显露进入蝶窦的通道。

步骤 5

• 继续沿着纸样板和颅底进行清理，界定清理的外侧界和上界。

步骤 6

• 换用角度吸引器去除上颌窦内的碎片组织、分泌物和凝血块，包括额窦的清理（若术中已开放额窦）。

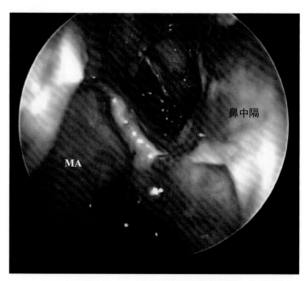

▲ 图 12-2 内镜下观察右侧术腔

内镜下定位鼻咽部和鼻腔后，清理痂皮、脓性分泌物和伪膜组织直至显露手术开放的后界。上图所示为蝶窦（S）

MA. 上颌窦口

- 使用可随意弯曲的吸引器会使操作更容易，可根据患者解剖的不同调节吸引器的角度。
- 在清理上颌窦时，应特别注意上颌窦口前方，因为该部位术后容易形成瘢痕，会导致再循环的现象，导致持续的鼻窦症状（图 12-3）。
- 就像先前所提到的，术中可在额隐窝处放置薄的具有弹性的硅胶支架。这样可以在清理中很好地辨认额隐窝的位置。
- 在清理额隐窝时注意不要造成新的黏膜出血。

步骤 7

- 去除复发的息肉或息变组织。
- 如果一个部位术后反复发生囊泡，这个部位通常有骨质的裸露。

步骤 8

- 最易发生瘢痕粘连的区域是中鼻甲与鼻腔外侧壁、额隐窝及上颌窦口之间。
- 使用黏膜咬切钳分离粘连。
- 如果术中没有将中鼻甲足够的向内侧移位，中鼻甲容易与鼻腔外侧壁粘连。
- 对于这种情况，可在中鼻甲与鼻腔外侧壁之间放置中鼻道垫片或可降解材料，持续支撑 1 周，避免黏膜愈合过程中发生粘连。

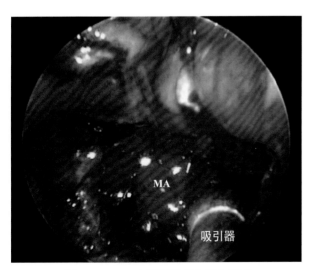

▲ **图 12-3 30° 内镜下清理左侧上颌窦口**

使用弯曲吸引器吸除组织碎片，应特别注意上颌窦自然口（虚线圆圈），因为此处的瘢痕可导致黏液再循环

七、术后注意事项

- 清理中患者可能发生头晕或晕厥，重要的是要能够提前获知一些预兆症状，如出汗和皮肤苍白。
- 若出现上述症状应立刻停止清理。
- 出现晕厥时应立刻将患者仰卧，头低足高位，检查生命体征。
- 可将冰袋放置在患者前额，嘱患者喝少量的水有助于缓解症状。晕厥症一般几分钟就可缓解，在这期间要重新评估患者的生命体征。
- 在清理室应该配备有嗅盐，在患者真正晕厥时使用。

（一）清理后鼻出血

- 患者清理后出现鼻出血首先需要明确是否为动脉性出血。大多数的出血为黏膜渗血。
- 如果为动脉性出血，使用硝酸银烧灼的方法往往是不能控制的。
- 动脉性出血一般需要电凝，所以在诊室需要配备电凝。如果没有电凝，需要首先进行鼻腔填塞，在手术室进行麻醉下电凝止血。
- 黏膜的出血通常比较缓慢，使用血管收缩药即可进行有效止血。

（二）术后药物治疗

- 生理盐水冲洗鼻腔通常容易忍受。
- 最常使用大量等渗的生理盐水（240ml）进行鼻腔冲洗。
- 术后生理盐水冲洗可以有效地改善患者术后的早期症状，有利于黏膜的恢复[3]。
- 生理盐水冲洗会引起局部的刺激感、鼻部烧灼感、头痛和耳痛；但这些症状的出现通常与使用高渗生理盐水冲洗有关。
- 推荐患者术后 24～48h 就可以使用等渗的生理盐水冲洗术腔。
- 对于鼻腔黏膜炎症比较重的患者，推荐术后使用标准的鼻喷激素治疗。

－研究表明，术后使用鼻喷激素可以有效改善症状，促进黏膜的修复，同时可以延缓鼻息肉的复发。

－使用鼻喷激素可以降低窦口狭窄的风险，减少全身使用激素治疗的概率。鼻腔黏膜炎症比较重的患者应推荐使用鼻喷激素[4]。

－研究发现，一些患者使用鼻喷激素会引起头痛、鼻出血和咳嗽。

－鼻喷激素的潜在风险包括肾上腺功能抑制、延缓创面的愈合，但这些风险并没有很好的数据支持。

－另外，对于严重鼻息肉病的患者，除了使用鼻喷激素外，使用加有布地奈德的盐水冲洗术腔也取得了较好的效果。

－推荐使用的布地奈德吸入药的剂量是0.5mg/2ml（1 支），将 1 支布地奈德加入到 240ml 生理盐水进行鼻腔冲洗，每日 1~2 次。

－布地奈德吸入药应用于鼻腔冲洗并没有获得美国食品药品管理局的批准，所以在使用前需要与患者进行沟通。

－从目前有限的研究结果来看，鼻喷激素的使用对下丘脑 - 垂体 - 肾上腺轴没有影响[5]。

• 内镜术后可选择性短期使用抗生素。

－Albu 和 Lucaciu 的研究结果显示，术后使用抗生素可以改善患者术后 5 天内的症状，术后12 天内镜检查可以看到较好的术腔表现，可以减少痂皮的形成[6]。

－对于术腔内留有鼻中隔夹板或其他植入物的情况，包括垫板、止血材料，推荐使用抗金黄色葡萄球菌的抗生素，预防中毒性休克综合征。

－使用抗生素减少早期术后症状和预防术后早期急性细菌感染诱发术后炎症的获益必须要权衡它所带来的风险，包括胃炎、结肠炎、过敏反应和可能引起的耐药。

• 目前针对术后全身使用激素治疗的效果相关研究较少。

－由 Wright 和 Agrawal 共同开展的一项临床研究显示，术前全身使用激素治疗 5 天联合术后全身使用 9 天治疗并没有明显改善患者术后的症状，与安慰剂组相比，实验组患者仅在术腔的内镜评分方面有明显的改善[7]。

－短期口服激素的严重副作用虽然罕见，但可能会引起失眠、情绪改变、胃炎、高血糖、眼压增高和股骨头缺血性坏死。

八、特别注意事项

• 术腔痂皮增多通常与内镜下上颌骨内侧壁切除或 Draf Ⅲ 型额窦开放手术有关。对于这种情况，需要更加及时清理。

• 儿童患者因不能耐受在诊室的内镜清理，需要在麻醉下进行。应提前与患儿父母做好告知。

参考文献

[1] Senior BA, Kennedy DW, Tanabodee J, et al. Long-term results of functional endoscopic sinus surgery. *Laryngoscope*. 1998;108:151–157.

[2] Bugten V, Nordgard S, Steinsvag S. The effects of debridement after endoscopic sinus surgery. *Laryngoscope*. 2006;116:2037–2043.

[3] Liang KL, Su MC, Tseng HC, et al. Impact of pulsatile nasal irrigation on the prognosis of functional endoscopic sinus surgery. *J Otolaryngol Head Neck Surg*. 2008;37:148–153.

[4] Stjarne P, Olsson P, Alenius M. Use of mometasone furoate to prevent polyp relapse after endoscopic sinus surgery. *Arch Otolaryngol Head Neck Surg*. 2009;135:296–302.

[5] Sachanandani NS, Piccirillo JF, Kramper MA, et al. The effect of nasally administered budesonide respules on adrenal cortex function in patients with chronic rhinosinusitis. *Arch Otolaryngol Head Neck Surg*. 2009;135:303–307.

[6] Albu S, Lucaciu R. Prophylactic antibiotics in endoscopic sinus surgery: a short follow-up study. *Am J Rhinol Allergy*. 2010;24:306–309.

[7] Wright ED, Agrawal S. Impact of perioperative systemic steroids on surgical outcomes in patients with chronic rhinosinusitis with polyposis: evaluation with the novel Perioperative Sinus Endoscopy (POSE) scoring system. *Laryngoscope*. 2007;117(11 Pt 2 Suppl 115):1–28.

第13章 上颌窦、额窦及蝶窦球囊扩张术

Balloon Dilatation of the Maxillary, Frontal, and Sphenoid Sinuses

Aaron N. Pearlman　David B. Conley　著

王　欢　译　　余洪猛　李业海　校

一、概述

- 球囊扩张术是一种使用球囊导管扩大自然窦口的手术技术。

- 目前球囊扩张术已用来处理上颌窦，蝶窦和额窦。不仅可采取单纯球囊扩张术扩张窦口，而无须内镜鼻窦手术去除任何骨质或多余黏膜。球囊扩张术也可以与内镜鼻窦手术结合称为复合技术，其中内镜鼻窦手术采用传统手术技术，并且根据需要将球囊扩张术用于鼻窦开放的辅助操作。

- 球囊扩张术的基本技术包括将球囊导管借助导丝进入自然窦口。有多种长度和直径的球囊可供使用，这些参数针对特定鼻窦解剖进行设计。将引导导管沿导丝推向窦口。定位后，向球囊注水扩张球囊，然后减压回缩球囊并撤出球囊导管。

- 目前，球囊鼻窦扩张术不适用于筛窦。筛窦有多个气房，个别气房窦口引流通道多样且宽大。没有一个筛窦气房窦口可以用于球囊扩张。因此，球囊扩张术不是直接解决筛窦病变的治疗方式。

二、术前注意事项

- 球囊扩张术治疗慢性鼻部炎症性疾病的适用性已成为鼻科学界的重要争论点。当单独使用球囊扩张术时，不用去除任何骨质，直接扩张自然窦口。内镜鼻窦手术（endoscopic sinus surgery，ESS）的手术目的包括恢复鼻窦通气引流，以及开放通道促进药物局部和盥洗治疗。ESS 的一个普遍原则是，鼻窦的骨间隔参与慢性炎症进程，术中必须去除骨间隔以充分干预炎症进程。ESS 术中统一切除钩突及筛窦的骨间隔。单纯球囊鼻窦扩张术不直接处理黏膜和骨炎，而这通常被认为是持续性鼻窦炎症的根源。

- 基于上述原因，应评估疾病的严重程度以及达到临床改善目标所需要的手术范围。球囊鼻窦扩张术必须识别并导入自然窦口。严重的黏膜炎症可能会阻止导丝的引入，因此可以采用复合手术或单纯 ESS 手术治疗。此外，骨炎引起的骨性窦口阻塞也会妨碍球囊系统置入。

- 没有传统 ESS 辅助的情况下，鼻息肉患者并不适合进行单纯球囊鼻窦扩张术。鼻息肉可能会严重阻塞自然引流通道，如果没有切除息肉，鼻窦扩张无法充分解决息肉的阻塞问题。

- 各种鼻部解剖变异可能使球囊扩张手术操作困难。鼻中隔偏曲可能使手术器械进入鼻腔困难。下鼻甲肥大或泡状鼻甲也可能导致球囊推进困难。此外，曲折的或复杂的额窦引流通道可能不允许导引导管的操作。

三、影像学检查注意事项

- 根据 CT 图像判断钩突与眶和颅底的关系。

检查额窦引流通道的边界，并尝试三维重建出额隐窝的位置。识别影响球囊通过的明显解剖变异，如鼻中隔偏曲、泡状鼻甲、大筛泡、鼻丘气房、筛泡上气房、复杂额窦解剖、严重的下鼻甲肥大和鼻息肉。

• 排除可能导致球囊扩张并发症的鼻窦解剖变异，如蝶窦内的颈动脉和视神经骨壁缺如、先前外伤导致眶脂肪疝入上颌窦或筛窦、眶上筛房或任一处颅底骨质缺损。

四、手术器械

• 导丝：使用柔性导丝来确定窦口的位置。最初引入该技术时，必须进行透视检查以确认导丝是否位于相应窦腔内。现在弯曲和固定角度的导丝都带有光纤，可对头端进行照明，从而根据上颌窦或额窦的透照部位确认导丝位置（图13-1）。

• 导引导管：导引导管是空心管，球囊导管和导丝均穿过该空心管。导管的头端根据扩张鼻窦可被调节成各种角度。导引导管目的是使球囊易于通过鼻腔并推送至鼻窦。新型开发的导管还具备吸引功能以帮助可视化。最近另一项创新是借助CT图像导航确认鼻窦解剖和球囊位置（图13-2）。

• 球囊：球囊有各种直径和宽度。根据要扩张的鼻窦，外科医生可以选择更宽更长，或者更窄更短的球囊。球囊通过柔性导丝并通过导管插入鼻窦（图13-3）。还有将球囊和引导导管整合成一个系统的手术器械（图13-4）。

• 膨胀装置：膨胀装置连在球囊上。膨胀装置通常由一个储水罐和一个压力表组成（图13-5）。该装置的各种配置取决于球囊系统的制造商。

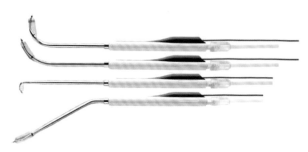

▲ 图13-2 影像导航球囊示意

引自 ©2017 Medtronic. All rights reserved. Used with the permission of Medtronic.

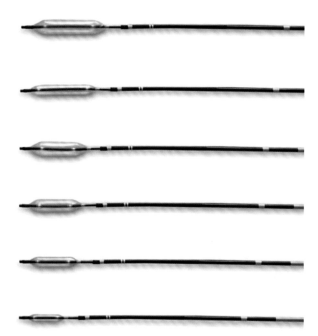

▲ 图13-3 球囊扩张器示意

图片经许可转载，由 Acclarent Inc., Menlo Park, California 提供

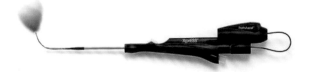

▲ 图13-4 球囊和导丝结合示意

图片经 Entellus Medical Inc. 许可转载，由 Entellus Medical Inc., Maple Grove, Minnesota 提供

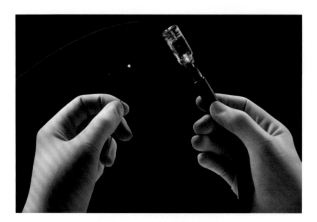

▲ 图13-1 发光导丝图示

图片经许可转载，由 Acclarent Inc., Menlo Park, California 提供

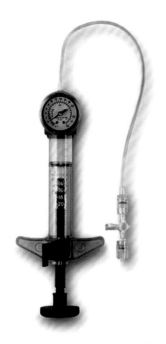

▲ 图 13-5　膨胀装置示意

图片经许可转载，由 Acclarent Inc., Menlo Park, California 提供

- 冲洗导管：可以沿导丝推进以进行鼻窦冲洗的导管。
- 图像导航：立体定向图像导航系统可用于跟踪特定导引导管，以帮助定位鼻窦引流通道，以协助球囊放置。

五、经验与教训

- 额窦和筛窦的解剖关系在额窦球囊扩张之前要确定。额隐窝气房可能被误认为是真正额隐窝。
- 在传统的 ESS 手术之前，即在手术开始时扩张额隐窝可能会更容易。因为此时没有手术出血导致视野受阻。但是，有时可能难以在钩突完整的情况下将导丝导入额窦。因此，在某些情况下，首先切除钩突会更便于导丝进入额隐窝进而扩张额窦流出通路。
- 手术后再置入导丝会导致导丝黏膜下剥离的风险增加。为了避免该并发症，在导丝推进过程中必须格外注意体会导丝的触觉。平稳低阻力的推进是合适的，而推进受阻则表示导丝可能不在正确操作空间内。

- 必须对筛窦和额窦解剖关系有深刻的了解。如果存在气化好的筛泡上气房，则很容易将其与额窦相混淆。因此，当尝试扩张额窦时，实际上可能扩张的是筛泡上气房。为规避该错误，观察额部透光情况至关重要。当将导丝正确导入额窦中时，通过操作导丝，可以看到导丝光照作为清晰的点沿着骨壁内表面移动。当将导丝置入筛窦或筛泡上气房时，光照会比较发散，且没有形成聚焦的斑点随导管头端移动。
- 大筛泡会干扰导引导管在前后方向上的移动。必要时可切除前筛气房，以便在扩张额窦时可以正确定位导引导管。
- 当扩张蝶窦时，应该对颈内动脉，视神经和颅底相对于自然口的位置有深刻的认识了解。导丝通过蝶窦孔盲目插入时；如果存在颈内动脉或视神经骨壁缺损时，这些解剖结构可能处于危险之中。同样，球囊随后应以适当的角度和深度插入。如果对导丝的位置有任何疑问，可以使用透视法确认放置位置。
- 如果仅使用球囊扩张上颌窦，则应特别注意避免钩突黏膜的损伤，否则可能导致粘连形成和进一步窦口阻塞。
- 当将导丝引入上颌窦时，最重要的是使导丝穿过自然的上颌窦口。如果球囊在自然口以外的其他位置扩张，则会形成副口或副口被扩张，进而导致黏液再循环现象。如果术中发现该情况，术者应识别并评估自然口，考虑将新形成的副口与自然口打通。

六、手术步骤

- 在计划球囊鼻窦扩张术时，需要划分为单纯球囊扩张术和将传统 ESS 与球囊扩张相结合的复合手术。

（一）单纯球囊扩张术

- 组装膨胀装置并将其连接到球囊上。将导丝穿过球囊，然后将球囊放入导引导管中。用外部光源照亮导丝。

- 常规收敛鼻腔。手术可在局部麻醉，镇静局部麻醉或全身麻醉下进行。局部麻醉药，如 4% 丁卡因只能局部应用，不能注射用。如果需要，在中鼻甲腋注射 1% 利多卡因和 1：100 000 肾上腺素。

步骤 1

- 轻轻内移中鼻甲并确保不损害黏膜。
- 使用锐角上颌窦导管扩张上颌窦。将导管放置在钩突后方，并将其向下外侧方向倾斜。

步骤 2

- 将导丝穿过导管。导丝必须越过上颌窦自然口（图 13-6A）。通过透照确认导丝的正确放置。当操纵或扭曲导丝时，聚焦光点在窦腔内移动。

步骤 3

- 将球囊沿着导丝置入窦腔内（图 13-6B）。球囊导管上标记的刻度帮助判断球囊何时穿过窦口。将球囊置于自然窦口上，并使其在鼻侧的长度足够长，以使球囊在膨胀过程中不会滑入上颌窦腔内。然后将球囊扩张至 8～12mmH$_2$O 的压力。球囊直径将决定窦口的大小（图 13-6）。

步骤 4

- 回缩球囊。如果需要冲洗鼻窦，移除球囊并将冲洗导管沿着导丝并穿过导管（图 13-6C）。冲洗完成后，撤出球囊系统。最后，使用 30° 内镜、45° 内镜或 90° 内镜检查扩大的窦口。

步骤 5

- 以类似的方式扩大额隐窝。通常采用 70° 导管进入额隐窝。导入导丝和球囊。可能需要进行多次尝试才能将导丝穿过额隐窝进入窦腔内。通常需要改变导管角度和反复重置导丝。此外，缓慢旋转导丝可以帮助寻找额隐窝。导丝的头端略有弯曲，并且旋转导丝可以使头端角度朝向额隐窝，而无须重新放置导管。

步骤 6

- 当导丝进入窦腔时，通过识别额头上的聚焦光照来确认位置（图 13-7）。对导丝的位置感到满意后，推进球囊。接下来扩张球囊。如果额隐窝较长，或者对球囊的初始放置不满意，通常可以进行从上到下的连续扩张。用 45° 内镜或 70° 内镜直接检查扩张情况（图 13-8）。

步骤 7

- 蝶窦的扩张首先要确定蝶窦自然口。蝶窦自然口通常位于后鼻孔上方 1～1.5cm 处的上鼻甲内侧方。蝶窦口定位明确后，将导丝穿过自然窦口。

步骤 8

- 导入、膨胀、回缩及撤出球囊。0° 内镜下检查窦口扩张情况。蝶窦扩张时，可能难以通过光透照法确认导丝的放置。如有必要，可以使用透视法进行确认。

（二）球囊复合手术

- 复合技术类似于传统的 ESS。用钝性、咬切和动力器械进行骨质和病变黏膜的切除。球囊扩张系统可在手术过程中的任何时间点应用于开放上颌窦、蝶窦和（或）额窦。

- 复合手术中，最常见的扩张鼻窦是额窦（图 13-9）。额隐窝的解剖结构复杂，球囊扩张系统有助于快速安全地识别额隐窝。由于大多数外科医生习惯使用传统技术进行上颌窦手术，因此球囊很少用于开放上颌窦。

- 通常在球囊扩张后会出现突出骨质和黏膜不规整。在复合手术操作过程中，这些骨质可以通过钝性或动力器械清理。术中注意保护黏膜和避免环形黏膜损伤，从而避免术后窦口狭窄。

- 单纯球囊手术和复合球囊手术之间最重要的区别在于它们处理筛窦的能力。单纯球囊手术不能处理筛窦病变，而复合手术可以进入筛窦，并根据需要进行手术切除。

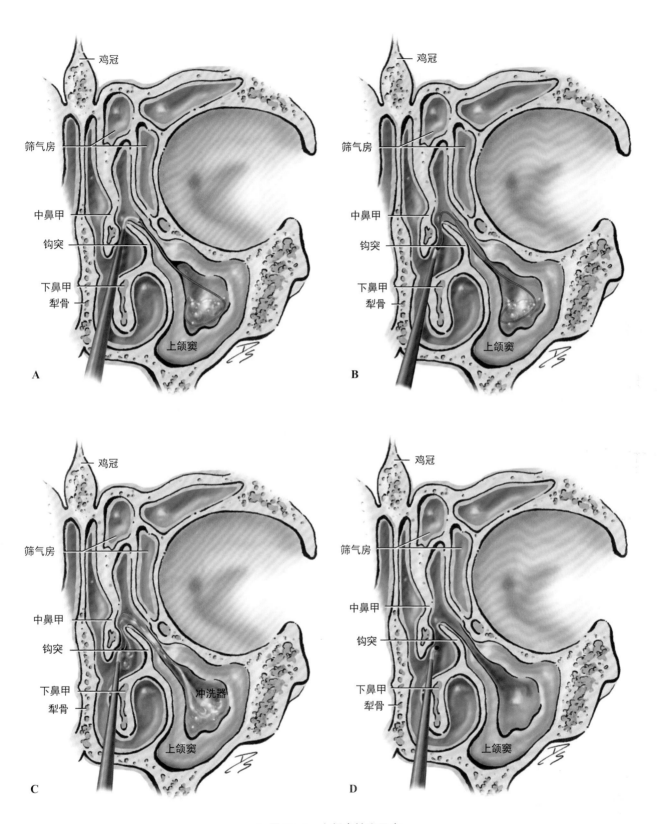

▲ 图 13-6　上颌窦扩张示意

A. 导丝进入病变上颌窦腔；B. 球囊扩张上颌窦口；C. 冲洗导管进入上颌窦冲洗窦腔；D. 撤出导管及扩张的上颌窦口

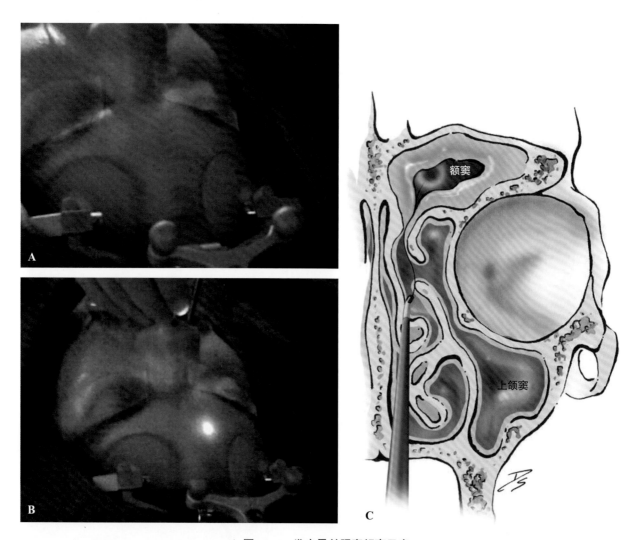

▲ 图 13-7　发光导丝照亮额窦示意

A. 导丝进入前筛区时，额窦内亮光呈发散状；B. 导丝正确导入额窦时呈聚焦点状透光；C. 发光导丝照亮额窦的示意图。图 A 和图 B 可帮助鉴别导丝进入前筛区后额窦的透光情况

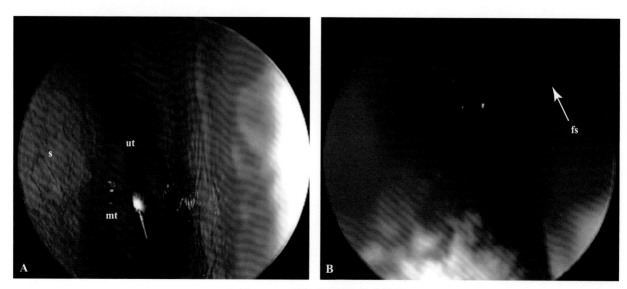

▲ 图 13-8　额窦球囊扩张的内镜图

A. 发光导丝和球囊置入钩突后方；B. 70° 内镜下观察扩张的额窦口。ut. 钩突；mt. 中鼻甲；fs. 额窦；s. 鼻中隔

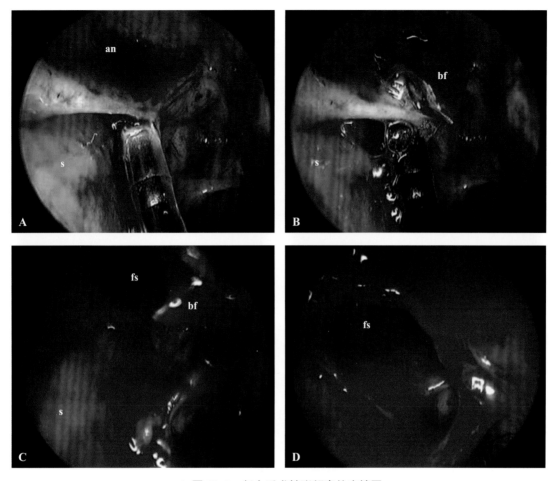

▲ 图 13-9　复合手术扩张额窦的内镜图

患者之前进行了息肉切除术。A. 额隐窝区球囊位于残留鼻腔气房的后方；B. 扩张球囊使筛窦骨片移位；C. 角度镜下观察扩张后的额窦口；D. 去除游离骨折片后观察额窦。an. 鼻腔气房；bf. 筛窦骨片；s. 鼻中隔；fs. 额窦

七、术后注意事项

• 单纯球囊手术和复合手术的术后处理相似。处理术后即刻疼痛和出血是最重要的两个方面。采用对乙酰氨基酚（有或没有阿片类）来确保充分的疼痛控制。应避免使用阿司匹林和其他非甾体抗炎药，这些药物会增加出血的风险。术后24～48h 内极少量渗血后，出血通常会很快解决。很少采取鼻腔填塞来控制出血，仅用于术中有明显出血的患者。

• 通常在手术后服用5～10天抗生素。尽管尚未就术后抗生素使用的必要性达成共识，但抗生素使用已成为惯例，并由大多数外科医生开具处方。

• 通常给术后患者开具口服激素药物。如果术中发现严重的黏膜水肿或息肉组织，可以延长口服类固醇激素的疗程。

• 像传统的鼻窦手术一样，盐水冲洗可用于冲洗鼻腔。这将有助于恢复鼻黏膜的功能，并清除术后的碎屑和血块。

• 类似于传统 ESS，应常规对患者进行术后随访。内镜检查可清除血痂和分泌物，有助于改善术腔愈合。并监测随访患者的窦口狭窄、感染及症状复发。

• 类似于传统 ESS，进行球囊鼻窦扩张术时可能也会产生并发症。尽管很少有球囊器械本身引起并发症的报道，但在遇到出现并发症的患者时应始终保持鉴别诊断的广泛性。标准操作仍无

法控制的严重出血可能是动脉损伤的结果。应考虑筛前动脉，筛后动脉和蝶腭动脉的损伤。如果存在眼眶并发症，则外科医生应尽力保持患眼的视力，如果发生严重眼眶血肿，则应进行外眦切开术。

• 术后出现单侧流清鼻涕的患者应考虑脑脊液漏的发生。此外，导致额窦引流通道狭窄的因素（如前部骨炎或骨瘤的存在）可能会导致球囊扩张产生的压力传递到后方。这种压力传导所致骨折可能是脑脊液漏的原因。

八、特别注意事项

• 鼻窦疾病的严重程度和清除病变所需的手术范围是选择球囊鼻窦扩张术的最重要的考虑因素。单纯球囊手术适用于患有局灶性疾病引起鼻窦引流受阻的患者。对于仔细筛选的患者，门诊应用球囊扩张术可能是合适的。门诊手术可以避免全身麻醉的并发症且恢复更快。但是在慢性鼻窦炎症性疾病中通常存在广泛的黏膜病变。

• 筛窦在持续的黏膜炎症进程中起关键作用。因此，如果存在筛窦病变，认识到单纯球囊手术不会直接解决该问题非常重要。传统的 ESS 开放筛窦和其他鼻窦，通道打开有助于局部和鼻腔盥洗药物治疗。

• 在复合手术中，当与传统 ESS 结合时，球囊导管可以作为扩张上颌窦、蝶窦和额窦的工具，并为鼻科医生处理这个复杂解剖区域提供更多的灵活性。

第三篇
修正性鼻内镜鼻窦手术治疗炎症性疾病

Revision Endoscopic Sinus Surgery for Inflammatory Disease

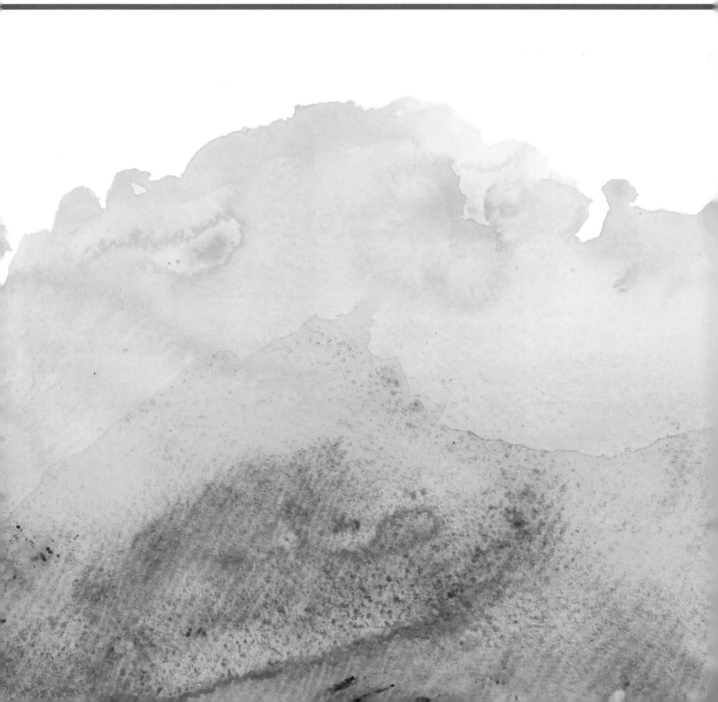

第 14 章　修正性功能性鼻内镜鼻窦手术：完全蝶筛切除术

Revision Functional Endoscopic Sinus Surgery: Completion Sphenoethmoidectomy

Randy Leung　Rakesh Chandra　著

姜寰宇　译　　于振坤　李业海　校

一、概述

• 完全蝶筛切除术是指对先前进行过上颌窦开窗术和部分筛窦切除术的患者进行的鼻窦修正性手术。

• 尽管进行了部分的筛窦切除术和局限的鼻窦手术，但鼻息肉病和中重度炎症性疾病的患者通常会有持续的症状。完全蝶筛切除术通常与额隐窝手术相结合，期望此术式是患者所需的最后一次手术。

• 在这些病例中，沿眶内侧壁和颅底常有残余的炎性筛骨间隔，这可能是持续性黏膜炎症的来源（图 14-1）。

• 骨和鼻窦的持续炎症常会导致术区出血。外科医生必须小心谨慎，以实施安全有效的手术。

二、解剖

• 筛窦和蝶窦的解剖见第 7 章和第 8 章。

三、术前注意事项

• 实现医疗最优化。

－术前口服糖皮质激素可减少手术难度，无论是主观方面[1]，还是失血方面[2]。

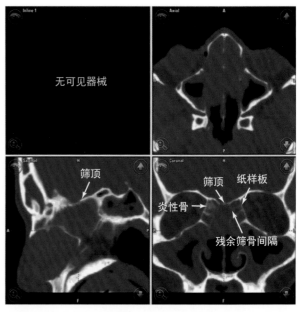

▲ 图 14-1　拟行修正性完全蝶筛切除术患者的三个平面 CT 图像

注意沿眶内侧壁和颅底有大量的炎性筛骨间隔

－可使用血管收缩药，减少出血，便于手术。可选择以下几种药物。

◆ 局部 α 受体激动药，包括伪麻黄碱、羟甲唑啉、赛洛唑啉。

◆ 局部可卡因，4%。

◆ 局部肾上腺素，1 ∶ 1000。

四、影像学检查注意事项

• 用于术中回顾的鼻窦冠状位 CT。CT 层间距至少为 2～3mm。

• 术前影像对于识别危险区域至关重要，详见后述。

• 回顾术前 CT。

– 评估眼眶和颅底是否存在骨裂隙。

– 判定筛骨外侧板的厚度，避免在颅底操作时不慎进入颅内和造成脑脊液漏。

– 确认沿眶内侧壁和颅底的残余筛骨间隔。

– 判定是否存在外移的残余中鼻甲。

– 诊断上颌窦和（或）蝶窦的息肉样病变。

• 判定筛前动脉在眼眶和颅底之间的走行。如果它在鼻窦腔的行程很长，在沿筛窦颅底进行手术时可能伤及筛前动脉。筛前动脉缩入眼眶后可能导致眶后血肿。

• 判定是否存在 Onodi 气房（由后组筛窦气化形成）。识别 Onodi 气房很重要，视神经可能暴露在该气房中，易受损伤。评估颅底同样重要。识别低位颅底或颅底不对称对于避免意外损伤至关重要。

• 确定较短的后筛气房高度，尤其是在上颌窦气化良好的情况下。如果上颌窦高度与后筛气房高度之比超过 2∶1，外科医师操作时可能会误至颅底而不是蝶窦，从而增加患者脑脊液漏的风险[3]。

• 辨认蝶窦内的视神经裂和颈内动脉裂。

– 在影像检查和尸检中，蝶窦颈内动脉裂的发生率为 5%～25%[4, 5]。

– 注意蝶窦间隔。当蝶窦不对称时，蝶窦间隔常附着在一侧的颈内动脉管。

五、手术器械

• 0° 硬式内镜和 30° 硬式内镜。

• 手动器械。

– 直和 90° J 形刮匙。

– 直和 45° Blakesley 筛窦钳。

– 直和 45° 咬切钳。

– Kerrison 咬骨钳。

• 电动器械。

– 直和 40° 刨削器。

六、手术步骤

步骤 1：用刨削器切除鼻息肉

• 确保只切除息肉；使用手感更好的手动器械进行骨性分离（图 14-2）。

步骤 2：修正上颌窦开窗术

• 源自筛窦的鼻息肉通常会阻塞上颌窦，导致上颌窦内出现息肉和黏液（图 14-3）。

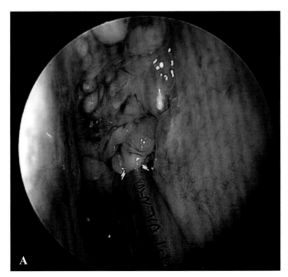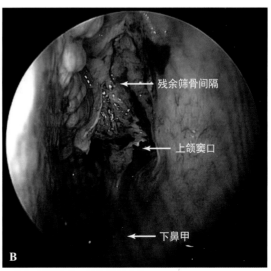

▲ 图 14-2　患者左侧中鼻道息肉的内镜所见，用直刨削器切除息肉后

- 修正上颌窦开窗术常需用反向咬钳去除残留的钩突，最大限度地扩大上颌窦口（图 14-4）。
- 清除上颌窦内的息肉和黏液。清洗窦内残余黏液很重要。可用 60ml 的生理盐水注射器和弯曲的橄榄头吸引器完成。

步骤 3：切除后囟

- 上颌窦后部常发生骨炎和息肉样病变；上颌窦副口多位于后囟，成为持续的炎症病灶。
- 使用直咬切钳切除后囟至上颌窦后壁（图 14-5）。

步骤 4：轮廓化眶内侧壁

- 沿眶内侧壁的炎性骨间隔是另一个持续的炎症病灶。
- 如果不能去除炎性骨间隔，常会导致持续的黏膜水肿和鼻息肉病。
- 眶底与眶内侧壁相延续。循眶底的曲度有助于预测眶内侧壁的轮廓。
- 2mm 和 4mm 的 Kerrison 咬骨钳和 45° 直咬切钳可用于去除这些坚硬的骨间隔（图 14-6）。

步骤 5：切除残余后筛气房至蝶窦前壁

- 后筛气房呈典型的金字塔状，位于上鼻甲基板和颅底交界处。
- 上颌骨后壁向后弯曲，与蝶骨前壁的位置大致相同，为蝶窦的位置提供了线索。

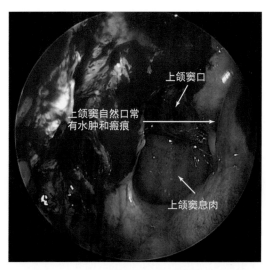

▲ 图 14-3　30° 内镜下左侧上颌窦息肉和黏液

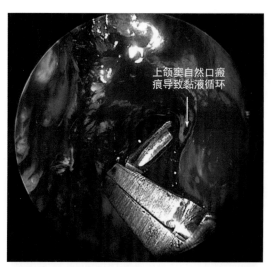

▲ 图 14-4　内镜下使用反向咬钳去除附着于泪骨的残余钩突

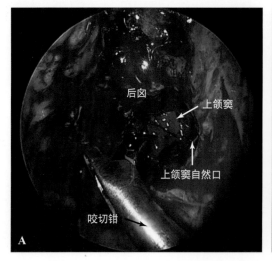

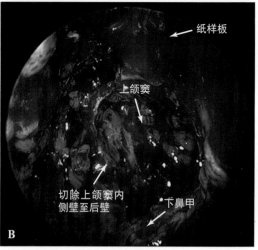

▲ 图 14-5　内镜下用咬切钳切除息肉至左侧上颌骨后壁

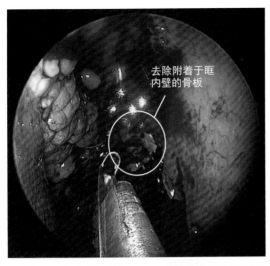

▲ 图 14-6　内镜下用 Kerrison 咬骨钳对左侧眶内壁进行轮廓化

步骤 6：扩大蝶窦开放术

• 在许多鼻息肉患者中，黏液滞留在蝶窦底部，导致持续的黏膜水肿。最大限度地开放蝶窦，术后更易去除黏液，患者可以更有效地冲洗蝶窦。

• 常忽视后筛气房的骨性间隔和蝶外侧筛房。推荐使用 Kerrison 咬骨钳或直的蕈头咬骨钳。从蝶窦自然口开始，由内向外进行操作（图 14-7）。

• 扩大蝶窦开放术常使用 Kerrison 咬骨钳处理蝶窦骨壁。

• 用可吸引的剥离子将黏膜向下剥离，保护蝶腭动脉的分支鼻中隔动脉。用 Kerrison 咬骨钳去除下面的骨质（图 14-8）。

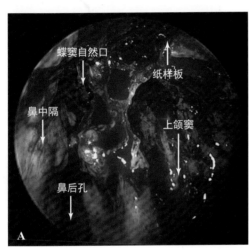
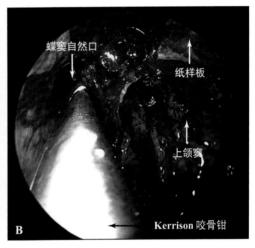

▲ 图 14-7　内镜下用 Kerrison 咬骨钳行扩大蝶窦开放术

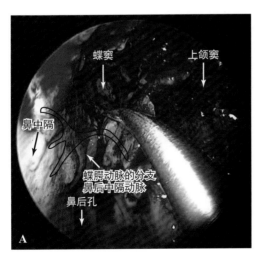
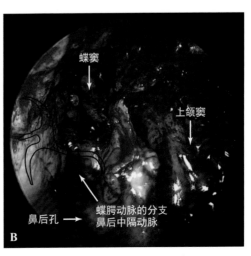

▲ 图 14-8　内镜下扩大蝶窦开放术，避开左侧蝶腭动脉的分支鼻中隔动脉

A. 使用 Freer 剥离子轻柔地向下剥离蝶窦下部的黏膜，用 Kerrison 咬骨钳只咬除骨；B. 切开蝶窦前壁后内镜下所见，黑色轮廓是蝶腭动脉的分支鼻中隔动脉穿过蝶窦前下面黏膜的位置

步骤 7：轮廓化上筛窦颅底

• 确定蝶窦内的颅底。

• 颅底的骨质通常比筛房骨质分隔厚，颜色更接近象牙，但有时例外，特别是在慢性感染或修正性手术时。

• 后组筛房的形状像一个圆锥或金字塔，在颅底向眼眶后上的方向逐渐变细。

• 沿颅底从后向前分离，尽量减少脑脊液漏的风险。颅底在筛窦的内侧向下倾斜，应沿纸样板操作，将纸样板轮廓化并完整保留。

• 最好使用刨削器切除鼻息肉，同时保留骨（图 14-9），然后用 45° 咬切钳去除骨质。如果能触及骨质的后面并看到骨面，就可以安全地去除骨间隔（图 14-10）。

步骤 8：切除钩突上段

• 向前操作时，确保切除钩突上段，因为它紧靠眶内侧前壁（图 14-11）。

七、术后注意事项

• 患者应避免擤鼻涕，原因如下。

– 尽量减少术后出血的风险。

– 尽量减少眼眶或皮下气肿，以防眼眶意外破裂。

• 可以使用鼻内敷料、填塞和夹板。

– 根据中鼻甲的结构完整性及其保持稳定的能力，外科医生可以选择放置中鼻道夹板或凝胶，以减少形成粘连的风险。

– 如果担心出血，外科医生可酌情考虑各种可吸收和不可吸收的填塞材料和止血药。

– 常规使用填塞很可能是不必要的。Orlandi 和 Lanza 报道的 165 例患者中有 87% 不需要使用任何止血药或填塞[6]。回顾性分析显示术后使用鼻内夹板对术后出血几乎没有影响，但能明显减

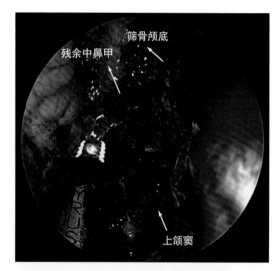

▲ 图 14-9 内镜下用弯曲的 40° 刨削器沿左侧筛骨颅底轻柔地切除筛窦骨壁上的息肉

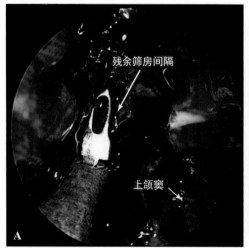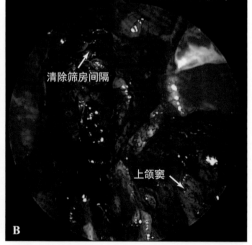

▲ 图 14-10 A. 内镜下用 45° 咬切钳触及骨间隔的后方，直视下沿左侧筛骨颅底切除骨间隔；B. 切除骨间隔后的内镜下视图

少术后粘连形成[7]。

　　– 总之，选择术后鼻内敷料应考虑出血和粘连形成的风险，是否易于取出和清理，以及患者不适等因素。

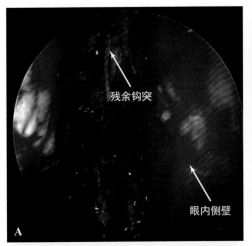

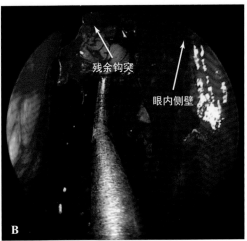

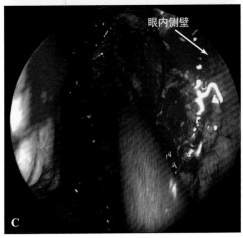

▲ 图 14-11　内镜下沿眶内侧壁切除左侧残余钩突上段

参 考 文 献

[1] Wright ED, Agrawal S. Impact of perioperative systemic steroids on surgical outcomes in patients with chronic rhinosinusitis with polyposis: evaluation with the novel Perioperative Sinus Endoscopy (POSE) scoring system. *Laryngoscope*. 2007;117(11 pt 2 suppl 115):1–28.

[2] Sieskiewicz A, Olszewska E, Rogowski M, et al. Preoperative corticosteroid oral therapy and intraoperative bleeding during functional endoscopic sinus surgery in patients with severe nasal polyposis: a preliminary investigation. *Ann Otol Rhinol Laryngol*. 2006;115:490–494.

[3] Meyers RM, Valvassori G. Interpretation of anatomic variations of computed tomography scans of the sinuses: a surgeon's perspective. *Laryngoscope*. 1998;108:422–425.

[4] Arslan H, Aydinlioğlu, Bozkurt M, et al. Anatomic variations of the paranasal sinuses: CT examination for endoscopic sinus surgery. *Auris Nasus Larynx*. 1999;26:39–48.

[5] Stammberger H, Posawetz W. Functional endoscopic sinus surgery. Concept, indications and results of the Messerklinger technique. *Eur Arch Otorhinolaryngol*. 1990;247:63–76.

[6] Orlandi RR, Lanza DC. Is nasal packing necessary following endoscopic sinus surgery? *Laryngoscope*. 2004;114:1541–1544.

[7] Tan BK, Chandra RK. Postoperative prevention and treatment of complications after sinus surgery. *Otolaryngol Clin North Am*. 2010;43:769–779.

第15章 改良上颌骨内侧壁切除术治疗难治性上颌窦炎
Modified Medial Maxillectomy for Recalcitrant Maxillary Sinusitis

Bradford A. Woodworth　Jessica Grayson　著

姜寰宇　译　于振坤　校

一、概述

• 改良上颌骨内侧壁切除术需要切除大部分上颌骨内侧壁，获得广泛的上颌窦通道。它主要用于切除良性肿瘤，如内翻性乳头状瘤和青少年鼻咽血管纤维瘤[1-12]。

• 改良上颌骨内侧壁切除术也可用于治疗难治性慢性上颌窦炎（经最大限度的医疗处置和标准的上颌窦开窗术也难治愈）。该术在上颌窦形成一个较宽敞的开口，提高了黏液清除率，更好地渗透局部药物和冲洗液[13-15]。该术适用于在窦底或沿鼻窦前壁和侧壁存在持续感染分泌物和黏液的鼻窦。扩大开放窦腔有助于鼻腔冲洗，方便门诊清理和引流。

• 该术常用于治疗慢性上颌窦炎伴囊性纤维化、细菌生物膜、广泛的黏液或前壁和底壁的息肉。

• 该术也可用于治疗眶减压术后眶脂肪脱垂导致的慢性上颌窦炎，或者先前其他鼻窦手术剥离黏膜导致的炎症（如 Caldwell-Luc 术）[13,16]。

• 改良上颌骨内侧壁切除术不同于传统的内镜下上颌骨内侧壁切除术，该术保留了鼻泪管和部分下鼻甲。

二、解剖

• 鼻腔侧壁包括下鼻甲、筛漏斗（含上颌窦口）、钩突和鼻泪管。

• 改良上颌骨内侧壁切除术的边界是前至鼻泪管，后至上颌窦后壁，内至鼻腔底和下鼻甲，外至上颌窦外侧壁，上至鼻丘气房和纸样板，下至上颌窦底（图 15-1 和图 15-2）。

• 鼻泪管在骨性鼻侧壁向前延伸，流入下鼻道（Hasner 瓣），位于下鼻甲附着点下方。

• 下鼻甲横跨鼻腔全长。上颌窦的大部分位于下鼻甲在鼻腔侧壁附着处的下方。切除下鼻甲中段可更好地显露上颌窦[3]。

三、术前注意事项

• 如果其他鼻窦存在病变，可根据适应证或手术范围，在改良上颌骨内侧壁切除术之前或之后对这些区域进行处理[3,14]。

四、影像学检查注意事项

• 仔细研读轴位和冠状位 CT。

• 判定鼻泪管的走行路径及其在鼻腔外侧壁的位置。

• 术前确定肿瘤的范围和起源，以便选择使用合适的器械进行切除，包括合适角度的内镜、刨削器和磨钻。

五、手术器械

• 0° 内镜和 30° 内镜。

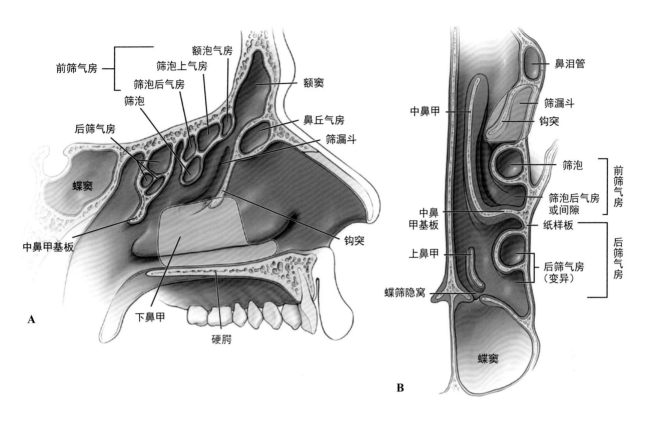

▲ 图 15-1 矢状位（A）和轴位（B）示意图显示改良上颌骨内侧壁切除术切除的区域（阴影部分）

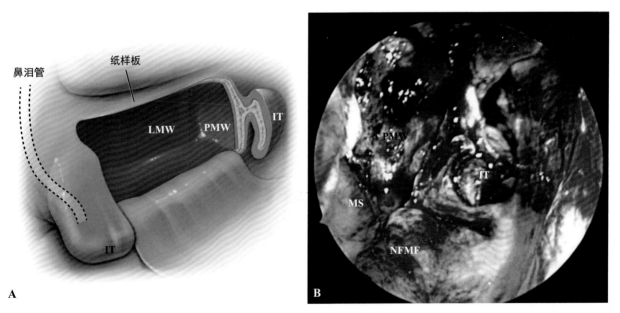

▲ 图 15-2 A. 完成的右侧改良上颌骨内侧壁切除术的边界示意图，虚线表示鼻泪管在上颌骨内侧壁的走行，后界是上颌窦后壁（PMW），上界是纸样板，下界是上颌窦底，内界是下鼻甲（IT）和鼻腔底，外界是上颌骨的外侧壁（LMW）；B. 内镜显示完整的改良上颌骨内侧壁切除术后的术区

MS. 上颌窦；NFMF. 鼻底黏膜瓣

－45° 内镜或 70° 内镜用于去除沿上颌窦前壁或外侧壁的黏液或息肉。

- 弯的 Beaver 刀和直的 Beaver 刀。
- J 形刮匙。
- Freer 剥离子。
- 鼻甲剪。
- 咬切钳（Blakesley，反向，侧向）。
- 15° 磨钻。
- 小止血钳。
- 可吸引的 Bovie 电刀。

六、经验与教训

（一）经验

- 取鼻腔底部内侧黏膜瓣，完全覆盖裸露的上颌骨，有助于防止术后结痂和挛缩。

（二）教训

- 对下鼻甲残端确切止血，防止术后蝶腭动脉的分支鼻后外侧动脉出血。
- 术后 2 周内避免对下鼻甲残端进行过度的清创，在这段时间内去除血痂或清创会增加术后鼻出血的风险。

- 切除鼻泪管时，应注意斜切或前、后瓣开放，防止鼻泪管狭窄和术后溢泪[1, 2, 10]。
- 避免剥离上颌窦黏膜。损伤黏膜会导致广泛的炎症、术后黏膜纤毛清除功能障碍和上颌窦挛缩[16]。
- 如果手术是为了治疗由眶脂肪疝或先前进行的眶内减压术导致的慢性上颌窦炎，首先打开上颌窦下壁和前壁，以便内镜观察黏膜化的脂肪填充漏斗的位置。上颌窦内壁由外向内远离眶脂肪，借此避免误入眼眶。

七、手术步骤

- 将 1% 利多卡因和 1 : 100 000 肾上腺素注射到中鼻甲附着处的上部、下鼻甲和上颌窦内侧壁。也可经口通过腭大孔注射利多卡因和肾上腺素进行蝶腭神经节阻滞。

步骤 1：切除钩突，进行上颌窦开窗术

- 见第 8 章。

步骤 2：切除下鼻甲后 2/3（图 15-3）

- 首先用 Freer 剥离子将下鼻甲沿其长轴内移。
- 用止血钳夹住下鼻甲前 1/3 的后部，为切除鼻甲做准备。保持钳夹至少 30s，减少鼻甲的血供。

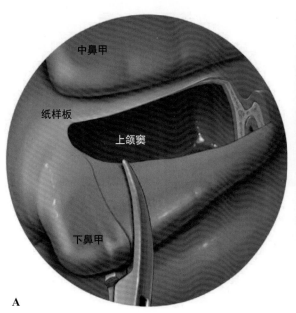
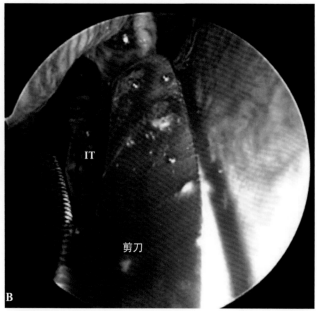

▲ 图 15-3　A. 止血钳夹持下鼻甲（IT），下鼻甲前切口位置的示意图（内镜视图）；B. 鼻甲剪切除下鼻甲的内镜视图

• 用鼻甲剪刀去除下鼻甲前部，使切口朝向鼻泪管襞远端后方。

步骤 3：切除下鼻甲，对下鼻甲残端确切止血

• 用鼻甲剪将下鼻甲后部修剪至上颌窦后壁（图 15-4）。

• 下鼻甲残余后部的鼻后外侧动脉易出血，使用可吸引的 Bovie 电刀止血。

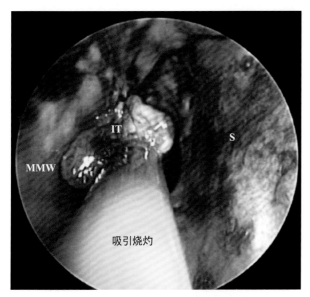

▲ 图 15-4 内镜下对残余下鼻甲电凝止血
IT. 下鼻甲；MMW. 上颌窦内侧壁；S. 鼻中隔

步骤 4：制作鼻底黏膜瓣

• 前切口：用弯的 Beaver 刀在下鼻甲附着处下方、鼻泪管襞后方切开黏膜，切口向内侧延伸至鼻腔底，止于鼻中隔底部（图 15-5）。

• 后切口：在上颌窦后壁水平、下鼻甲附着处下方做切口，延伸至鼻腔底，止于鼻中隔底部（图 15-6）。

• 用直 Beaver 刀将下鼻甲附着处下方的黏膜沿其全长切开，连接前、后切口。切口尽可能靠近下鼻甲附着处，可获取较长的皮瓣。

• 用 Freer 剥离子剥离鼻底黏膜瓣，朝向鼻中隔，向内侧翻转（图 15-7）。

步骤 5：确定上颌窦内侧壁开窗的位置

• 确认下鼻甲附着处前端下方的鼻泪管襞。

• 用 J 形刮匙穿过上颌窦内侧壁，进入上颌窦，在鼻泪管襞的后下方，确定开窗的位置（图 15-8）。

步骤 6：咬除上颌窦开窗下缘

• 用咬切钳或剪刀通过后囟，向后扩大鼻腔外侧壁开窗。

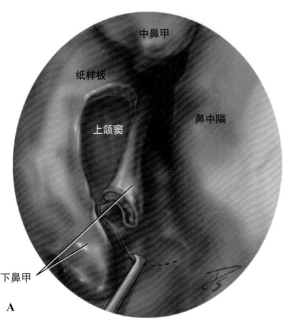

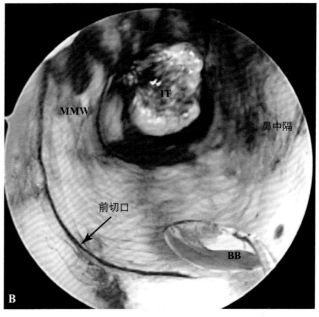

▲ 图 15-5 A. 内镜下用弯曲的 Beaver 刀做鼻底黏膜瓣前切口的示意图，注意图中没有切除下鼻甲；B. 内镜视图显示鼻底黏膜瓣的前切口
BB. Beaver 刀；IT. 下鼻甲；MMW. 上颌窦内侧壁

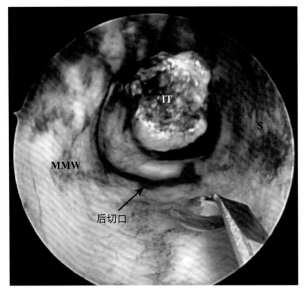

▲ 图 15-6　内镜下显示鼻底黏膜瓣后切口的位置

IT. 下鼻甲；MMW. 上颌窦内侧壁；S. 鼻中隔

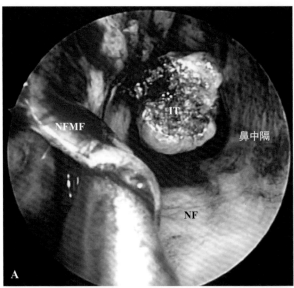

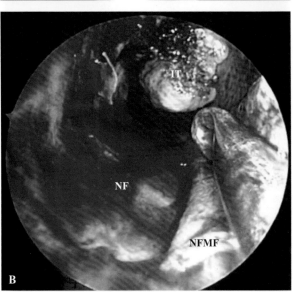

▲ 图 15-7　**A.** 内镜下显示用 Freer 剥离子在前、后切口间剥离鼻底黏膜瓣；**B.** 内镜下显示剥离的鼻底黏膜瓣，朝向鼻中隔翻转

IT. 下鼻甲；NF. 鼻底；NFMF. 鼻底黏膜瓣

• 用反向咬切钳在鼻泪管襞下方向前扩大开窗至上颌窦前壁（图 15-9）。

步骤 7：咬除上颌窦内侧壁前缘骨质

• 用成角的咬切钳、剪刀或侧咬钳在鼻泪管后方切开并与上颌窦开窗连通（图 15-10）。

• 切口一定要在鼻泪管襞和鼻泪管的后方，以免横断鼻泪管。

步骤 8：探查上颌窦内侧壁

• 上颌骨内侧壁现只在后方附着。

• 用 Freer 剥离子向内侧推移骨壁，探查有无息肉或黏液。

步骤 9：做上颌窦内侧壁的后切口

• 用有角度的咬切钳或鼻甲剪，由下向上，切至上颌窦后壁水平（图 15-11）。

步骤 10：切除上颌窦内侧壁（保留或不保留下鼻甲，图 15-12）

• 完成此步骤，继续下一步。

步骤 11：如有必要，将残余上颌骨下部磨至鼻腔底

• 切除后若上颌骨内侧壁的下缘仍然存在，用 15° 磨钻将其磨至鼻腔底（图 15-13）。

• 只有在鼻窦发育不良或萎缩的情况下（如患有囊性纤维化或之前进行过黏膜剥离的患者），鼻腔底才会与上颌窦底齐平[17-19]。

步骤 12：复位鼻底黏膜瓣

• 用 Freer 剥离子将鼻底黏膜瓣复位。黏膜瓣应部分位于上颌窦底，完全覆盖上颌窦内侧壁切除后遗留的裸骨区域（图 15-14）。

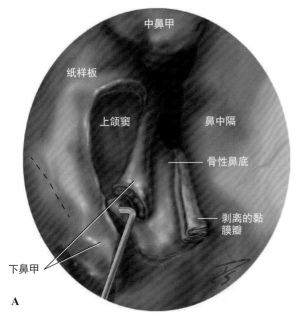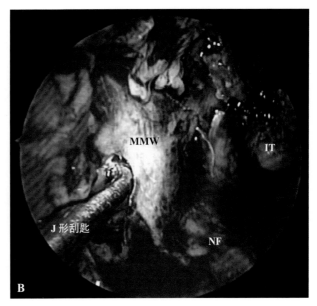

▲ 图 15-8　**A.** 内镜下用 **J** 形刮匙在上颌窦内侧壁进行操作的示意图，虚线显示了鼻泪管的走行，注意图中未切除下鼻甲；**B.** 内镜下用 **J** 形刮匙在上颌窦内侧壁进行操作的视图

MMW. 上颌窦内侧壁；IT. 下鼻甲；NF. 鼻底

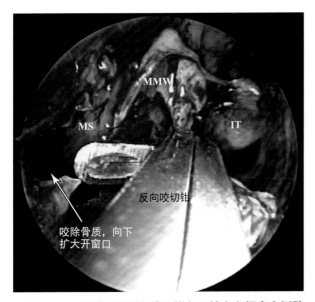

▲ 图 15-9　内镜下用反向咬切钳向下扩大上颌窦内侧壁（MMW）的开窗口

IT. 下鼻甲；MS. 上颌窦

八、术后注意事项

• 检查鼻泪管，确保在手术过程中没有被切断及损伤。如果切断或损伤鼻泪管，需要做泪囊鼻腔造口术（见第 18 章）。

• 对下鼻甲断端确切止血。

• 将 2 个 0.25 英寸（0.635cm）的缩醛化聚乙烯醇海绵（按尺寸切成小块）放在非乳胶指套中，再松弛地放在鼻腔内，对鼻黏膜瓣施加适度的压力，可在术后首次就诊之前减少结痂。或者可以使用可溶解的夹板，将其放置在残余下鼻甲的后方，待其自行降解，可减少术后残余下鼻甲后方的粘连。

九、特别注意事项

• 改良上颌骨内侧壁切除术有多种入路，可到达上颌窦的困难区域，如上颌窦外侧壁和前壁。

• 为尽可能扩大上颌窦前方通道，可切除上颌骨额突和鼻泪管。如果切除鼻泪管，应采取措施防止其狭窄和术后溢泪。

• 为更好地显露，可切除整个下鼻甲。但保留下鼻甲前端可以保持鼻气道和正常的湍流。

• 器械可通过尖牙窝窗，获得更好的视野，便于操作[2, 14]。

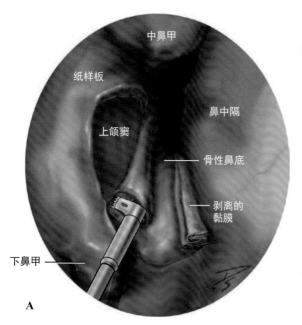

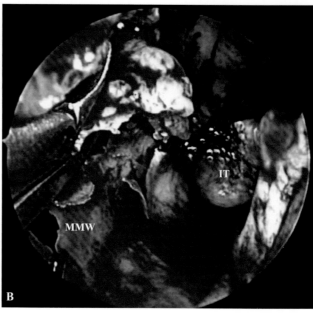

▲ 图 15-10　**A.** 内镜下示咬切钳在上颌窦内侧壁操作的示意图，注意图中未切除下鼻甲；**B.** 内镜下用剪刀在上颌窦内侧壁行前切口

IT. 下鼻甲；MMW. 上颌窦内侧壁

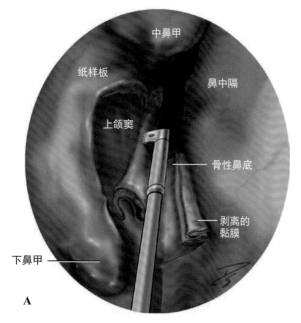

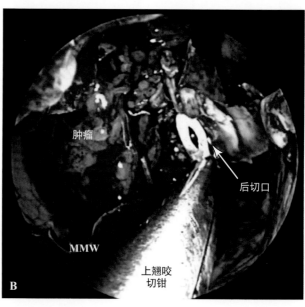

▲ 图 15-11　**A.** 内镜下用咬切钳在上颌窦内侧壁后切口处操作的示意图；**B.** 内镜下用咬切器械在上颌窦内侧壁（**MMW**）后切口处操作

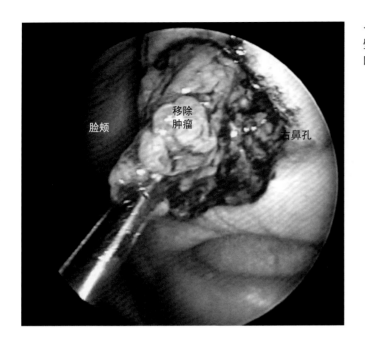

◀ 图 15-12　内镜下示上颌骨内侧
壁巨大肿瘤，通过右鼻孔行上颌骨
内侧壁切除术

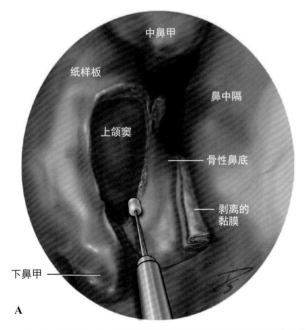

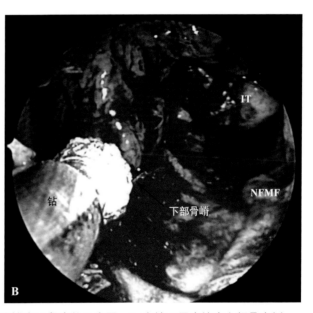

▲ 图 15-13　A. 内镜下用 15° 磨钻将上颌骨内侧壁下部骨嵴磨至鼻底的示意图；B. 内镜下用磨钻磨上颌骨内侧
壁下部骨嵴

IT. 下鼻甲；NFMF. 鼻底黏膜瓣

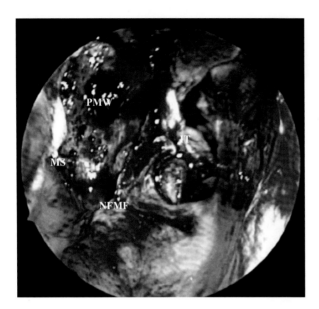

◀ 图 15–14　鼻底黏膜瓣（NFMF）复位后的完整改良上颌骨内侧壁切除术的内镜图

IT. 下鼻甲；MS. 上颌窦壁；PMW. 上颌窦后壁

参 考 文 献

[1] Lim SC, Lee JK, Yoon TM. Extended endoscopic medial maxillectomy for sinonasal neoplasms. *Otolaryngol Head Neck Surg*. 2008;139:310–312.

[2] Wormald PJ, Ooi E, van Hasselt CA, et al. Endoscopic removal of sinonasal inverted papilloma including endoscopic medial maxillectomy. *Laryngoscope*. 2003;113:867–873.

[3] Tanna N, Edwards JD, Aghdam H, et al. Transnasal endoscopic medial maxillectomy as the initial oncologic approach to sinonasal neoplasms: the anatomic basis. *Arch Otolaryngol Head Neck Surg*. 2007;133:1139–1142.

[4] Harvey RJ, Sheehan PO, Debnath NI, et al. Transseptal approach for extended endoscopic resections of the maxilla and infratemporal fossa. *Am J Rhinol Allergy*. 2009;23:426–432.

[5] Woodworth BA, Bhargave GA, Palmer JN, et al. Clinical outcomes of endoscopic and endoscopic–assisted resection of inverted papillomas: a 15–year experience. *Am J Rhinol*. 2007;21:591–600.

[6] Gi FM, Zhang LS. Clinical outcomes of endoscopic and open resection of recurrent sinonasal inverted papilloma. *J Craniofac Surg*. 2014;25(3):1090–1093.

[7] Erbek SS, Kaycu A, Buyuklu F. Endoscopic modified medial maxillectomy for treatment of inverted papilloma originating from the maxillary sinus. *J Craniofac Surg*. 2015;26(3):e244–e246.

[8] Wang C, Han D, Zhang L. Modified endoscopic medial maxillectomy for sinonasal inverted papilloma with attachments to the anterior medial wall of the maxillary sinus. *ORL J Otorhinolaryngol Relat Spec*. 2012;74:97–101.

[9] Wada K, Ishigaki T, Ida Y, et al. Endoscopic modified medial maxillectomy for resection of an inverted papilloma originating from the entire circumference of the maxillary sinus. *Case Rep Otolaryngol*. 2015;2015:1–6.

[10] Dean NR, Illing EA, Woodworth BA. Endoscopic resection of anterolateral maxillary sinus inverted papilloma. *Laryngoscope*. 2015;125:807–812.

[11] Rutherford KD, Brown S. Endoscopic resection of maxillary sinus inverted papilloma with inferior turbinate preservation. *Otolaryngol Head Neck Surg*. 2010;142:760–762.

[12] Ghosh A, Pal S, Srivastava A, et al. Modification of endoscopic medial maxillectomy: a novel approach for inverted papilloma of the maxillary sinus. *J Laryngol Otol*. 2015;129:159–163.

[13] Woodworth BA, Parker RO, Schlosser RJ. Modified endoscopic medial maxillectomy for chronic maxillary sinusitis. *Am J Rhinol*. 2006;20:317–319.

[14] Konstandtinidis I, Constantinidis J. Medial maxillectomy in recalcitrant sinusitis when, why, and how? *Curr Opin Otolaryngol Head Neck Surg*. 2014;22:68–74.

[15] Thompson CF, Conley DB. What is the optimal maxillary antrostomy size during sinus surgery? *Curr Opin Otoaryngol Head Neck Surg*. 2015;23:34–38.

[16] Benninger MS, Sebek BA, Levine HL. Mucosal regeneration of the maxillary sinus after surgery. *Otolaryngol Head Neck Surg*. 1989;101:33–37.

[17] Woodworth BA, Ahn C, Flume PA, et al. The delta F508 mutation in cystic fibrosis and impact on sinus development. *Am J Rhinol*. 2007;21:122–127.

[18] Illing EA, Woodworth BA. Management of the upper airway in cystic fibrosis. *Curr Opin Pulm Med*. 2014;20(6):623–631.

[19] Virgin FW, Rowe SM, Wade MB, et al. Extensive surgical and comprehensive postoperative medical management for cystic fibrosis chronic rhinosinusitis. *Am J Rhinol Allergy*. 2012;26:70–75.

第 16 章 扩大蝶窦开放术和根治性蝶窦切除术
Extended Sphenoid Sinus Antrostomy and Radical Sphenoidectomy

John M. Lee   Jonathan Yip 著

姜寰宇 译   于振坤 校

一、概述

• 内镜下蝶窦开放术疗效好、并发症少，已成为治疗蝶窦炎症性疾病和肿瘤性疾病最常用的手术方法。

• 为孤立性蝶窦疾病（isolated sphenoid sinus disease，ISSD）患者行内镜下蝶窦开放术，并随访 4 年，其通畅率 > 90%[1, 2]。

• 然而，累及蝶窦的慢性鼻 – 鼻窦炎的治疗更加困难。蝶窦通常是最不易受累的鼻窦，但由于持续性 / 复发性疾病和狭窄，在修正性病例中有 34%～65% 需要额外的手术[3, 4]。

• 反思蝶窦开放术失败的原因很重要。常见原因有以下几种情况。

– 周围骨面裸露。

– 开窗口大小不合适。

– 骨炎。

• 骨面裸露和开窗口大小不适可通过黏膜保留技术和更宽敞的蝶窦切开术解决，但骨炎可能需要对传统的内镜蝶窦手术进行修正。

• 慢性蝶窦炎的外科治疗分级[5] 如下。

– 标准蝶窦开放术。

– 蝶窦 "drill-out"（广泛切除双侧蝶窦前壁和蝶窦间隔）[5]。

– 根治性蝶窦切除术或蝶窦开放术[6]。

• 蝶窦 "drill-out" 术后复发率低。一项研究显示，9 例患者的平均随访时间为 17.1 个月，通畅率为 100%[5]。

• 本章旨在强调扩大蝶窦开放术和根治性蝶窦切除术作为替代方法治疗伴有骨炎的严重慢性蝶窦炎。

• 改良短蒂鼻中隔瓣可覆盖裸露的骨面，对应用该黏膜瓣的 9 例患者进行随访，平均随访 8.4 个月，通畅率达到 100%。该黏膜瓣最常见的适应证是真菌性鼻窦炎[7]。

• 扩大蝶窦开放术也可作为内镜下经蝶窦入路治疗蝶窦和颅底肿瘤的基础。

二、解剖

• 蝶窦解剖请回顾第 8 章。

• 对于本章所述的手术，了解鼻中隔动脉的位置很重要。

• 鼻中隔动脉是 Hadad 等描述的带蒂鼻中隔瓣的主要血供[8]。

• 鼻中隔动脉是蝶腭动脉的终末支，初沿蝶窦壁水平走行，然后行于蝶窦自然孔和后鼻孔弓之间，发出分支供应鼻中隔黏膜。

• 必须注意该动脉的位置，蝶窦开放术向下开放窦口时可能会意外损伤鼻中隔瓣的主要血供。

三、术前注意事项

• 扩大蝶窦开放术或根治性蝶窦切除术可单独进行，也可作为完整的功能性内镜鼻窦手术的一部分。

• 回顾术前 CT，可识别骨炎。

• 与其他内镜鼻窦手术一样，必须留出足够的时间收缩黏膜。

• 收缩黏膜可用浸泡羟甲唑啉或 1∶1000 的肾上腺素棉片。

• 棉片应放置在上鼻甲内侧和蝶筛隐窝，以识别蝶窦口。

四、影像学检查注意事项

• 术前 CT 可识别 Onodi 气房、颈内动脉裂和视神经裂。

• 扩大蝶窦开放术有以下 2 种术式。

－ 第一种是改良的单侧内镜蝶窦开放术。该术式适用于继发于孤立性蝶窦真菌性骨炎。如图 16-1 所示，与左侧相比，右侧蝶窦的骨质广泛增厚。

－ 第二种是将双侧蝶窦汇合一腔（蝶窦"drill-out"）。该术式常用于双侧慢性蝶窦炎伴广泛骨质增厚和之前内镜治疗失败的患者（鼻窦无功能）。如图 16-2 所示，双侧蝶窦的广泛骨炎。该术式需切除蝶窦间隔；重要的是注意其相对于颈内动脉的位置。可在轴位 CT 图像上较好地识别蝶窦间隔。注意，图 16-3 中向右侧颈内动脉弯曲的蝶窦间隔。

• 根治性蝶窦切除术确保了蝶窦的完全开窗减压。

－ 该术可消除对黏膜纤毛作用的依赖（纤毛运动将黏液向上带出窦腔），可减少术后瘢痕的形成[6]。

－ 该术可对单侧或双侧蝶窦开窗减压。

五、手术器械

• 0° 内镜和 30° 内镜。

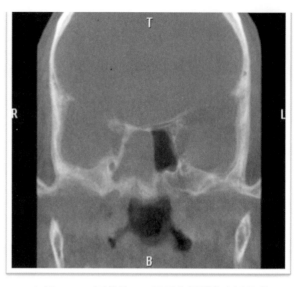

▲ 图 16-1 冠状位 CT 显示右侧蝶窦广泛骨炎

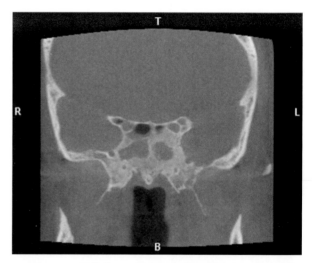

▲ 图 16-2 冠状位 CT 显示双侧慢性蝶窦炎伴骨质增厚

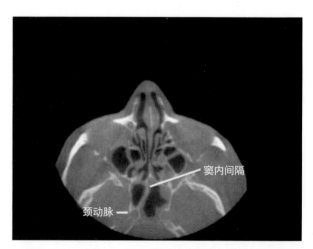

窦内间隔

颈动脉

▲ 图 16-3 轴位 CT 显示蝶窦间隔向右侧颈内动脉管弯曲

- J 形刮匙。
- 直咬切钳。
- 上翘咬切钳。
- 可反转 Hajak 蝶窦咬骨钳或 2mm 和 4mm 的 Kerrison 咬骨钳。
- 直刨削器。
- 直的可冲洗、吸引的磨钻。
- Freer 剥离子。
- 15 号刀片和长柄圆刀。

六、经验与教训

（一）经验

- 蝶窦口通常与上颌窦顶在同一垂直高度（这是进入蝶窦高度的良好标志）。
- 上鼻甲是蝶窦口的最佳标志，蝶窦口通常在上鼻甲的后内侧。
- 如果因之前手术或炎症性疾病，蝶窦口不易辨认，术前应用影像导航可能有助于识别蝶窦的底和顶。
- 如果需将双侧蝶窦汇合一腔，则需切除蝶骨嘴；蝶骨嘴类似于船的龙骨。
- 如有必要，应用直咬切器械或冲洗式金刚钻精确切除蝶窦间隔。
- 大部分内镜下操作可以用 0° 内镜完成。
- 30° 内镜用于检查蝶窦的底、顶和外侧隐窝，确保清除所有病灶。
- 反复用生理盐水冲洗窦腔很有必要，确保清除所有病灶。

（二）教训

- 如果上鼻甲这样的标志物在之前的手术中已经切除，操作时千万不要过于靠上，因为颅底在蝶窦由前向后倾斜。
- 如果在带蒂鼻中隔瓣掀起之前就向下开放蝶窦，可能会切断该瓣的血供。
- 蝶窦间隔通常弯向蝶窦内的颈内动脉管。对蝶窦间隔进行钝性操作可能会意外导致颈内动

脉附近的骨裂。

- 用微型刨削器切除蝶窦口附近的息肉时，不要将其伸入蝶窦内部。

七、手术步骤

（一）单侧扩大蝶窦开放术

步骤 1：识别蝶窦自然口

- 行标准的蝶窦开放术，只要不向下加宽即可。

步骤 2：制作短蒂鼻中隔瓣（图 16-4 和图 16-5）

- 鼻中隔瓣的蒂通常位于蝶窦自然口和后鼻孔弓之间。

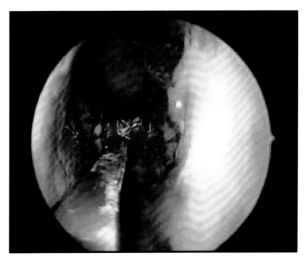

▲ 图 16-4　用 15 号刀片在蝶窦口水平做鼻中隔瓣的上水平切口

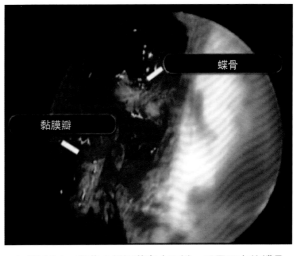

▲ 图 16-5　制作右侧短蒂鼻中隔瓣，显露下方的蝶骨

- 用长刀柄 15 号刀片，做两个平行的水平切口（一个在蝶窦口水平，一个在后鼻孔弓水平）。
- 用长柄圆刀将切口弧形延伸至鼻中隔后部，形成更宽的黏膜瓣。
- 沿鼻中隔后部的黏膜瓣长度不要超过 5～10mm。
- 用圆刀沿鼻中隔后部垂直连接两个水平切口。
- 用 Freer 剥离子剥离短蒂鼻中隔瓣至蝶骨面。
- 将皮瓣留在鼻咽部，待手术结束时使用。

步骤 3：广泛开放蝶窦
- 用上翘咬切钳向上开放蝶窦至颅底。
- 用可翻转蝶窦咬骨钳将蝶窦向外侧开放至眶内侧壁。
- 用可翻转蝶窦咬骨钳向下开放蝶窦至蝶窦底。根据骨化和纤维化的程度，可联合使用刨削器、Kerrison 咬骨钳、直的蕈头咬骨钳和直的可吸引冲洗的磨钻。如果患者蝶窦下隐窝较大并伴有真菌碎片，这一步骤尤其重要。

步骤 4：冲洗蝶窦
- 用连有生理盐水注射器的可塑形吸引器冲洗蝶窦。
- 将吸引器尖端对准蝶窦底，以助排出任何残余碎片。
- 用 30° 内镜检查窦腔，确保所有病灶都已清除。

步骤 5：将鼻中隔瓣覆盖在开放后的蝶窦骨面（图 16-6 和图 16-7）
- 当清除所有病灶后，将鼻中隔瓣覆盖在开放后的蝶窦骨面。
- 覆盖黏膜瓣可防止周围骨质裸露，防止骨炎导致的窦口狭窄。

（二）双侧扩大蝶窦开放术（蝶窦 "drill-out"）

步骤 1：掀起单蒂鼻中隔瓣
- 黏膜瓣掀起的方向取决于哪侧蝶窦更大，因其会有更多的裸骨区域。

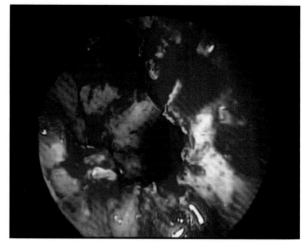

▲ 图 16-6　将鼻中隔瓣覆盖在开放后的蝶窦骨面

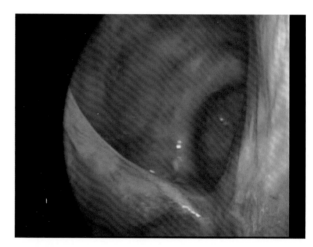

▲ 图 16-7　单侧扩大蝶窦开放术后 1 个月的内镜观

- 同前所述，制作带蒂鼻中隔瓣。
- 根据裸骨需要覆盖的区域，黏膜瓣的长度可沿鼻中隔后部延长 1～2cm（切取的黏膜瓣可以修剪）。
- 将黏膜瓣留在鼻咽部，待手术结束时使用。

步骤 2：同前所述，广泛的开放双侧蝶窦
- 完成此步骤，继续下一步。

步骤 3：双侧蝶窦开放后，可切除鼻中隔的后部
- 由于切取鼻中隔瓣，已剥离一侧鼻中隔后部黏膜。
- 用微型刨削器切除对侧鼻中隔相同区域的黏膜。
- 用 J 形刮匙打开骨性鼻中隔后部（水平不

高于蝶骨口）。

• 用直咬切器械或吸引冲洗钻（切割钻）切除鼻中隔后部。

• 鼻中隔后部切除的前后长度约 2cm，内镜可通过一个鼻孔看到双侧蝶窦。

步骤 4：切除蝶骨嘴，贯通左右蝶窦开口

• 0° 内镜下，蝶骨嘴似船的龙骨（图 16-8）。

• 之前开放的左右蝶窦口应位于蝶骨嘴的两侧。

• 用吸引冲洗磨钻（切割钻头）切除蝶骨嘴，贯通左右蝶窦开口。

• 注意蝶骨嘴可能很厚，特别是存在严重的骨炎时。

• 开放整个蝶窦直至蝶窦底。

步骤 5：切除蝶窦间隔（图 16-9）

• 最好用咬切器械或可吸引冲洗的磨钻（金刚钻头）切除蝶窦间隔。

• 切除蝶窦间隔至蝶窦后壁和底部（即与蝶骨平台、鞍底和斜坡隐窝齐平），这样就形成了单一的蝶窦腔。

• 不要钝性扭曲蝶窦间隔，特别当它弯向颈内动脉时。

步骤 6：切除蝶窦内所有病灶

• 再次用大量生理盐水冲洗蝶窦，清除所有残留的分泌物和碎片。

• 用 30° 内镜仔细检查蝶窦内所有角落。

步骤 7：将鼻中隔瓣覆盖在贯通的单一蝶窦的裸露骨面（图 16-10）

• 可使用可吸收鼻腔填塞物和组织胶，以便将黏膜瓣固定在蝶窦腔中。

（三）根治性蝶窦切除术或蝶窦开放术

步骤 1：局麻下患侧行筛窦切除术

• 将 1% 利多卡因和 1 : 100 000 肾上腺素注入蝶骨嘴黏膜。

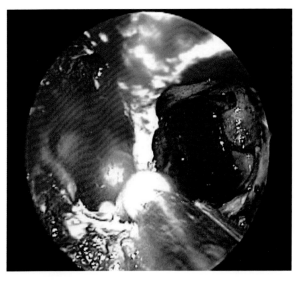

▲ 图 16-9 使用吸引冲洗钻切除蝶窦间隔和蝶骨嘴

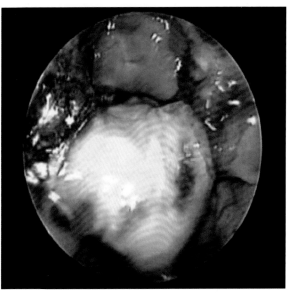

▲ 图 16-10 贯通的单一蝶窦术后 2 周的内镜观，短蒂鼻中隔瓣覆盖，防止狭窄

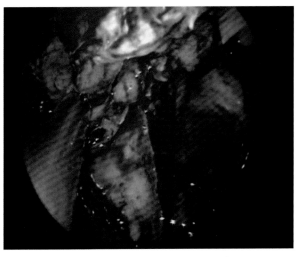

▲ 图 16-8 内镜下蝶骨嘴似船的龙骨

- 标准步骤切除筛窦残余病灶。

步骤 2：识别并结扎鼻中隔动脉

- 去除蝶骨前面的骨性间隔，但注意不要剥离上面的黏膜。

- 当鼻中隔动脉穿过蝶骨体前面时，可电凝并切断。

步骤 3：制作鼻咽黏骨膜瓣（图 16-11 和图 16-12）

- 确定蝶窦口，必要时使用立体定向引导。

- 用长柄 15 号刀片，在鼻咽顶部的外侧隐窝做两个垂直切口，从蝶窦口外缘延伸至鼻咽顶部，该处标志着蝶窦的后壁。

- 用 Freer 剥离子或 Cottle 剥离子掀起黏骨膜瓣。

- 将黏膜瓣留在鼻咽部，待手术结束时使用。

步骤 4：切除蝶窦底的骨质（图 16-13）

- 剥离蝶骨剩余的黏膜。

- 用高速吸引冲洗的磨钻（切割钻头）切除裸露的蝶骨，直至蝶窦后壁。

- 同时，冲洗蝶窦，清除所有残留病灶。

步骤 5：覆盖鼻咽黏骨膜瓣（图 16-14）

- 将黏骨膜瓣从蝶骨嘴下部覆盖于开窗的蝶窦腔。

- 使用可吸收的蝶窦填塞物或组织胶固定黏骨膜瓣。

- 使用独立的鼻腔填塞物轻压黏骨膜瓣，术后 3～5 天取出。

步骤 6：如有必要，在对侧蝶窦重复上述步骤

- 可以切除鼻中隔后部 1～2cm，便于骨的移除，切除蝶窦间隔，形成一个宽敞的共同窦腔。

八、术后注意事项

- 与其他类型的内镜鼻窦手术一样，术后护理和清理对内镜下扩大蝶窦开放术的成功至关重要。

- 术后 1 周左右吸出蝶窦内血痂和碎屑。

- 注意不要干预蝶窦口下部的鼻中隔瓣。

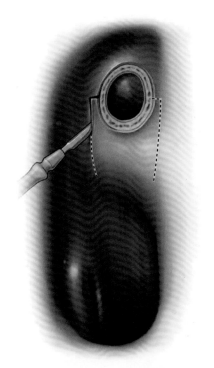
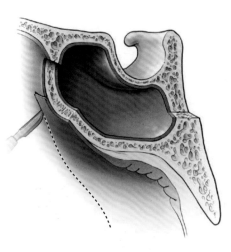

▲ 图 16-11　切口自蝶骨前面延伸至鼻咽，形成蒂在下方的黏骨膜瓣

引自 Donald PJ. Sphenoid marsupialization for chronic sphenoidal sinusitis. *The Laryngoscope.* 2000;110:1349-1352.

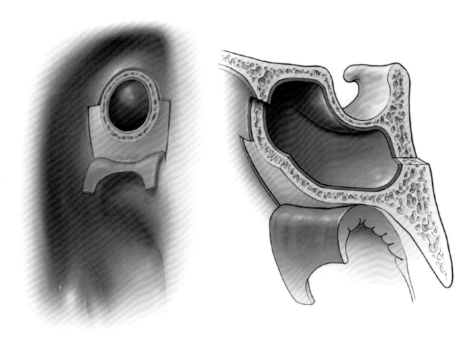

▲ 图 16–12　掀开鼻咽黏骨膜瓣

引自 Donald PJ. Sphenoid marsupialization for chronic sphenoidal sinusitis. *The Laryngoscope.* 2000; 110:1349–1352.

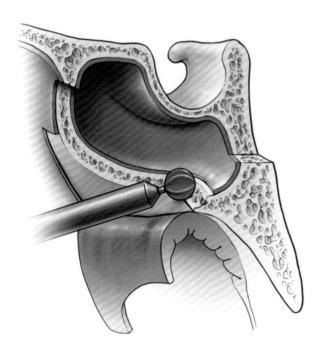

▲ 图 16–13　用高速吸引冲洗钻（切割钻）切除蝶窦底的骨质

引自 Donald PJ. Sphenoid marsupialization for chronic sphenoidal sinusitis. *The Laryngoscope.* 2000;110:1349–1352.

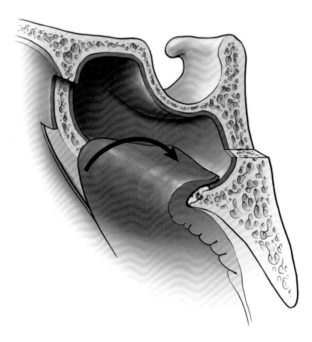

▲ 图 16–14　鼻咽黏骨膜瓣覆盖于开窗的蝶窦腔内

引自 Donald PJ. Sphenoid marsupialization for chronic sphenoidal sinusitis. *The Laryngoscope.* 2000;110:1349–1352.

参 考 文 献

[1] Yu H, Li H, Chi F, et al. Endoscopic surgery with powered instrumentation for isolated sphenoid sinus disease. *ORL J Otorhinolaryngol Relat Spec*. 2006;68(3):129–134.

[2] Wang Z, Kanoh N, Dai C, et al. Isolated sphenoid sinus disease: an analysis of 122 cases. *Ann Otol Rhinol Laryngol*. 2002;111(4): 323–327.

[3] Musy PY, Kountakis SE. Anatomic findings in patients undergoing revision endoscopic sinus surgery. *Am J Otolaryngol*. 2004;25:418–422.

[4] Leight WD, Leopold DA. Sphenoid "drill–out" for chronic sphenoid rhinosinusitis. *Int Forum Allergy Rhinol*. 2011;1(1):64–69.

[5] Donald PJ. Sphenoid marsupialization for chronic sphenoidal sinusitis. *Laryngoscope*. 2000;110(8):1349–1352.

[6] Thompson CF, DeConde AS, Chiu AG, et al. Mini–nasoseptal flap for recalcitrant sphenoid sinusitis. *Am J Rhinol Allergy*. 2013;27(2):144–147.

[7] Hadad G, Bassagasteguy L, Carrau RL, et al. A novel reconstructive technique after endoscopic expanded endonasal approaches: vascular pedicle nasoseptal flap. *Laryngoscope*. 2006;116(10): 1882–1886.

[8] El–Sayed IH, Roediger FC, Goldberg AN, et al. Endoscopic reconstruction of skull base defects with the nasal septal flap. *Skull Base*. 2000;18(6):385–394.

第四篇
眼眶手术
Orbital Surgery

第 17 章　内镜下鼻腔泪囊造口术
Endoscopic Dacryocystorhinostomy

Raymond Sacks　Yuresh Naidoo　著

麦麦提依明·托合提　译　　陈　曦　校

一、概述

• 内镜下鼻腔泪囊造口术（dacryocystorhinostomy，DCR）是治疗因解剖因素或功能性鼻泪管梗阻而引起溢泪的良好方法。

• 翔实的掌握鼻腔的解剖结构、更大的泪囊造口及对鼻腔黏膜精心的保护是手术成功的关键。

二、解剖

• 泪囊可延伸至中鼻甲腋上方约 10mm 处。

• 泪总管开口于泪囊侧壁上部，DCR 手术中必须充分显露该区域才能达到最佳疗效。

• 泪骨前方为上颌骨额突，后方与钩突相连。

• 筛骨纸样板的泪后区非常菲薄，钩突处不合理的操作可导致与眶内贯通。

• 意识到泪骨和泪囊位于眼眶前方非常重要；除非手术过程中不慎向后涉及图 17-1 这些重要解剖结构，发生眶内损伤的概率很低。

三、术前注意事项

• 手术在全麻下进行。

• 鼻腔内局部注射并用含减充血药的脑棉片收缩鼻腔。

• 用牙科注射器抽取 2ml 的 1% 利多卡因加 1∶100 000 肾上腺素的溶液，在中鼻甲腋和上颌骨额突区域浸润麻醉（图 17-2）。

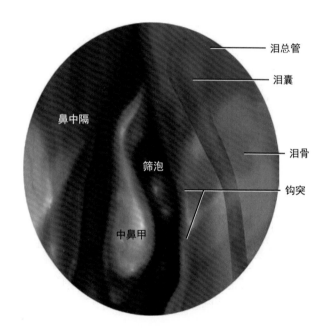

泪总管
泪囊
鼻中隔
筛泡
泪骨
钩突
中鼻甲

▲ 图 17-1　内镜下显示左侧中鼻甲、上颌骨额突、泪骨、钩突

泪囊延伸至中鼻甲腋上方，泪总管的开口位于泪囊外侧壁的上部

• 将 3 片含 1∶3000 肾上腺素浸泡的脑棉片分别置于中鼻道、上颌骨额突和相邻的鼻中隔区域。

• 如果鼻中隔偏曲影响到中鼻道和鼻腔外侧壁区的操作，需行鼻中隔矫正术。鼻中隔切口最好位于 DCR 手术区的对侧，这样既可以防止内镜反复进出损伤到鼻中隔黏膜瓣，又可以最大限度地减少因鼻中隔切口渗血造成的内镜模糊，以及术后鼻中隔和鼻外侧壁发生粘连的可能性。

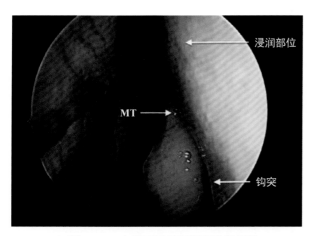

▲ 图 17-2　内镜下显示浸润麻醉的部位
MT. 中鼻甲

四、影像学检查注意事项

• 术前进行泪囊造影和泪道显影术，可以显示阻塞部位，以及是否是因为泪道狭窄造成的溢泪。

• 对于伴有鼻窦炎的患者，术前应常规行鼻窦 CT 检查。在大多数情况下，鼻窦手术可与 DCR 同期进行。

五、手术器械

• 0° 内镜和 30° 内镜。

• 11 号刀片或 Beaver 手术刀。

• Hajek-Koffler 咬骨钳或 2mm Kerrison 上向咬钳。

• DCR 矛状刀。

• Bellucci 微型耳科剪。

• 圆刀。

• 鼻道扩张器。

• Bowman 泪道探针（00 号和 000 号）。

• DCR 镰状刀。

• Lusk 小儿咬切钳。

• DCR 钻。

• Crawford 硅胶管。

六、经验与教训

• 因为狭窄的手术通路会影响手术医生制作准确的黏膜瓣切口，所以鼻中隔矫正术的适应证放的很低。

• 用 30° 内镜进行 DCR 手术，会比 0° 内镜提供更好的鼻腔外壁视野。

• Hajek-Koffler 咬骨钳和（或）Kerrison 咬骨钳在移除骨质方面比 DCR 钻更快，使用咬骨钳尽可能多地去除上颌骨额突骨质，直到咬骨钳无法夹住骨质时再换用 DCR 钻。

• 使用 Hajek-Koffler 咬骨钳去除骨质时，每咬一下均应先松开钳口观察一下，防止钳口无意中咬住泪囊壁造成泪囊损伤。

• 使用 DCR 钻在骨质与泪囊界面磨除骨质，来完全显露泪囊，不要在泪囊与骨质之间操作 DCR 钻，因为这将有可能损伤泪囊。

• 去除所有泪骨直到钩突处，但要避免干扰到钩突。因为钩突嵌入纸样板的区域非常薄，可能导致意外的眼眶损伤。

• 因为上、下泪小管在各自走行中形成一定夹角，所以用探针探查泪道时应轻柔，顺泪道走行方向进针，防止产生假道。可以与眼部整形外科医生成立一个工作组，来训练耳鼻咽喉科医生熟练掌握泪道探查技术。

• 当透过泪囊壁可以清楚地看到探针时，才能切开泪囊。

七、手术步骤

步骤 1：制作一个蒂部位于后方的黏膜瓣以显露泪骨与上颌骨额突

• 在中鼻甲腋上方 10mm 处做上切口，从中鼻甲腋后方 2～3mm 处水平向前切开黏膜约 10mm 至上颌骨额突处。

• 垂直刀片自上切口前端垂直向下切开黏膜至下鼻甲上缘。

• 从钩突处水平向前至垂直切口下端做下切口（图 17-3）。

步骤 2：掀起黏膜瓣

• 使用可吸引的 Freer 剥离子分离黏膜瓣（图 17-4）。从坚硬的上颌骨额突向转软的泪骨分离

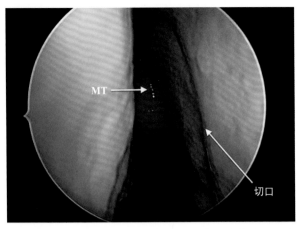

▲ 图 17-3　内镜下显示黏膜切口，制作一个蒂位于后方的黏膜瓣，来显露泪骨与上颌骨额突

MT. 中鼻甲

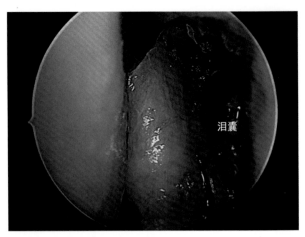

▲ 图 17-5　内镜下显示泪囊被完全显露，泪囊明显突入鼻腔

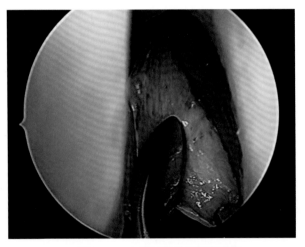

▲ 图 17-4　内镜下显示掀起黏膜瓣

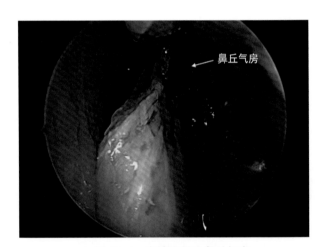

▲ 图 17-6　内镜下显示鼻丘气房

过程中，应紧贴骨面，以免丢失手术界面。

　　步骤 3：移除覆盖的骨质

　　• 圆刀剥除覆盖于泪囊前下部的泪骨骨质。

　　步骤 4：用 Hajek-Koffler 咬骨钳将覆盖在泪囊前下方的上颌骨额突咬除

　　• 当咬骨钳无法夹住骨质时，改用 DCR 钻。进一步去除骨质至黏膜切口，来充分显露泪囊。此时泪囊应明显突入鼻腔（图 17-5）。

　　步骤 5：显露鼻丘气房

　　• 显露鼻丘气房（图 17-6），此时泪囊的黏膜紧贴鼻丘气房的黏膜，使造口按预想愈合。

　　步骤 6：泪囊囊袋化

　　• 用泪道探针撑起泪囊。在切开泪囊前，一

定要确保通过泪囊壁能清楚地看到探针，以防止损伤泪总管。使用 DCR 矛状刀尽可能靠后纵行切开泪囊，形成尽可能大的前黏膜瓣（图 17-7）。

　　• 使用 Bellucci 微型耳科剪水平剪开后黏膜瓣上、下缘，并用 DCR 镰状刀切开前黏膜瓣相对应部位。

　　• 自此泪囊囊袋化完成，内囊平铺于鼻腔外侧壁上（图 17-8 和图 17-9）。

　　步骤 7：紧贴着泪囊黏膜修剪黏膜瓣

　　• 去除大部分内囊黏膜瓣，只保留囊袋化泪囊上、下缘处部分黏膜瓣（图 17-10）。

　　• 确认鼻丘气房已开放，气房黏膜紧挨着泪囊的后上部分。

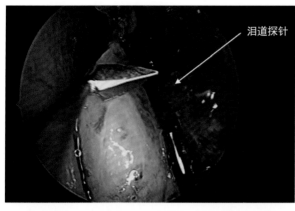

▲ 图 17-7　内镜下显见泪道探针撑起泪囊内侧壁

在切开泪囊前，一定要确保通过泪囊壁能清楚地看到探针，以防止损伤泪总管。使用 DCR 矛状刀垂直切开泪囊，切开动作要轻柔略带旋转

步骤 8：放置 Crawford 硅胶管

• 通过上、下泪小点将硅胶管放入鼻腔（图 17-11）。将一小块可吸收的明胶海绵置于 Crawford 硅胶管与黏膜瓣之间，撑住黏膜瓣，使黏膜瓣固定在合适的位置（图 17-12）。通过钛夹或简单地将两管末端绑住来固定硅管。

八、术后注意事项

• 在手术完成前，所有黏膜瓣都要仔细检查，以确保它们处于正确的位置，按照预想位置愈合。

• 有些术者习惯使用 Crawford 硅胶管，主要基于以下 3 个原因。

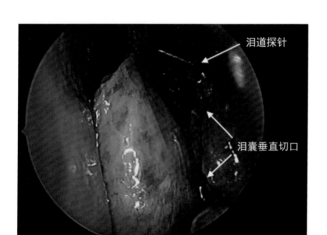

▲ 图 17-8　内镜下显示泪囊已被从上到下垂直切开，泪囊完全囊袋化

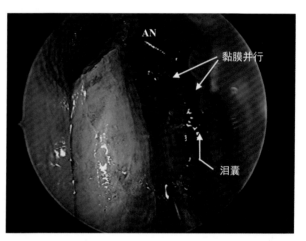

▲ 图 17-9　内镜下显示泪囊囊袋化已完成，平铺于鼻腔外侧壁上
AN. 鼻丘

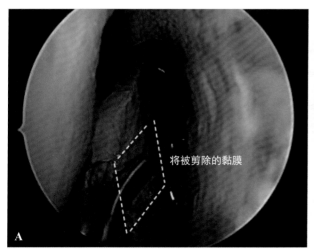

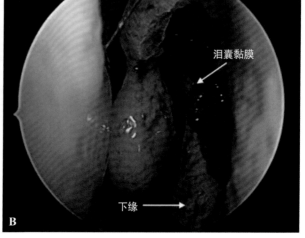

▲ 图 17-10　A. 修剪前：为确保泪囊黏膜造口位置固定，需要修剪黏膜瓣；B. 黏膜瓣修剪后

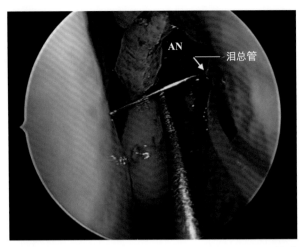

▲ 图 17-11　内镜下显示 Crawford 硅胶管通过泪总管进入鼻腔

AN. 鼻丘

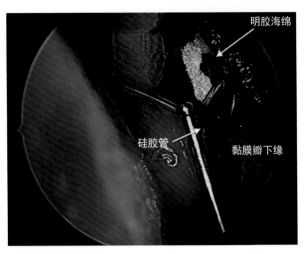

▲ 图 17-12　内镜下显示明胶海绵放置于硅胶管旁支撑泪囊黏膜，使黏膜分开

－ 硅胶管可扩张泪总管，狭窄的泪总管是导致一些患者溢泪的主要原因。这种情况常常只能在术中发现，而泪囊造影检查阴性高度提示泪总管狭窄的可能性。

－ 沿着 Crawford 硅胶管将明胶海绵放置于黏膜边缘，可使黏膜瓣位置更容易固定。

－ 硅胶管周围可产生表面张力作用，有助于泪液通过泪道系统引流。

• 患者出院时使用生理盐水喷雾剂喷鼻，口服 5 天抗生素，并使用抗生素滴眼液 2 周。术后 2 周复查，清理术区痂皮。

• 术后 4 周取出 Crawford 硅胶管，使用荧光素染料消失试验和 Valsalva 气泡试验检查泪道系统的通畅度。

九、特殊注意事项

修正手术

• 在剩余的骨面上做黏膜切口。DCR 手术失败的主要原因是未充分显露泪总管和泪囊。先探查中鼻甲腋上方和上颌骨额突的骨质，来确定原先去除骨质的范围，并直接在骨面上做新的黏膜切口。

• 在残余的泪囊壁上锐性分离并制作黏膜瓣。

• 从鼻丘气房获取游离黏膜移植于残余的泪囊处，可防止继发性纤维化和肉芽组织的形成。

• 丝裂霉素 C 的应用已被证明对内镜下 DCR 修正手术有一定益处[1-3]。

• Crawford 硅胶管术后应保留 4～6 周。

• 患者术后局部应用类固醇激素滴剂 1 周。

参 考 文 献

[1] Kao SC, Liao CL, Tseng JH, et al. Dacryocystorhinostomy with intraoperative mitomycin C. *Ophthalmology*. 1997;104:86–91.

[2] Zilelioglu G, Ururbas SH, Anadolu Y, et al. Adjunctive use of mitomycin C on endoscopic lacrimal surgery. *Br J Ophthalmol*. 1998;82:63–66.

[3] Camara JG, Bengzon AU, Henson RD. The safety and efficacy of mitomycin C in endonasal endoscopic laser–assisted dacryocystorhinostomy. *Ophthal Plast Reconstr Surg*. 2000;16: 114–118.

第 18 章　内镜下眼眶减压手术
Endoscopic Orbital Decompression

Brian C. Lobo　Raj Sindwani　著

王友伟 译　姜 辉 校

一、概述

• 100 多年前，眼眶减压手术已被用于治疗 Graves 病相关的严重眼球突出和 Graves 病所致的视神经病变［也称为甲状腺眼病（thyroid eye disease，TED）］。

• 尽管切除眼眶四壁任何一个壁的眼眶减压技术已有报道[1-4]，但 Walsh 和 Ogura 在 20 世纪 50 年代报道的经鼻入路受到大多数耳鼻咽喉科医生的青睐[5]。

• 20 世纪 80 年代中期经鼻内镜鼻窦手术应用后不久，外科医生就开始尝试内镜下的眼眶手术。

• 内镜下眼眶减压术最早由 Kennedy 和 Michel 等在 20 世纪 90 年代早期提出[6, 7]。

• 关键解剖标志内镜下清晰可见，因此内镜下可以安全彻底地减压整个眼眶内侧壁和眶底内侧部。

• 这种视野的改善在眶尖区域最有意义，因为这里是视神经病变患者减压的关键区域，传统的外侧入路对该区域的视野暴露较差。

• 这些显著的优点使内镜技术可以取代先前的手术技术成为眼眶减压的首选术式。

二、解剖

• 鼻窦的解剖有个体化差异，在术前影像中识别解剖结构是很重要的（图 18-1）[8]。图 18-1 中橙色阴影是内镜眼眶减压手术中去除的部分。

（一）上颌窦的标志

• 上颌线是钩突和上颌骨的连接处[9]。

• 上颌窦顶部（眶底）是一个重要的标志，因为它是减压手术的界线。

• 眶下神经穿过上颌窦顶部，支配下眼睑、上唇、和部分鼻前庭（三叉神经上颌支的分布范围）。

（二）筛窦的标志

• 众所周知，颅底高低不一，从前向后向下倾斜。

• 颅底后缘与蝶窦的前缘交界处相对较厚。

• 蝶骨面与颅底后缘交界处所成夹角称为蝶筛角，这代表眶部减压的后界[10]。

• 纸样板是筛骨的薄眶板，它形成眶内侧壁，在眼眶减压手术中需要被去除。

• 在 TED 患者中，纸样板常因眶内压力增加而隆起或凸出。

（三）蝶窦的标志

• 重要的蝶窦标志如下。

– 蝶骨面。

– 上鼻甲，蝶窦开口位于它的内侧和下方。

– 蝶窦开口。

三、术前注意事项

• 内镜下眼眶减压术适用于中度至重度 TED

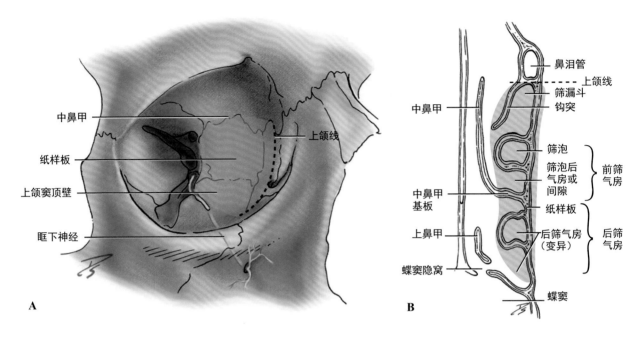

▲ 图 18-1　冠状位（A）和轴位（B）示意图显示了内镜下眼眶减压术的边界
黄色阴影区域为规范化内镜下眶内侧壁和底壁减压的范围

的患者。这些适应证包括眼球突出（包括为了美容）、暴露性角膜病变、复视和视神经病变。

• 内镜下的眼眶减压术也可用于眶内良性肿瘤的切除[11, 12]，眶内脓肿和血肿的减压以及性质不明确的病变组织的活检；引起视力障碍的恶性肿瘤的姑息性治疗，经鼻内镜下筛前动脉眼眶内结扎[13]，以及视神经减压[14]。

• 内镜技术对包括颅底和眶尖在内的关键解剖标志的显示有无与伦比的优势，因此可避免了外侧或唇下部入路切口。

• 手术通常在全麻进行，然而，在有严重合并症患者或手术为患者仅存视力眼睛的情况下，可采用镇静状态下的局部麻醉（取决于手术医生的偏好）。

• 内镜下眼眶减压术可以单侧、双侧或分期进行，也可联合行外侧减压术。

• 风险、获益和替代方案应与患者和眼科团队讨论，但通常推荐一次手术行双侧减压。

• 通常在全麻下对患者仅存视力的眼睛进行内镜下眼眶减压术。

• 对于病情严重，推荐的方案是进行三壁平衡的减压，这个方案包括内镜下的眼眶内侧壁和眶底内侧减压以及外侧入路的外侧壁减压。

• 术前与麻醉团队讨论内镜下眼眶减压术的细节是非常必要的。这将减少拔管后因使用面罩通气产生皮下和（或）眼窝内气肿的潜在风险。

四、影像学检查注意事项：CT 检查

• 评估颅底方向。

• 检查中鼻甲附着处。

• 确认筛前动脉的位置和走行。

• 评估是否存在 Onodi 气房（又称蝶筛气房），它是位于蝶窦上外侧的后筛气房。

– Onodi 气房的存在是很重要的，因为视神经通常会经过这个气房的外侧，而不是经过蝶窦。

– 尽管最好在矢状位 CT 图像上评估 Onodi 气房，但当冠状位 CT 观察到四象限蝶窦时，应怀疑为 Onodi 气房。

• 确定筛前动脉的位置，防止术中的意外损伤。

– 冠状位 CT，在眼球最后的影像层面上筛前动脉位于内直肌和上斜肌交汇处且在其管内

呈乳头状。

- 当眶上气房过度发育，筛前动脉位于筛窦内，低于颅底水平，这种情况下筛前动脉容易在术中受损。

- 评估是否存在中鼻甲肥厚，并注意其在颅底的附着处。

五、手术器械（图 18-2）

- 标准的内镜鼻窦手术在程序上常需要标准的上颌窦口扩大术、蝶筛窦切除术和中鼻甲切除术。

- 0° 硬性内镜和 30° 硬性内镜。

- 推荐影像导航系统，但不是必须的。

- 手术减压所需要的关键器械如下。

- 镰状刀或蛛网膜刀。

- Cottle 剥离子。

- 直切割钳。

- 90° 的刮匙。

六、经验与教训

（一）经验

- 中鼻甲切除术可最大限度地显露眶内侧壁，可以允许最大限度地行眶内容物减压并便于术后清理。

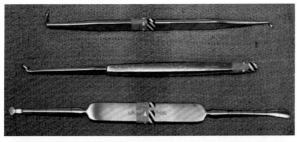

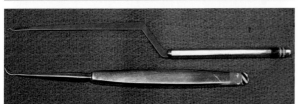

▲ 图 18-2　内镜下眶减压术所使用器械

上面是 90° 刮匙、直刮匙、Cottle 剥离子，下面是蛛网膜刀和镰状刀

- 眶底切除时应使用 30° 内镜。

- 双球探针可将眶周抬离眶底内侧并在眶底向下骨折时为刮匙进入提供空间。

- 应完整保留颅底附近一小片纸样板（特别是前部）。这可避免术中颅底损伤、潜在的脑脊液漏和术后额窦隐窝堵塞。

- 在眶周切开前应先行蝶筛窦切除、纸样板切除及止血。

- 眶周切开应该从后方开始，因为脂肪和眶内容物会突入鼻腔遮挡后方视野。

- 打开眶周时应使用蛛网膜刀或镰状刀的尖端以避免损伤包括眼外肌和视神经。

- 最近腕管松解刀的使用为眶周切开提供了一种新的工具。

（二）教训

- 如果损伤筛前动脉或蝶腭动脉会导致出血。

- 眶周切开时可能发生视神经损伤。

- 如果切除太靠前，可能导致鼻泪管损伤。

- 上筛骨纸样板切除可能增加颅底损伤和脑脊液漏的风险。

- 在眶周切除或眶底向下骨折时，可发生内直肌或下直肌等眼外肌损伤。

- 如果上颌窦口扩大不充分或蝶窦切除不充分，术后可能会出现上颌窦堵塞和鼻窦炎。

- 当减压后眶内容物突入额隐窝时，可能发生术后额窦炎。

- 不平衡的减压可导致眼球内陷或双眼不对称。

七、手术步骤

- 以下是文献中所述的内镜下眼眶减压术操作技术[14]，并经著者修改。

- 患者采取标准仰卧位。术区消毒后用胶带横行粘贴，以保持眼睛处于无菌区域。

- 用 0.05% 羟甲唑啉或 4% 可卡因棉片收敛鼻腔。

－局麻：1% 盐酸利多卡因混合肾上腺素1：100 000 沿着鼻腔外侧壁、上颌线处及中鼻甲内注射。

步骤 1：中鼻甲切除、上颌窦口扩大、完整的筛窦切除及蝶窦开放术

• 推荐减压手术时切除中鼻甲。

• 内移并切除钩突。

• 向后最大限度地扩大上颌窦口以达到眶底并防止眶内脂肪阻塞上颌窦口，保护鼻泪管。

• 使用 30° 内镜检查眶下神经，应该能看到它沿眶底行走。

• 行标准的全筛窦切除和广泛的蝶窦开放术以避免将来因眶内脂肪脱垂而导致的阻塞性疾病（图 18-3A 和 B）。

• 可以使用影像导航系统，确保已切除所有眶内侧壁的筛窦气房，并显露出蝶骨面和颅底。

步骤 2：打开眶内侧壁

• 使用刮匙以可控的方式小心进入眶内侧壁（图 18-3C 和 D）。

• 这个操作动作要轻柔，不使用暴力，不要损伤眶周筋膜，在这个过程中不应观察到眶内脂肪。

• 在保留眶周下部的同时，剥离纸样板的薄骨片（图 18-3E 和 F）。

步骤 3：去除眶内侧壁碎骨片

• 使用 Blakesley 钳去除碎骨片。

• 逐步去除骨片，向上至筛顶，向下至眶底，向前至上颌线，向后至蝶骨面。

步骤 4：将眶底向下骨折

• 将眶周从内侧眶底抬离。

• 将刮匙置于眶底内侧并用力将其骨折（图18-4）。

• 眶底骨质比眼眶内侧壁更厚，因此在此操作中可能需要更大的力量。

－这个操作需要去除眶状突的支撑来达到目的。

• 沿着眶下神经管的裂面上可能骨折成一块大骨片。

• 使用 30° 内镜和翘头钳可以方便地去除骨片。

步骤 5：眶周切开（图 18-5）

• 一旦切除纸样板和眶底内侧就可以充分显露眶周，使用镰状刀打开筋膜层。

• 在减压区域后缘从后向前切开以防止脂肪和眶内容物的膨出而遮挡视野。

• 用球头探针和镰状刀，确认后切除脂肪小叶间残留的浅表纤维带。

步骤 6：眶内脂肪突入筛窦和上颌窦腔

• 在手术完成后，会看到大量脂肪膨出到打开的筛窦和上颌窦腔内（图 18-6）。

－理想情况下，上颌窦、蝶窦口及额窦引流通道仍应可见。

• 挤压眼球确认眼球会进一步回纳，并促使更多的脂肪膨出。

止血

• 在内镜眼眶减压术中遇到出血最好使用双极电凝处理。应避免使用单极电刀，因为它可能损伤眶内结构。

• 手术结束时，应避免填塞，以确保最大限度地减压，防止眶内容物受压。

八、术后注意事项

（一）术后护理

• 术后第一天，给予患者开具的口服抗葡萄球菌的抗生素后即可出院（国外可凭处方到院外购买抗生素）。

• 出院健康宣教包括以下内容。

－不要擤鼻。

－张嘴打喷嚏。

－术后 5～7 天内不要提重物或负重。

－术后 1 周保持持续的气道正压通气（continuous positive airway pressure，CPAP）和双水平正压通气（bilevel positive airway pressure，BIPAP）。

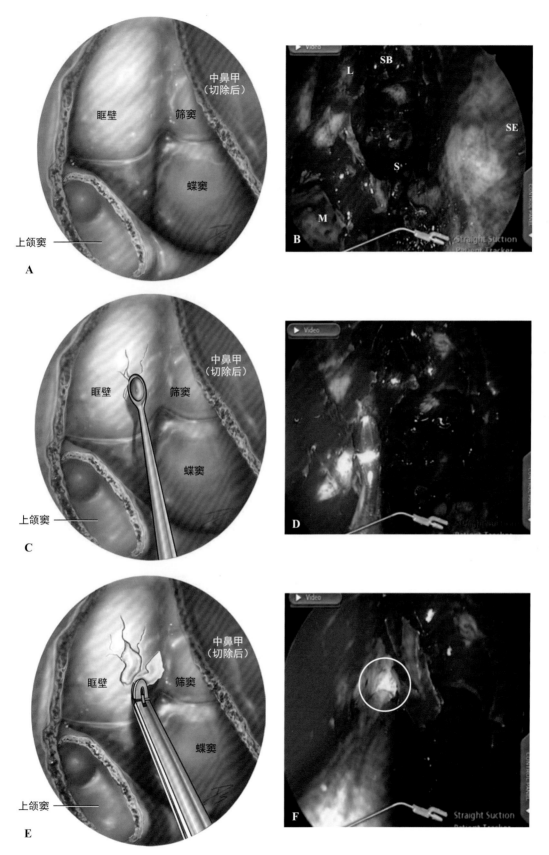

▲ 图 18-3　**A** 和 **B.** 分别是中鼻甲切除及蝶窦开放后上颌窦窦口扩大术的示意图和内镜下的图像；**C** 和 **E.** 示意图是内镜下打开骨性眶内壁的视野，注意颅底和上颌窦的关系；**D** 和 **F.** 内镜下去除眶壁内侧碎骨片，注意下部的眶周（**F**，圆圈）

L. 纸样板；M. 上颌窦；S. 蝶窦口；SB. 颅底；SE. 鼻中隔

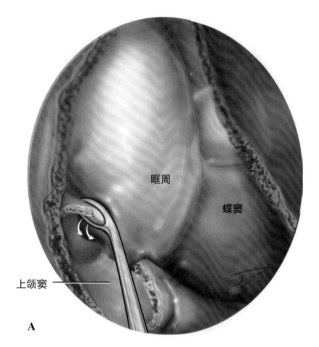

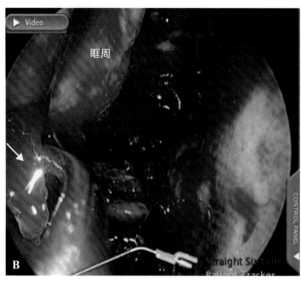

▲ 图 18-4 眶底内侧向下骨折（箭）的手术示意图（A）和内镜下视图（B）

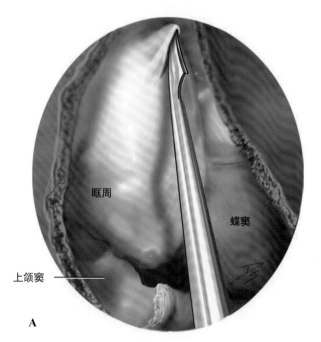

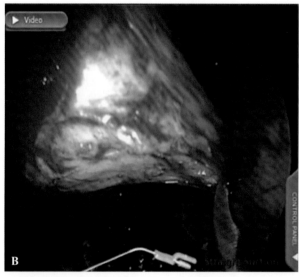

▲ 图 18-5 A. 内镜下切开眶周后的示意图；B. 切除眶周纤维带的内镜视图

– 每天两次用盐水冲洗鼻腔。

• 术后第 1 周复查时，在内镜下清除术腔的痂皮和碎片。如有必要，可在 1 周后重复。

（二）预后

• 良好的内镜下眼眶减压手术的效果如图 18-7 所示。

• 内镜下眼眶减压术产生的眼球后移平均为 3.5mm（2～12mm）。在内镜手术的基础上加同期的外侧减压术，眼球可额外后移 2mm 的眼球后移[16]。

• 眼眶减压术后的复视并不罕见，其原因是眼外肌的牵拉导致轴线改变的结果。估计

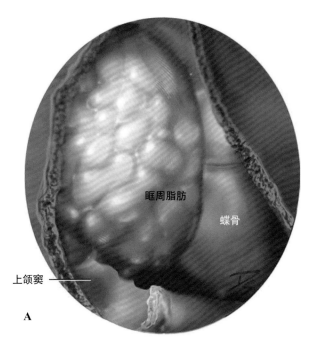

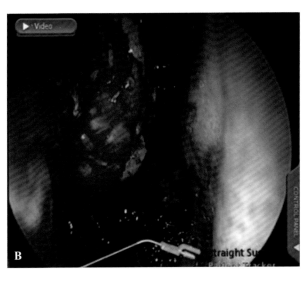

眶周脂肪

蝶骨

上颌窦

A

B

▲ 图 18-6　眶内脂肪膨出的示意（A）和内镜视图（B）

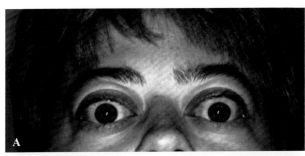

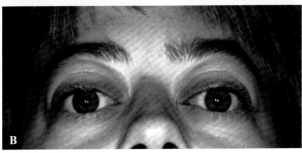

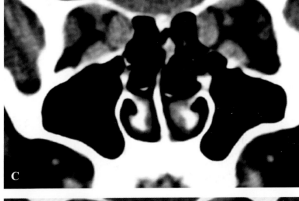

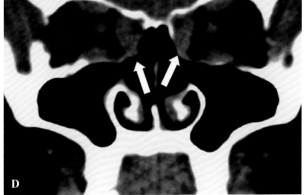

A

B

C

D

▲ 图 18-7　术前（A）术后（B）照片，术前（C）和术后（D）接受内镜下眼眶减压术患者的 CT 影像。注意被去除的眶内侧壁的切除和突出的脂肪（D，箭）

将有高达 1/3 的患者有复视。对大多数患者来说，它是暂时的，在几周至几个月内会自行消退。

– 新的证据表明，保留眶内下方的支撑可以

降低复视的发生率 [17, 18]。

– 所有的患者都应该被告知术后复视的可能，以及如果持续复视的话可能需要手术干预。

• 对于减压术后 8~10 个月持续复视的患者

可考虑手术矫正眼外肌或斜视。

九、特殊注意事项

• 如果上颌窦口扩大过度向前延伸并损伤鼻泪管，则可能出现溢泪。可以通过内镜下泪囊鼻腔造瘘术来处理这一并发症。

• 关于复视、梗阻后鼻窦炎的咨询解释工作应由手术医生来进行。

• 脑脊液漏和失明是非常罕见的并发症。可通过在上方留下一小片纸样板来降低术中颅底损伤的风险。

结论

• 内镜下经鼻入路非常适用于眼眶和视神经管减压。

• 高分辨率的内镜为去除眶尖和颅底的骨质提供了良好的视野。

• 内镜下眼眶减压术已被证实是治疗 TED 安全有效的手术方式。

• 最近的证据表明，内镜下减压并不比开放性减压花费高[19]。

参 考 文 献

[1] Krönlein R. Zur pathologie und operativen behandlung der desmoid cysten der orbita. *Beitr Klin Chir*. 1889;4:149–163.

[2] Sewall E. Operative control of progressive exophthalmos. *Arch Otolaryngol Head Neck Surg*. 1936;24:621–624.

[3] Hirsch O. Surgical decompression of exophthalmos. *Arch Otolaryngol Head Neck Surg*. 1950;51:325–331.

[4] Naffziger HC. Progressive exophthalmos. *Ann R Coll Surg Engl*. 1954;15:1–24.

[5] Walsh TE, Ogura JH. Transantral orbital decompression for malignant exophthalmos. *Laryngoscope*. 1957;67:544–568.

[6] Kennedy DW, Goodstein ML, Miller NR, et al. Endoscopic transnasal orbital decompression. *Arch Otolaryngol Head Neck Surg*. 1990;116:275–282.

[7] Michel O, Bresgen K, Russmann W, et al. Endoscopically–controlled endonasal orbital decompression in malignant exophthalmos [in German]. *Laryngorhinootologie*. 1991;70:656–662.

[8] Antisdel J, Sindwani R. Role of image–guidance technology in endoscopic surgery of the orbit. *Op Tech Otolaryngol Head Neck Surg*. 2009;20:101–105.

[9] Chastain JB, Cooper MH, Sindwani R. The maxillary line: anatomic characterization and clinical utility of an important surgical landmark. *Laryngoscope*. 2005;115:990–992.

[10] Chastain JB, Sindwani R. Anatomy of the orbit, lacrimal apparatus, and lateral nasal wall. *Otolaryngol Clin North Am*. 2006;39:855–864.

[11] Lenzi R, Bleier BS, Felisati G, et al. Purely endoscopic trans–nasal management of orbital intraconal cavernous haemangiomas: a systematic review of the literature. *Eur Arch Otorhinolaryngol*. 2016;273(9):2319–2322.

[12] Castelnuovo P, Turri–Zanoni M, Battaglia P, et al. Endoscopic endonasal management of orbital pathologies. *Neurosurg Clin N Am*. 2015;26(3):463–472.

[13] Pletcher SD, Metson R. Endoscopic ligation of the anterior ethmoid artery. *Laryngoscope*. 2007;117:378–381.

[14] Pletcher S, Sindwani R, Metson R. Endoscopic orbital and optic nerve decompression. *Otolaryngol Clin North Am*. 2006;39:943–958.

[15] Garg R, Varshney R, Lee JT, et al. New instrumentation in endoscopic medial orbital decompression. *Laryngoscope*. 2016;126(9):1981–1983.

[16] Metson R, Dallow RL, Shore JW. Endoscopic orbital decompression. *Laryngoscope*. 1994;104:950–957.

[17] Finn AP, Bleier B, Cestari DM, et al. A Retrospective review of orbital decompression for thyroid orbitopathy with endoscopic preservation of the inferomedial orbital bone strut. *Ophthal Plast Reconstr Surg*. 2016.

[18] Yao WC, Sedaghat AR, Yadav P, et al. Orbital decompression in the endoscopic age: the modified inferomedial orbital strut. *Otolaryngol Head Neck Surg*. 2016;154(5):963–969.

[19] Ference EH, Sindwani R, Tan BK, et al. Open versus endoscopic medial orbital decompression: utilization, cost, and operating room time. *Am J Rhinol Allergy*. 2016;30(5):360–366.

第 19 章　视神经减压术
Optic Nerve Decompression

Henry P. Barham　Vijay R. Ramakrishnan　Todd T. Kingdom　著

丛子翔　译　　马驰原　校

一、概述

• 内镜经鼻手术已成为鼻窦、眼眶和前颅底病变外科治疗的有效术式。随着光学和照明的改进，先进的仪器和手术导航系统的引入，技术的进步在推进内镜外科发展中至关重要。

• 目前有多种视神经手术入路，从经鼻内镜到开颅手术。相对而言，经鼻内镜入路具有无外部切口，保留嗅觉，优越的视觉效果及可到达视神经内侧等优势，因此该入路是视神经减压的首选。

• 建议与眼科医生或神经眼科医生密切合作。耳鼻咽喉科医生虽然对手术入路很熟悉，但在尝试应用此入路进行手术前应累积足够的经验。

• 视神经减压术的适应证有限。许多病例决定进行内科治疗而不是手术治疗是存在争议的。

二、解剖

（一）眶和眶尖

• 锥外间隙内主要是包裹在眶骨膜内的眶脂肪。

• 锥内间隙位于眼外肌筋膜内，内含肌肉、球后脂肪、视神经和眼动脉（图 19-1）。

• Zinn 环是由软脑膜和蛛网膜融合形成的纤维增厚。Zinn 环既是神经周围纤维组织最狭窄的部分，也是眼外肌的附着部位。

• 眶上裂位于视神经孔的外上方，眶下裂位于视神经孔的外下方。

（二）视神经

• 视神经可分为颅内段、管内段、眶内段和球内段四部分（图 19-2）。

• 视神经管由蝶骨小翼的两支柱构成。管内有视神经及眼动脉走行。视神经减压术就是针对视神经的管内段进行减压。

• 视神经是大脑的直接延续，由 3 层脑膜包裹，其蛛网膜下腔内含有脑脊液。硬脑膜分为两层，外层形成眶骨膜，内层与蛛网膜融合（图19-3）。85% 的患者眼动脉走行于视神经的外下方，15% 的患者眼动脉走行于视神经的内下方（图 19-4）。

（三）窦

• 经筛窦进入蝶窦提供了到达视神经的通道。中鼻甲、上鼻甲、颅底及筛骨纸样板构成了该通道的边界。蝶窦可能存在不同程度的气化。在蝶窦侧面通常可以观察到视神经上方和颈内动脉下方压迹形成的视神经颈内动脉隐窝（图 19-5）。Onodi 气房是后组筛窦向外上方气化进入蝶窦的气房。这个气房会包含部分视神经。

三、适应证和禁忌证

• 视神经减压的适应证包括外伤性视神经病变、甲状腺眼病相关的视神经病变、特发性颅高

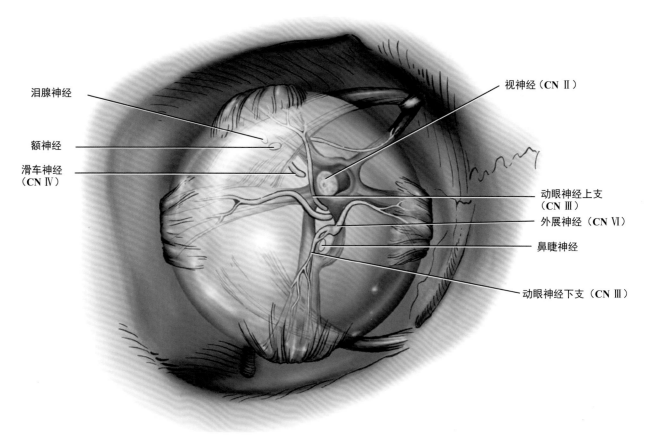

泪腺神经

额神经

滑车神经（CN IV）

视神经（CN II）

动眼神经上支（CN III）

外展神经（CN VI）

鼻睫神经

动眼神经下支（CN III）

▲ 图 19-1　后眼眶冠状位图
CN. 脑神经

压、纤维骨病及其他肿瘤（鼻窦肿瘤、脑膜瘤、眶尖肿瘤）继发的视力下降。

• 视神经减压的禁忌证包括视神经或视交叉完全断裂、视神经完全萎缩、颈内动脉海绵窦瘘及同时患有无法进行全麻的其他疾病。

• 如果条件允许，在考虑减压前应给予药物治疗试验。对于外伤性视神经病变进行减压是存在争议的。有严重的视力减退且高剂量的类固醇治疗无法改善的患者可能从视神经减压手术中获益。对于外伤性视神经病变，减压时机也有争议。一般来说，越早减压视力恢复的概率越高。

四、术前注意事项

• 应进行完整的眼科查体，其中包括瞳孔检查、眼球突出评估、眼压测量、视野检查（面对面正规视野检测）、视力检查、色觉检查、眼底检查（明确是否有神经萎缩和视盘水肿，排除视

力丧失的其他原因），如果患者昏迷则测量视觉诱发电位，如果怀疑血肿则进行超声检查。

• 可选药物治疗如下。

– 外伤性视神经病变的类固醇治疗试验：甲泼尼龙 30mg/kg 负荷剂量，然后 5.4mg/(kg·h)×48h。

– 甲状腺眼病的放射治疗。

– 特发性颅内高压的利尿药治疗。

• 应考虑疾病过程的自然史。非手术治疗的预后应与手术减压的预后相平衡。

五、影像学检查注意事项

• 对鼻窦和眼眶进行薄层 CT 检查：评估视神经管受压、骨折或骨移位，评估手术相关的鼻窦解剖结构，并用于影像导航。

• 当根据病史、体格检查、CT 检查（图 19-7）怀疑视神经受压时，应回顾冠状位及轴位的影像（图 19-6）并行眼眶的 MRI 检查。

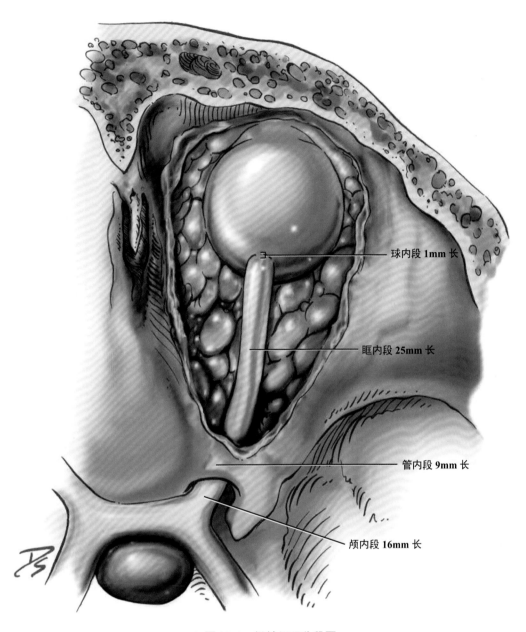

球内段 1mm 长

眶内段 25mm 长

管内段 9mm 长

颅内段 16mm 长

▲ 图 19-2　视神经四分段图

六、手术器械（图 19-8）

• 0° 内镜和 30° 内镜。

• Kerrison 咬骨钳或蝶窦钳。

• J 形刮匙、剥离子、球头探针。

• 15° 冲水金刚磨钻。

• 尖锐的镰状刀片。

• 纤维胶。

• 根据外科医师的习惯也可采用超声骨刀去除骨质。

影像导航系统是被内镜外科医师所广泛接受的外科设备，并用于大多数扩大经鼻入路。影像导航系统有助于识别关键的结构及变异的解剖标志，以增加外科医生的信心，从而能进行更完全的解剖分离。

七、经验与教训

（一）经验

• 应尽早鉴别筛骨纸样板并行完整的筛窦切除术。

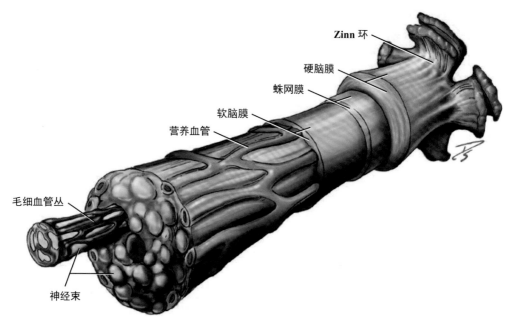

▲ 图 19-3 视神经层次示意

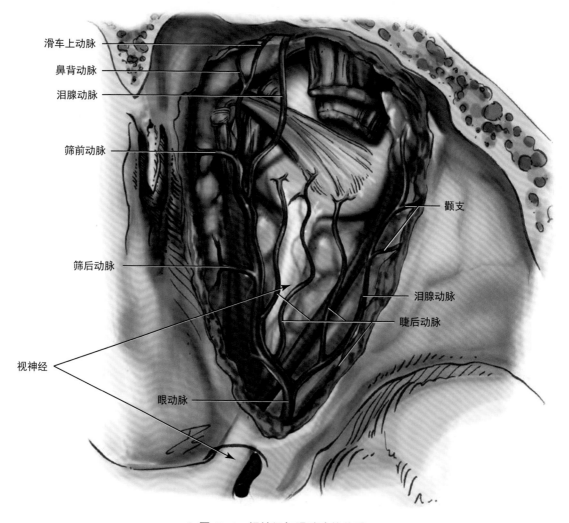

▲ 图 19-4 视神经与眼动脉的关系

在 85% 的病例中，眼动脉在视神经的外下方走行。在 15% 的病例中，眼动脉在视神经的内下方走行

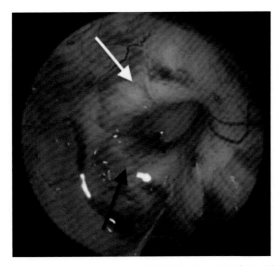

▲ 图 19-5　内镜下显示左侧蝶窦侧壁上的视神经（白箭）和颈内动脉（黑箭）压迹

*. 为视神经颈内动脉隐窝

- 最大限度地开放蝶窦，有易于置入磨钻并优化视野。

- 考虑到蝶窦内灌洗液的积聚，建议采用能进行抽吸和冲洗的磨钻。应有必要的设备和人员在场以备出现并发症。

- 双鼻孔、双人四手技术、鼻中隔后部切除在一些具有挑战性的病例中是有用的。

（二）教训

- 显露至关重要。如果有必要，一侧中鼻甲切除或中鼻甲摆动以帮助观察和放置器械。

- 意外破坏位于后筛的眶骨膜会出现脂肪脱垂和出血而妨碍观察。

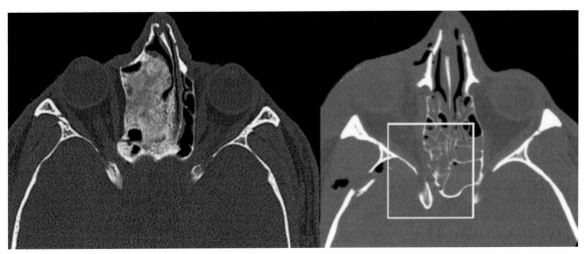

▲ 图 19-6　A. 纤维骨病引起视盘水肿患者的轴位 CT 图像；B. 外伤性视神经病变患者的轴位 CT 图像，骨折线沿视神经管走行（白框）

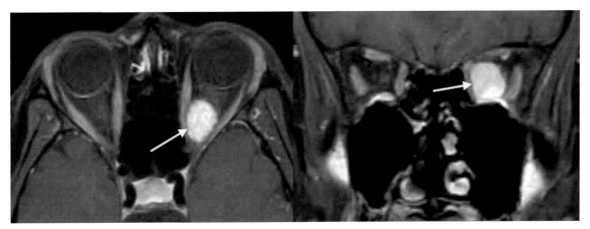

▲ 图 19-7　一位进行性视力丧失患者的轴位（A）和冠状位（B）T₁增强 MRI，可见左侧眶尖大海绵状血管瘤（白箭）

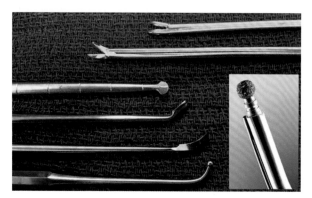

▲ 图 19-8　视神经减压术常用器械

小插图经许可转载，由 Medtronic, Jacksonville, Florida 提供

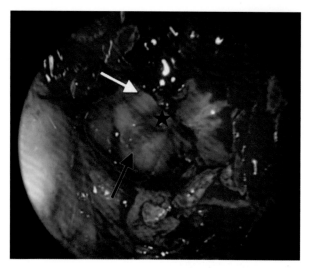

▲ 图 19-9　内镜下从筛窦观察左侧蝶窦

可见视神经（白箭）和颈内动脉（黑箭）压迹，视神经颈内动脉隐窝（★）

· 应轻柔地去除骨质。应先用金刚磨钻对骨质进行"蛋壳化"处理然后移除。磨除骨质时若没有持续的冲水，可能发生热传导损伤神经。

· 如果切开视鞘，应从内侧或内上方切开以免损伤眼动脉。脑脊液可能在切开视鞘后流出，可局部应用纤维胶封堵或覆盖游离黏膜瓣。

八、手术步骤

步骤 1：进行全筛窦切除术

· 完成此步骤后，继续进行下一步。

步骤 2：进行广泛的蝶窦切开术

· 使用蕈头咬切钳或 Kerrison 咬骨钳最大限度地扩大蝶窦开口。

· 蝶腭动脉的后鼻支可在下方穿过，如有出血，应电凝止血。

步骤 3：识别视神经、颈内动脉隆起和视神经颈内动脉隐窝（图 19-9）

· 完成此步骤后，继续进行下一步。

步骤 4：骨折位于后筛的纸样板

· 用 J 形刮匙、剥离子或球头探针将后筛内的纸样板在蝶窦面前方约 1cm 处骨折（图 19-10）。

· 用球头探针或 Freer 剥离子将这部分纸样板剥离直至视柱。

· 筛骨纸样板从前向后会逐渐增厚。当骨质过厚时，需要用磨钻或超声吸引器来去除骨质。

· 尽量保持眶骨膜完整。

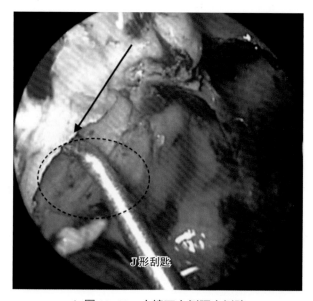

J 形刮匙

▲ 图 19-10　内镜下右侧眶内侧壁

可见已骨折的纸样板（箭）和下面的眶骨膜（虚线椭圆圈）

步骤 5：移除视神经管内段表面的骨质

· 使用金刚磨钻并大量冲水来移除骨质。

· 沿神经轴进行骨质磨除，而不要磨穿。

· 骨质变薄时，将骨片从内侧剥落（图 19-11 和图 19-12）。

· 尽量达到 180° 减压（图 19-13）。观察有无神经内血肿。

步骤 6：考虑切开视鞘的必要性

· 很少需要切开视鞘。如果需要切开，为避

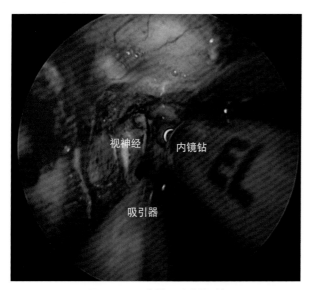

▲ 图 19-11　内镜下右侧视神经

视鞘表面骨质已沿神经轴磨除（图片由 Vijay R. Ramakrishnan, MD, University of Colorado, Denver, Colorado; Henry P. Barham, MD, Sinus and Nasal Specialists of Louisiana, Baton Rouge, Louisiana 提供）

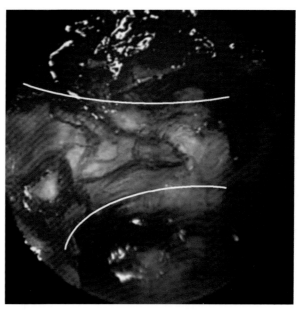

▲ 图 19-13　内镜下右侧视神经近 180° 减压

此例视鞘并未切开。白线提示减压的视神经

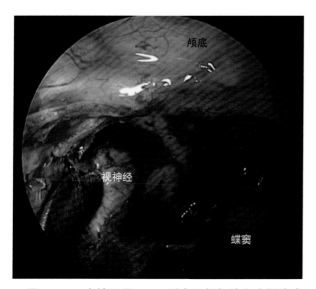

▲ 图 19-12　内镜下用 Freer 剥离子轻轻地向内侧将磨薄后的骨质骨折

图片 Vijay R. Ramakrishnan, MD, University of Colorado, Denver, Colorado; Henry P. Barham, MD, Sinus and Nasal Specialists of Louisiana, Baton Rouge, Louisiana 提供

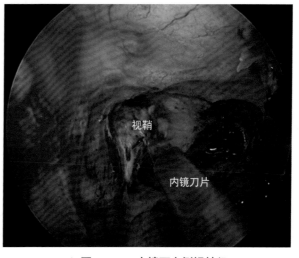

▲ 图 19-14　内镜下右侧视神经

内镜刀片被用于切开视鞘（图片由 Vijay R. Ramakrishnan, MD, University of Colorado, Denver, Colorado; Henry P. Barham, MD, Sinus and Nasal Specialists of Louisiana, Baton Rouge 提供）

免损伤眼动脉，切口应在内上象限。应同时切开 Zinn 环（图 19-14）。

• 观察是否存在脑脊液漏。如果存在脑脊液漏，用一小块游离黏膜或纤维胶覆盖神经表面，并用一小块可吸收填塞物（如明胶海绵

覆盖止漏。

步骤 7：敷料

• 大部分病例无须鼻腔填塞。

• 可行中鼻甲内侧缝合或复位（如行中鼻甲摆动移位）。

九、并发症

• 内镜视神经减压术相关并发症包括蝶腭动脉出血、颈动脉损伤、瘀斑和血肿、内直肌损伤或经 Zinn 环切开引起的复视、视力丧失或视力无改善、脑脊液漏和脑膜炎。

十、术后注意事项

• 以下为常用处方药物：①大剂量口服类固醇，并逐步减量；②口服抗生素；③早期应用淡盐水冲洗或喷雾。

• 避免鼻腔填塞。

• 应进行连续的眼部检查，以帮助指导类固醇药物减量。

• 患者指导应包括限制活动，避免擤鼻涕和用力呼吸，还应指导患者识别和汇报颅内和眼眶并发症的症状和体征。

• 限制术后鼻内清创。

• 患者应接受眼科医生的持续后期治疗。

第 20 章　眼眶肿瘤的内镜入路与手术切除
Endoscopic Approach and Removal of Orbital Tumors

Marcel Menon Miyake　Benjamin S. Bleier　著

苑　锋　译　　马驰原　周良学　校

一、概述

• 内镜经鼻入路眼眶手术适用于位于视神经内侧和（或）下方的肿瘤[1]。

• 当通过一个标准的外侧入路进入时，该解剖部位深在、照明不佳并且被眶脂肪所遮盖。

• 内镜入路还可以避免外侧入路时对眼球和视神经的骚扰[2]。

二、解剖

• 锥外间隙主要由眶骨膜和内直肌之间的眶脂肪组成。筛骨的神经血管在内直肌上缘从外侧横穿至内侧。

• 锥内间隙被 6 条眼外肌包围，并被视神经分成内侧 / 外侧和上 / 下部（图 20-1）。

• 锥内间隙内侧被分成 3 个概念性区域，手术入路相关的技术难度逐步增加[3]（图 20-2）。

- A 区：眼动脉内下肌支的前方和将内直肌肌腹分成上、下半部的假想线的下方。由于其相对容易进入且神经血管结构少，因此它是最适合的区域。动眼神经下支的一个分支沿内直肌外侧的后 1/3 进入。

- B 区：眼动脉内下肌支的前方和将内直肌肌腹分成上、下半部的假想线的上方。由于靠近筛骨的血管结构并且偶尔需要在直肌上方进行操作，所以 B 区的肿瘤切除更具挑战性。

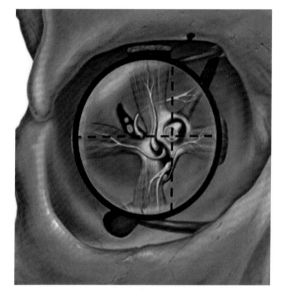

▲ 图 20-1　锥内间隙界限的图示（蓝圆圈）
经视神经的水平和垂直虚线将肌锥内区分成上 / 下部和内 / 外侧（图片由 Yale Medical School 提供）

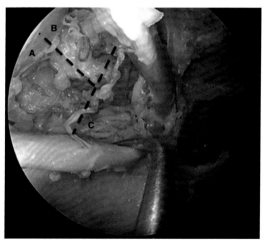

▲ 图 20-2　锥内间隙内侧的内镜视图，由眼动脉的内下肌支分为 3 个概念区域 A、B 和 C

－C区：眼动脉内下肌支的后方。由于其体积小且靠近视神经和眼动脉，因此该区域在技术上最具挑战性。

• 锥内间隙下方包含动眼神经的下直肌和下斜肌分支。

三、适应证与禁忌证

• 对于视神经内侧的原发性眼眶肿瘤，可考虑应用内镜入路。

• 如果肿瘤位于"可切除平面"以下，则可以通过内镜手术入路来解决向视神经外侧延伸的肿瘤。该平面可以从对侧鼻孔经视神经长轴画出。该平面下部的结构可以安全地切除，而无须牵拉神经。

• 视神经外侧或可切除平面上方的肿瘤目前尚不适合单独应用内镜入路。

四、术前注意事项

• 所有患者均应由包括耳鼻咽喉科医生和眼科医生在内的多学科团队进行评估。如果需要辅助开颅手术入路或硬膜受侵犯，也应包括神经外科医生。

• 应该进行全面的眼科检查，包括正规的视野检测。

• 应考虑肿瘤的自然史。

• 多学科团队和患者应讨论手术目标、入路和预期疗效。

五、影像学检查注意事项

• CT和MRI可用于以下情况（图20-3）。

－评估病变与周围骨质和神经血管结构之间的关系。

－评估眼动脉相对于视神经的走行（可以通过MRI确定）。

－影像导航。

• 基于CT和MRI的三维（3D）重建提供了以下内容（图20-4）。

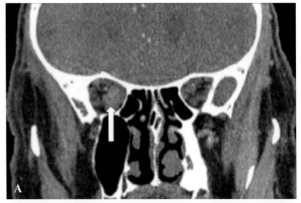
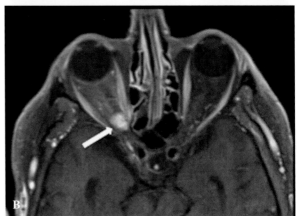

▲ 图 20-3 右眶尖海绵状血管瘤（白箭）的（A）冠状位 CT 和（B）轴位 MRI 及其与周围骨和神经血管结构的关系

－描绘出肿瘤与视神经走行之间的关系。

－准确评估肿瘤的体积和形态。

－通过评估内镜入路仍可切除的视神经外侧的肿瘤体积，确定"可切除平面"。

• 常规不需要血管造影，但如果怀疑为血管性病变或眼动脉动脉瘤，则血管造影可能是有帮助的。

六、手术器械

• 锥内间隙的内侧位于与鼻腔外侧壁平行的平面外侧。因此，器械的选择必须包括角度器械和内镜，以在此空间内进行观察和操作。

• 初始进入锥内间隙内侧需要完整的功能性内镜鼻窦手术，因此需要与该手术技术配套的所有器械，已在前面章节介绍。

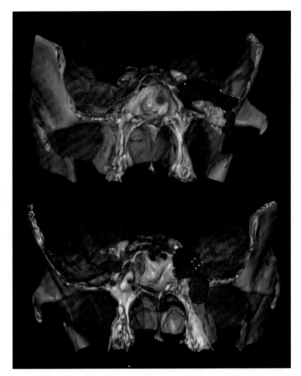

▲ 图 20-4　这两张三维重建的视图显示了基于视神经和可切除平面内（虚线）的视神经（蓝色）、肿瘤的内侧面（绿色）和外侧面（紫色），以及在可切除平面外的肿瘤部分（红色）

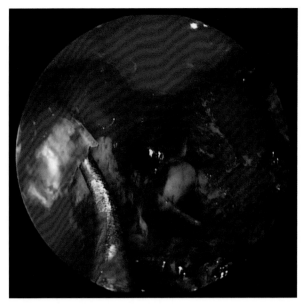

▲ 图 20-5　右眼眶内镜下视图显示用双球探针去除筛骨纸样板

• 筛骨纸样板的切除需要精细的解剖器械，如 Cottle 剥离子和双球探针（图 20-5）。

• 切除腭骨和蝶骨的较厚骨质需要 4mm 成角度的高速金刚砂磨钻（图 20-6）。

• 骨质去除后，可以用一次性镰状刀片切开眶骨膜（图 20-7）。

• 眼外肌的分离和牵拉可通过联合使用双球探针、Freer 剥离子和成角度的脑膜剥离子来实现（图 20-8）。

• 0.5 英寸 ×3 英寸（1.27cm×7.62cm）的脑棉片可用于牵拉眶脂肪和吸收血液（图 20-9）。

• 一旦肿瘤显露并分离完成，就可以用一个小的取瘤镊抓住并取出肿瘤。

七、经验与教训

（一）经验

• 对于所有的内镜下眼眶肿瘤切除手术，尤其是对于肌锥内病变，建议采用经双人四手技

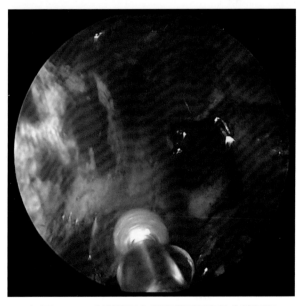

▲ 图 20-6　右眼眶正在磨除腭骨眶突的内镜视图

术[4]。其优点如下。

– 双手分离。

– 为更多器械提供更大的通道。

– 更大的工作角度以改善病变外侧面的分离。

– 出血时可以更快地进行处理。

• 用钝头探针牵拉内直肌可提供动态的、针对性的和间歇性的内移，从而最大限度地保护肌肉的神经血管。

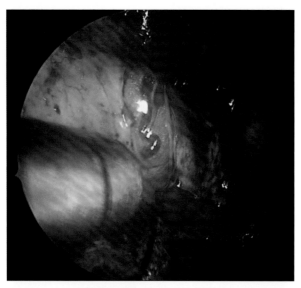

▲ 图 20-7　右眼眶内镜视图显示用镰状刀片切开眶骨膜所形成一个反向的"曲棍球棍"形切口

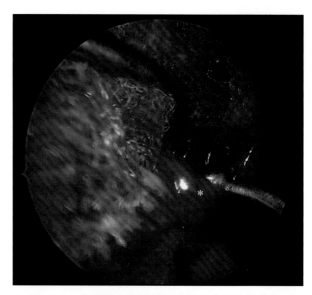

▲ 图 20-9　右眼眶内镜视图显示用双球探针牵拉内直肌（＊）并使用脑棉片显露肿瘤

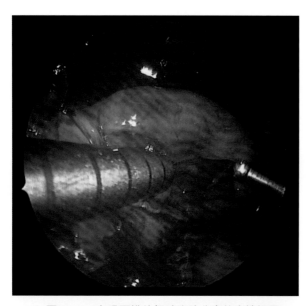

▲ 图 20-8　右眼眶锥外间隙脂肪分离的内镜视图

- 盐水浸泡过的脑棉片有助于牵拉脂肪和吸收血液，提供更清晰的术野。
- 温水冲洗对于止血也是有用的。

（二）教训

- 眶骨膜切开应在肿瘤的正前方进行，以保护眶骨膜前部并防止脂肪脱出而影响显露[5]。
- 在磨除视神经管时，如果不连续进行冲洗，可能会造成视神经热损伤。

- 只能在锥外间隙适当地使用双极电凝。切勿使用单极电凝，以避免电和热传导致的损伤。

八、手术步骤

步骤 1：行完整的筛窦切除术、上颌窦造口术和蝶窦切开术

- 请参阅第 6 章、第 7 章和第 8 章。

步骤 2：骨折并去除筛骨纸样板（图 20-5）

- 下方的眶骨膜应保持完整。
- 为到达眶尖和视神经管，需要分别磨除腭骨眶突和翼突（图 20-6）。

步骤 3：用镰状刀片切开眶骨膜（图 20-7）

- 反向的"曲棍球棍"形切口可保护眶骨膜，有助于愈合。

步骤 4：分离锥外脂肪（图 20-8）

- 应该尽一切努力来显示和保护锥外脂肪。但是，在严重脱出或出血的情况下，可以使用双极电凝来减少肌锥外脂肪。
- 在此步骤中应识别锥外肿瘤并予以切除。

步骤 5：识别内直肌的下边界并用双球探针牵拉（图 20-9）

- 应制作探针可通过的鼻中隔开窗。
- 向内上方牵拉内直肌以显露锥内间隙。

步骤 6：识别动眼神经、眼动脉的内下支和肿瘤

• 与锥外脂肪不同，锥内脂肪不应电凝或切除。

步骤 7：使用经双鼻四手技术行肿瘤钝性分离

• 一名外科医生握住内镜并牵拉内直肌，另一名外科医生分离并吸除积聚的血液。

• 从内侧、上部和下部的附着点分离肿瘤。

• 应避免骚扰视神经。

步骤 8：平行于视神经平面轻轻向前牵拉病变（图 20-10）

• 病变外侧的附着物最终被分离。

• 如果觉察到任何阻力，应继续进一步分离肿瘤。

步骤 9：必要时用鼻中隔黏膜瓣重建眼眶

• 可以在鼻中隔开窗时，从对侧鼻孔获取鼻中隔黏膜瓣。

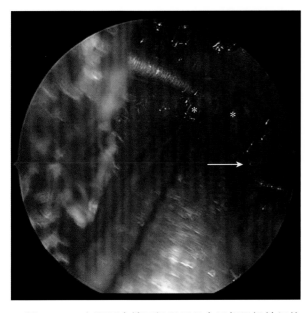

▲ 图 20-10　右眼眶内镜下视图显示在平行于视神经的平面（箭）向前牵拉病变（*）

• 在广泛切除眼眶中部和前部病变之后，强烈建议进行重建。与总腱环和视神经管相邻的分离可不要求重建。重建的目的是为了防止术后眼眶内容物的减少而产生的眼球内陷和（或）复视。

步骤 10：鼻腔填塞应慎重

• 填塞有助于固定鼻中隔黏膜瓣，但也会在术后进行性出血和水肿时增加眼内压。如果填塞，施加于眼眶切开处的直接压力应最小化。

九、并发症

• 出血。

• 复视。

• 眼球内陷。

• 不完全切除。

• 视力损伤。

• 眼动脉或颈内动脉损伤。

• 脑脊液漏。

十、术后注意事项

• 在术后即刻，最担心的是出血或水肿导致的视神经卡压。如果怀疑有神经受压，应进行一系列的眼科检查，并且外科医生应及时探查。

• 在术中发现有明显水肿，术后可以使用皮质类固醇激素，尽管迄今为止尚未无任何研究直接进行检验。

• 患者术后即可采用温和的盐水雾化。但是，大流量冲洗应至少推迟 2 周，以使眼眶切开处得到愈合。

• 术后 5～8 天的首次清创应着重于下鼻道的建立。眼眶切开处附近血块和纤维碎片的清创应推迟至术后 3～4 周进行。

参考文献

[1] Paluzzi A, Gardner PA, Fernandez–Miranda JC, et al. "Roundthe– clock" surgical access to the orbit. *J Neurol Surg B Skull Base*. 2015;76(1):12–24.

[2] McKinney KA, Snyderman CH, Carrau RL, et al. Seeing the light: endoscopic endonasal intraconal orbital tumor surgery. *Otolaryngol Head Neck Surg*. 2010;143(5):699–701.

[3] Bleier BS, Healy DY, Chhabra N, Freitag S. Compartmental endoscopic surgical anatomy of the medial intraconal orbital space. *Int Forum Allergy Rhinol*. 2014;4(7):587–591.

[4] Bleier BS, Castelnuovo P, Battaglia P, et al. Endoscopic endonasal orbital cavernous hemangioma resection: global experience in techniques and outcomes. *Int Forum Allergy Rhinol*. 2016;6(2): 156–161.

[5] Yao WC, Bleier BS. Endoscopic management of orbital tumors. *Curr Opin Otolaryngol Head Neck Surg*. 2016;24(1):57–62.

第五篇
鼻窦肿瘤
Sinonasal Tumors

第21章 内镜下上颌窦内侧壁切除术
Endoscopic Medial Maxillectomy

Elisabeth H. Ference　Kevin C. Welch　著

薛亚军　译　　张洪钿　周良学　校

一、概述

• 多年来，上颌窦内侧壁切除术被用于切除上颌骨内侧、鼻腔外侧壁、纸样板旁筛窦、泪囊的良性或低度恶性肿瘤[1, 2]。

• 内镜入路提供了极佳的照明和放大效果，其操作范围超出传统经外侧上颌骨内侧壁切除术[3, 4]。

• 上颌窦开窗术是治疗慢性鼻窦炎的标准内镜鼻窦手术，内镜下上颌窦内侧壁切除术（endoscopic medial maxillectomy，EMM）是扩大的上颌窦开窗术（mega-antrostomy）。

• EMM 的指征与传统上颌骨窦内侧壁切除术类似，如鼻窦肿瘤、内翻性乳头状瘤、难治性上颌骨感染类疾病。

二、解剖 [5]

• 上颌窦通常为单一锥形腔隙，成人上颌窦容积约 15ml（译者注：原文有误，已修改）。

• 上颌窦内侧壁有上颌窦自然开口、钩突（黏膜和骨质结构）、后囟（黏膜结构）、下鼻甲、腭骨垂直板、泪骨等解剖结构。上颌窦自然开口位于内侧上颌线下 1/3 处（图 21-1）。

• 钩突是镰刀形的菲薄骨质，呈矢状位排列，形成漏斗形腔隙的内侧界。该漏斗形腔隙是引流上颌窦和前组筛窦的功能性腔隙。

• 上颌窦腔的外侧尖抵上颌骨颧突，上壁由

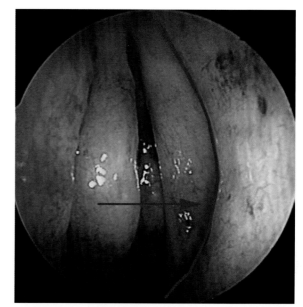

▲ 图 21-1　0° 内镜下左侧中鼻道视野，上颌线（红色弧线）代表钩突附着处，箭指示上颌窦真正开口的大概位置

骨性眶底构成，下壁由上颌骨牙槽突和颧突构成。

• 下鼻甲发自上颌骨内侧的上颌鼻甲骨。

• 泪器远端开口于下鼻道的鼻泪管襞，在鼻阈后方 30～35mm 处。

三、术前注意事项

• 已证明控制性降压麻醉有利于改善内镜下上颌骨内侧壁切除术的视野。多项研究表明，全静脉麻醉可以减少术中失血[6]。

• 术前，局部使用 0.05% 羟甲唑啉或 4% 可卡因或 1∶1000 肾上腺素收缩血管。下鼻甲、鼻

腔侧壁黏膜使用 1% 利多卡因混合 1 : 100 000 肾上腺素浸润，可减少术中失血。

• 术前可行经口翼腭注射阻滞（pterygopalatine injection），可在 25 号针头 2.5cm 处弯曲，插入腭大孔，其对应第二磨牙，可进一步减少出血；也可行蝶腭注射替代，25 号腰穿针 1cm 处弯曲，向下注射中鼻甲和筛嵴所覆的黏膜侧壁的交界处。务必小心，避免将局麻药物直接注入血管内。

• 如有鼻中隔偏曲，导致中鼻道进入困难，可先行鼻中隔成形术。但必须要考虑到，行鼻中隔开窗的潜在需要，可利用它进入上颌窦的外侧前部[7]。

四、影像学检查注意事项

• 术前所有患者都应接受 CT 检查。CT 非常有助于明确内翻性乳头状瘤的附着点，报道表明局部骨质增生和此类肿瘤发生部位相关（图 21-2）[8]。应注意 CT 上的骨质侵蚀，这往往提示肿瘤恶性改变。必须检查窦的所有边界以明确是否有肿瘤。

• MRI 有助于区分肿瘤和沉积的分泌物或黏骨膜的息肉样增厚。当窦壁骨质被侵蚀破坏时，MRI 可以明确周边组织是否也被侵袭。

• CT 对于内翻性乳头状瘤的附着点具有高敏

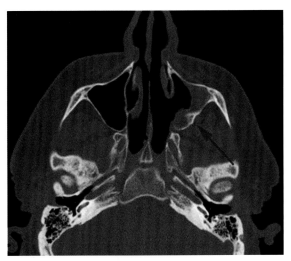

▲ 图 21-2　轴位 CT 图像显示局部骨质增生（箭），提示此处为内翻性乳头状瘤附着处

感性，但 MRI 更具特异性[9]。如果手术附着点可能改变预先的手术方式，术前进行 CT 加 MRI 检查可能比单独 CT 或 MRI 检查提供更有用的信息。

• 立体定向影像导航对手术也很有帮助，可以确保上颌窦内各处均得到探查而无遗漏（图 21-3）。

五、手术器械

• 0° 内镜、30° 内镜和 70° 内镜。
• 球头探针。
• 反向和正向咬骨钳（图 21-4）。
• 咬切钳（图 21-5）。
• 内镜下剪刀。
• 15° 和 70° 工作头的刨削器。
• 刮匙（图 21-6）。
• 眼科弯刀或角膜刀。

六、经验与教训

（一）经验

• 术前仔细研究 CT、MRI 资料，了解每一患者的解剖特征，是充分切除病变的必要条件。

• 内镜手术仍需遵循肿瘤手术的原则，即沿蒂部全切肿瘤，使用术中冰冻，确保切缘无瘤[10, 11]。

• 保留鼻底黏膜瓣，用于术后覆盖裸露骨质。

• 目前有多种内镜扩大技术，可显露上颌窦前外侧[7]，包括经鼻中隔入路[12, 13]、下鼻道开窗技术、内镜下经尖牙窝开窗技术[14]、内镜下上颌窦前壁切开术[15]、内镜下 Denker 入路等[16]。

（二）教训

• 必须熟悉鼻窦解剖，肿瘤常导致正常解剖结构改变，如对解剖不熟，可能导致正常结构医源性损伤。

• 术前对 CT、MRI 判读不充分，导致病变切除不完全。

• 手术中损伤泪器，可导致术后溢泪、泪囊炎。因此，如术中怀疑有泪器损伤，应即刻行泪囊鼻腔造瘘术。

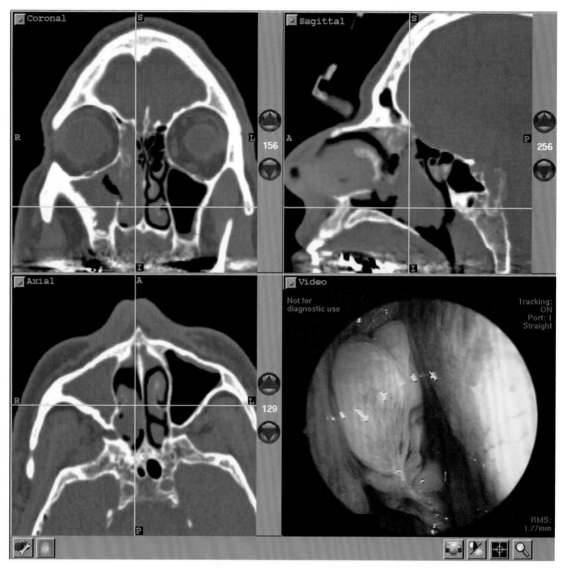

▲ 图 21-3　内镜下上颌骨内侧壁切除术，必须研究 3 个相位的影像

上颌窦、筛窦的所有部位都应仔细检查，避免病变遗漏

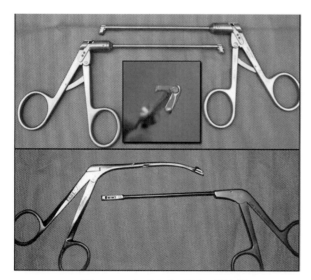

▲ 图 21-4　向下和向后开口的咬钳

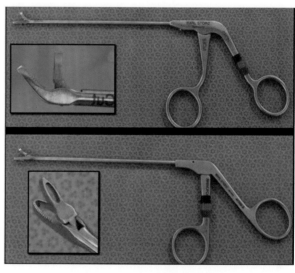

▲ 图 21-5　直和成角的咬切钳

• 术中显露不充分，器械移动受限，导致肿瘤切除不全。并且可干扰术后随访，将残留肿瘤误认为肿瘤复发。

• 术后中鼻甲外移并粘连，无法进入扩大的造口进行处探查。

• 内镜手术具有局限性，并且仅通过内镜内侧上颌骨切除术通常无法进入上颌窦的前凹。到达这些部位需要一种替代或辅助方法，可以采用外部 Caldwell-Luc 方法或改良的 Denker 方法来实现。

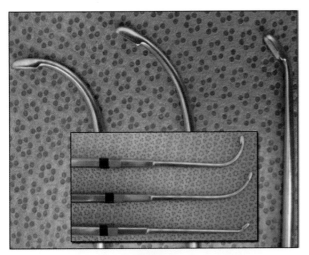

▲ 图 21-6　直刮匙和 55°、90° 刮匙

七、手术步骤

步骤 1：切除鼻道肿瘤或息肉

• 将中鼻甲推向鼻中隔，探查中鼻道。切除任何可见肿瘤，以确定肿瘤附着处（图 21-7）。在特定部位取组织活检，并收集所有窦腔内容物。

步骤 2：切除钩突，确定上颌窦自然开口

• 用反咬钳切除钩突，用 30° 内镜确定上颌窦自然开口（图 21-8）。

• 用咬切钳或刨削器向后、下方扩大上颌窦自然开口（图 21-9）。

步骤 3：确认鼻泪管襞

• 当窦口开窗术完成后，在下鼻道确认鼻泪管襞（图 21-10），其位置在鼻阈后方 30～35mm 处。

• 如果肿瘤侵犯鼻泪管，则鼻泪管应予以切除，并在术中行泪囊鼻腔造瘘术，防止术后溢泪症。通常，整齐的横断鼻泪管，术后可形成功能性泪器。

步骤 4：下鼻甲次全切除

• 用止血钳夹住下鼻甲前中 1/3 交界处（图 21-11）。

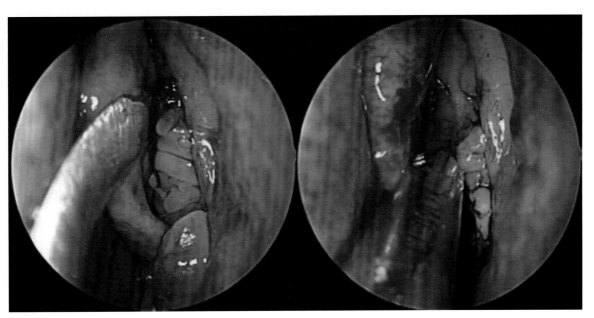

▲ 图 21-7　将中鼻甲推向内侧，显露中鼻道内结构或病变

可使用器械或刨削器切除息肉或肿瘤

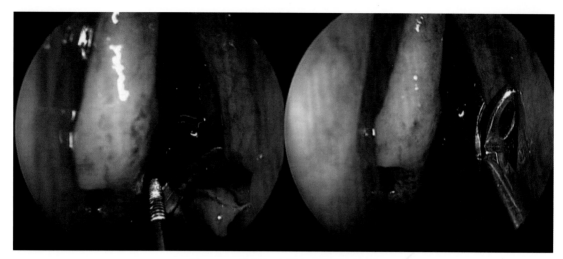

▲ 图 21-8 使用反咬钳和取瘤钳切除钩突

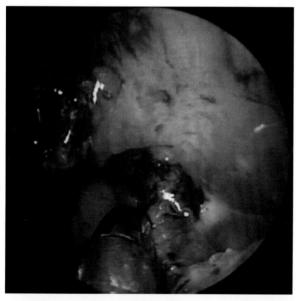

▲ 图 21-9 使用成角度的刨削器行扩大上颌窦口开窗，向后至翼突内侧板，向下至下鼻甲

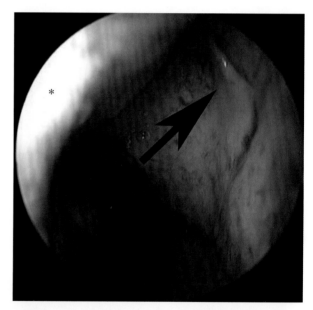

▲ 图 21-10 下鼻甲（＊）抬起，显露鼻泪管襞（箭），一个类似黏膜瓣的结构

• 使用内镜下剪刀，沿着止血钳压痕朝窦口开窗方向切开下鼻甲，该切口恰位于鼻泪管或上颌线的后方（图 21-12）。

• 下鼻甲切至鼻腔侧壁后（图 21-13A），继续切除下鼻甲，至翼内板和上颌窦后壁。将下鼻甲向外侧或上方骨折（图 21-13B），予以切除。

• 再次探查鼻泪管襞，确保其未受损伤（图 21-14）。

• 存留的下鼻甲后部前切面，蝶腭动脉分支

进入下鼻甲后部残端，应使用吸引式单极或双极电凝止血。下鼻甲前端切除后的断面也需要妥善电凝止血。

步骤 5：制作鼻底黏膜瓣

• 用眼科弯刀或角膜刀在拟行上颌窦内侧壁切除术的最后端，即翼骨和上颌窦后壁附近，切口鼻外侧壁和鼻底部（图 21-15）。

• 在上颌窦内侧壁计划切除区域的最前方，同样做鼻腔外侧壁、底壁黏膜切口，该切口恰在鼻泪管襞后方（图 21-16）。

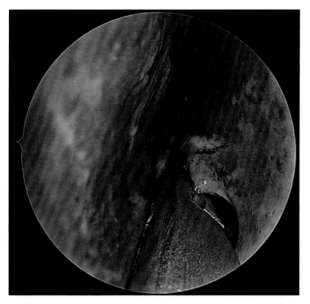

▲ 图 21-11 下鼻甲在前中 1/3 交界处切开，恰位于鼻泪管襞后方

止血钳在要切除的下鼻甲前 1/3 基底夹出痕迹并骨折

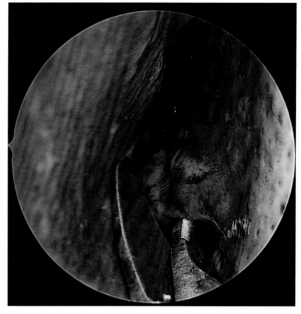

▲ 图 21-12 沿止血钳痕切开，下鼻甲切口朝向上颌窦口开窗方向，位于鼻泪管后方

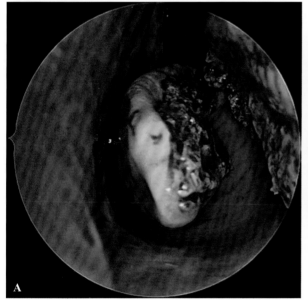

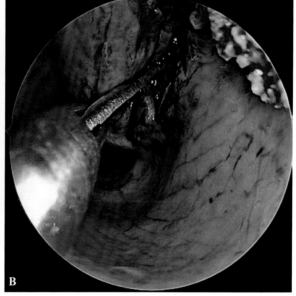

▲ 图 21-13 下鼻甲头部自上颌骨鼻甲突前部分离下来（A），用内镜下剪刀将下鼻甲头部和剩余部分离断（B）

• 用小圆刀做黏膜切口连接上述两切口上端（图 21-17）。

• 剥离黏膜瓣（图 21-18A），翻向内侧贴附于鼻中隔（图 21-18B），以避免在上颌窦内侧壁切除过程中损伤黏膜瓣。

步骤 6：扩大的开窗术

• 利用朝前的咬切钳和带冲洗的高速磨钻，切除上颌骨内侧壁，直到其与鼻底相平（图 21-19）。

• 鼻泪管襞位于下鼻道的上方。根据病变性质或手术入路的需要，鼻泪管襞或鼻泪管下段可能会被牺牲。当泪器被保留时，使用反咬钳向下扩大上颌窦内侧壁的切除范围至鼻泪管襞（图 21-20）。

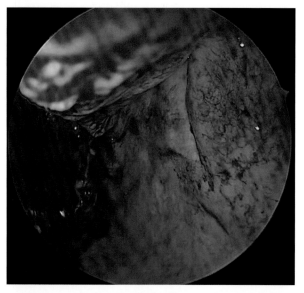

▲ 图 21-14　在鼻腔侧壁做黏膜切口之前，再次确认鼻泪管嵴

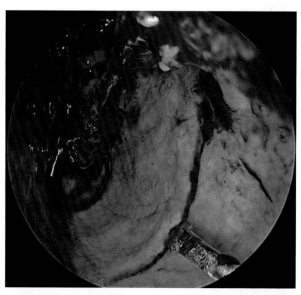

▲ 图 21-16　使用弯头的单极或角膜剪，在鼻腔侧壁前方做黏膜切口并向鼻底延伸，切口恰位于鼻泪管嵴后方

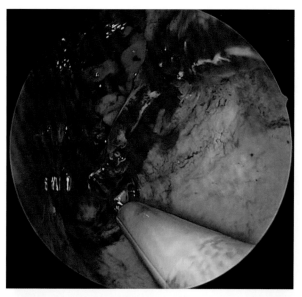

▲ 图 21-15　使用成角的 Beaver 刀或角膜刀，在鼻腔侧壁后方黏膜上做切口，并向鼻底延伸

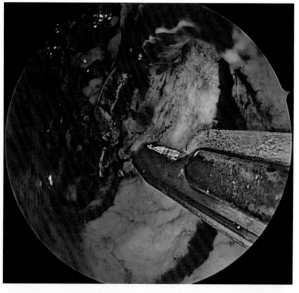

▲ 图 21-17　用小圆刀在下颌骨鼻甲突下方做切口，连接前后鼻腔侧壁切口上端

步骤 7：附加入路，如下鼻道开窗、鼻中隔开窗、尖牙窝穿刺、上颌窦前壁切除及 Denker 入路

• 将 70° 内镜通过扩大窦口开窗置入上颌窦，操作器械通过下鼻道开窗进入上颌窦，从而处理上颌窦最前外侧的病变[11, 12]。

• 使用 70° 内镜，以及 90°、120° 刮匙或刨削器切除上颌窦肿瘤的理念正在转变，目前更倾向于采用更直接的入路和内镜下磨钻技术来切除肿瘤。

• 多种因素影响附加入路的选择，包括：上颌窦的形态和气化程度、肿瘤是否向窦前隐窝生长、医生或患者接受内镜下泪囊鼻腔造口术（dacryocystorhinostomy，DCR）的意愿。

• 如术前或术中发现肿瘤侵犯上颌窦前壁或侧壁，可通过内镜下鼻中隔开窗来探查（图 21-21）[7]。鼻中隔开窗后，绝大多数情况下术中可使用 0° 内镜和 15° 磨钻，但需行前鼻中隔重建术[7]。

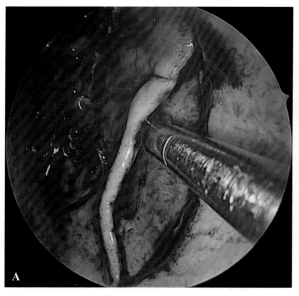
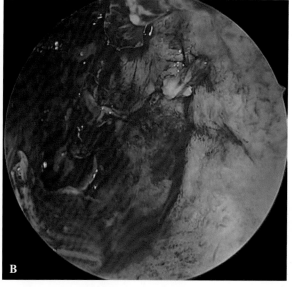

▲ 图 21-18　用剥离子做骨膜下分离（**A**），抬起鼻腔侧 / 底壁黏膜瓣（**B**），并翻向鼻中隔

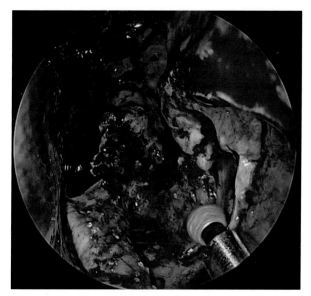

▲ 图 21-19　使用带吸引和冲洗功能的高速磨钻，磨除鼻腔外侧壁（上颌骨内侧壁），直至鼻腔底面和上颌窦底面平齐

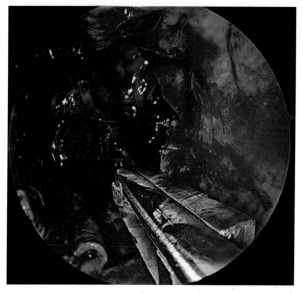

▲ 图 21-20　可用反咬钳向前扩大上颌窦口开窗，必须注意保护鼻泪管襞，在其下方行黏膜和骨质切除

• 可通过内镜下尖牙窝穿刺术扩大手术入路的范围[14]。穿刺部位选择在瞳孔垂直线和鼻前庭底水平线交点，以避免下颌神经损伤。在唇下齿龈上方 1cm，做长约 1cm 的黏膜切口。用带吸引的 Freer 剥离子沿骨膜下分离软组织，用骨凿或磨钻在上颌骨行环钻术。手术器械可通过该骨窗进入上颌窦，内镜从扩大窦口开窗进入提供视野。视情况需要，反过来操作也可以。该入路比上颌窦切除术损伤小，比 Denker 入路损伤泪器的风险较小。因为残留骨质阻挡，该入路对上颌窦前侧方的显露较前述入路差[7]。需注意肿瘤位置，因环锯术可能恰好经过肿瘤发生部位[7]。该入路可能引起嘴唇肿胀、前上齿槽神经损伤。手术使上颌窦、口腔间暂时沟通，可导致口腔菌丛污染上颌窦或上颌窦口腔瘘。

• 内镜下上颌窦前壁切除术比尖牙窝穿刺术

损伤大，但比内镜下 Denker 入路损伤小。在下鼻甲前方，可触摸到梨形孔的外缘。切开此处黏膜，使用带吸引的 Freer 剥离子沿骨膜下间隙分离软组织，显露上颌骨前壁。此过程中要小心避免切断下颌神经分支。使用 15° 磨钻，在上颌窦前壁，眶下神经孔下方，磨出骨窗。保护眶下神经的主要分支。骨窗的大小根据手术需要调整，

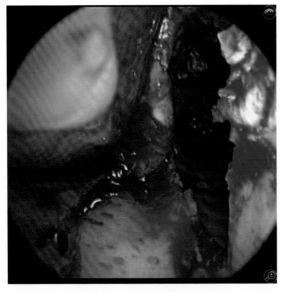

▲ 图 21-21　如需显露上颌窦前壁和侧壁，还可行鼻中隔开窗

图片由 Dr. Richard Harvey, Sydney ENT Clinic. 提供

也可在导航引导下个体化设计[15]。内镜下上颌骨前壁切除结合内侧壁切除，可显露颞下窝。但额外的分离操作可能损伤眶下神经，或导致术后颊部肿胀疼痛。

- 此外，内镜下 Denker 上颌窦入路可提供与鼻中隔开窗相似的显露[16]。该术式在切除内侧支撑的同时保留泪器，在第 22 章有详细描述。但手术造成梨状孔边缘缺失，可能导致术后鼻翼塌陷。

- Prosser 等的研究表明，相较于窦口开窗术，上颌窦内侧壁切除术可增加 18.5° 的显露。平均而言，1cm 的 Denker 入路可额外提供 33.5° 的显露。在 54% 的病例中，Denker 入路可显露上颌窦后壁的所有部位[17]。在鼻小柱后 1.56cm 行鼻中隔开窗，从对侧入路，可获得相等的显露[17]。

步骤 8：切除肿瘤蒂部

- 内翻性乳头状瘤可侵袭肿瘤附着处的下层骨质，在此可藏匿肿瘤组织，因此该部骨质必须彻底切除。带冲洗 - 吸引功能的高速磨钻沿肿瘤附着处打薄骨质，进而切除病变（图 21-22）。

- 上述步骤完成后，黏膜瓣复位，并覆盖上

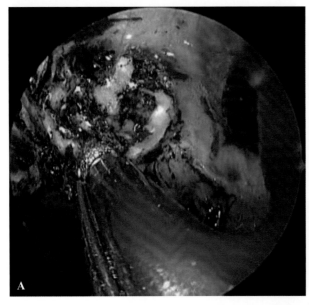
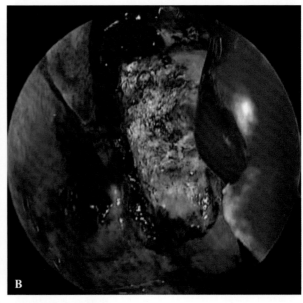

▲ 图 21-22　内镜下影像显示切除肿瘤蒂部

A. 蒂部已切除，用高速磨钻磨除其周围骨质，清除其中的瘤巢；B. 肿瘤附着处的骨质被磨除

颌窦缺失部位（图 21-23）。

　　步骤 9：肿瘤侵袭筛窦

　　• 术中应确定肿瘤是否侵袭筛窦，如果有，手术切除部位的最上界应包含这些部位。

　　• 如发现肿瘤附着于纸样板，无论是何种程度的侵袭，肿瘤和骨质均应一并切除，直至显露眶筋膜。可使用手动器械或带冲洗 - 吸引功能的高速磨钻进行骨质切除。

　　步骤 10：内镜下泪囊鼻腔造口术（必要时）

　　• 如术中鼻泪管被切断，建议行 DCR，以免术后出现鼻泪管狭窄。

　　• DCR 的详细步骤见第 17 章。包括去除残余泪骨、鼻泪管疏通、横行切断鼻泪管并进行黏膜外翻等。

　　• 标准的 DCR，鼻泪管内需要置入 Crawford 管支撑，但这一步骤通常并非必需。

八、术后注意事项

　　• 术后护理包括生理盐水冲洗鼻腔，清除血块和痂皮，定期诊室清创等[18]。

　　• 对于内翻性乳头状瘤，术后必须长期随访，监测肿瘤复发或恶变（图 21-24）。

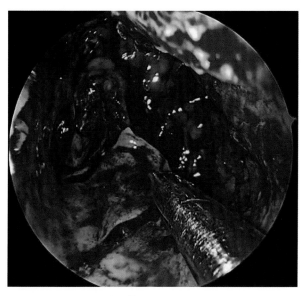

▲ 图 21-23　手术结束阶段，将黏膜瓣复位，覆盖上颌窦内侧壁（鼻腔侧壁）及鼻底的裸露骨质，以促进术后愈合并防止过度结痂

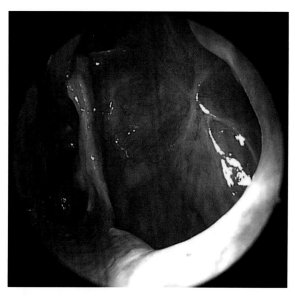

▲ 图 21-24　鼻腔黏膜愈合后，如上颌骨内侧壁骨窗设计良好，可方便在长期随访中进行内镜探查上颌窦，了解术区情况及监测肿瘤复发

参考文献

[1] Sessions RB, Larson DL. En bloc ethmoidectomy and medial maxillectomy. Arch Otolaryngol. 1977;103:195–202.

[2] Weisman R. Lateral rhinotomy and medial maxillectomy. Otolaryngol Clin North Am. 1995;28:1145–1156.

[3] Sukenik MA, Casiano R. Endoscopic medial maxillectomy for inverted papillomas and paranasal sinuses: value of intraoperative endoscopic examination. Laryngoscope. 2000;110:39–42.

[4] Catapano D, Sloffer CA, Frank G, et al. Comparison between the microscope and endoscope in the direct endonasal extended transphenoidal approach: anatomical study. J Neurosurg. 2006;104:419–425.

[5] Stammberger H. Functional Endoscopic Sinus Surgery: The Messerklinger Technique. Philadelphia, PA: BC Decker; 1991.

[6] Kelly EA, Gollapudy S, Riess M, Woehlck HJ, Poetker DM. Quality of surgical field during endoscopic sinus surgery: a systematic literature review of the effect of total intravenous compared to inhalational anesthesia. Int Forum Allergy & Rhinology. 2013;3(6):474–481.

[7] Harvey RJ, Sheehan PO, Debnath NI, Schlosser RJ. Transnasal approach for extended endoscopic resections of the maxilla and infratemporal fossa. Am J Rhinol Allergy. 2009;23:426–432.

[8] Sham CL, King AD, van Hasselt A, Tong MC. The roles

and limitations of computed tomography in the preoperative assessment of sinonasal inverted papillomas. Am J Rhinol. 2008;22:144–150.

[9] Nakamaru Y, Fujima N, Takagi D, Tsukahara A, Yoshida DF, Fukuda S. Prediction of the attachment site of sinonasal inverted papillomas by preoperative imaging. Ann Otol Rhinol Laryngol. 2014;123:468–474.

[10] Sauter A, Matharu R, Hormann K, Naim R. Current advances in the basic research and clinical management of sinonasal inverted papilloma (review). Oncol Rep. 2007;17:495–504.

[11] Busquets JM, Hwang PH. Endoscopic resection of sinonasal inverted papilloma: a meta analysis. Otolaryngol Head Neck Surg. 2006;134:476–482.

[12] Lawson W, Kaufman MR, Biller HF. Treatment outcomes in the management of inverted papilloma: an analysis of 160 cases. Laryngoscope. 2003;113:1548–1556.

[13] Welch KC, Stankiewicz JA. Learning from a difficult case: recurrent maxillary sinus inverted papilloma. In: Duncavage JA, Becker SS, eds. The Maxillary Sinus, Medical and Surgical Management. 1st ed. Thieme Medical Publishers; 2011.

[14] Singhal D, Douglas R, Robinson S, Wormald PJ. The incidence of complications using new landmarks and a modified technique of canine fossa puncture. Am J Rhinol. 2007;21:316–319.

[15] Upadhyay S, Dolci RL, Buohliqah L, Prevedello DM, Otto BA, Carrau RL. Endoscopic endonasal anterior maxillotomy. Laryngoscope. 2015;125:2668–2671.

[16] Lee JT, Suh JD, Carrau RL, Chiu AG. Endoscopic Denker's approach for resection of lesions involving the anteroinferior maxillary sinus and infratemporal fossa. Laryngoscope. 2017;127:556–560.

[17] Prosser JD, Figueroa R, Carrau RL, Kwang Y, Solares CA. Quantitative analysis of endoscopic endonasal approaches to the infratemporal fossa. Laryngoscope. 2011;121:1601–1605.

[18] Tomooka LT, Murphy C, Davidson TM. Clinical study and literature review of nasal irrigation. Laryngoscope. 2000;110:1189–1193.

第22章　内镜下 Denker 入路切除上颌窦前部肿瘤
Endoscopic Denker Approach for Anterior Maxilla Tumors

Jivianne T. Lee　Alexander G. Chiu　著

王秦伟　译　　施　炜　校

一、概述

• 尽管当前内镜技术有了新进展，但对于部分累及上颌窦前部的肿瘤内镜下入路有时仍难以处理。

• 即使采用"Cross-Court"技术，部分累及上颌窦前下区域和前外侧区域的病变仍无法通过内镜切除[1, 2]。

• 仍常需采用唇下切口 – 尖牙窝穿刺术或 Caldwell-Luc 入路来切除位于上颌窦前壁的病变[3, 4]。

• 内镜下 Denker 入路是不需要唇下切口就能实现经鼻上颌窦前壁切除的技术[2, 5]。

• 通过内镜下 Denker 入路，可以显露上颌前壁以及上颌窦的整个侧壁和后壁，能直接进入翼腭窝和颞下窝。

二、手术原则

• 上颌窦前内侧切除术是由 Alfred Denker 于 1906 年首次提出的[6]。该术式采用延伸至系带的龈颊沟切口来切除筛窦、鼻腔外侧壁和中、下鼻甲。

• 1908 年，Sturmann 和 Canfield 通过内镜下经鼻手术方式来显露上颌窦前部[7, 8]。

– 在鼻前庭的后方做鼻内切口。

– 然后在外侧梨状孔上方行骨膜下分离并显露上颌窦前壁。

• 内镜下 Denker 入路在某种程度上是以上两种手术入路的融合，因其是全内镜下直视操作。它也被称为"全内镜下上颌窦前内侧切除术"。

• 首先在鼻前庭沿梨状孔做黏膜切口，并行骨膜下分离直至上颌骨前方。

• 然后就可实行内镜下经鼻上颌窦前部切除，注意保护前上牙槽神经和眶下神经[2]。

• 最后，可以根据病变的位置和累及范围调整上颌窦切除范围和部位。

三、手术步骤

步骤 1：黏膜切开

• 在 4mm 的 0° 内镜下直视操作，先以 1% 盐酸利多卡因和 1∶100 000 肾上腺素沿鼻底、鼻外侧壁和下鼻甲头部前方的预期切口处进行局麻（图 22-1A）。

• 使用单极在鼻前庭的鼻底和鼻外侧壁交界处切开黏膜及骨膜（图 22-1B）。

• 沿着鼻腔外侧壁的上方做第二个黏膜切口，并向前下分离黏膜至下鼻甲头部的前方即梨状孔的边缘部位（图 22-1B）。

步骤 2：上颌骨表面软组织分离

• 使用吸引式 Freer 剥离子进行骨膜下剥离以显露上颌骨前方骨质、眶下孔及其中的神经血管束和鼻腔外侧壁（图 22-2A 和 B）。

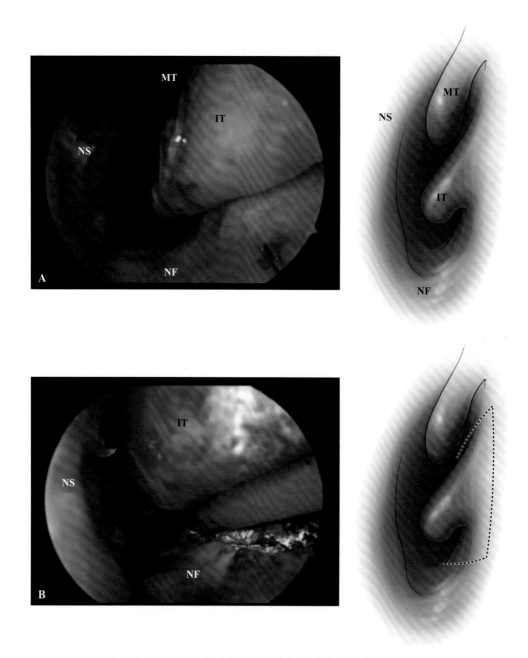

▲ 图 22-1　**A.** 左侧鼻腔解剖；**B.** 鼻内切口沿虚线切开黏膜和骨膜，需要注意的是，可先在鼻腔外侧壁和底壁的交界处先做一个水平下切口，然后沿着鼻腔侧壁做一个水平上切口，前方垂直切口沿梨状孔边缘切开

IT. 下鼻甲；MT. 中鼻甲；NF. 鼻腔底壁；NS. 鼻中隔

步骤 3：上颌骨的骨性磨除

• 使用高速磨钻或骨刀在上颌骨前部形成骨窗，应注意开窗保持在眶下神经下方（图 22-2C）。

• 可使用磨钻或者骨刀将骨窗与上颌窦内侧壁切除的骨窗下缘相沟通，从而进入上颌窦的前部。

• 可见一个基底部位于上颌窦前下区域的复发内翻乳头状瘤。

• 一旦肿瘤从周围组织中被分离出来并确定了肿瘤附着点，周围骨质和黏膜就可以分别使用磨钻、骨刀或者显微剪刀切除。具体来说，上方磨除至上颌窦顶部，下方磨除至鼻腔底部与上颌窦内侧壁的交界处，后至上颌窦后壁，从而可以使用直接内固定将病变及其骨性附着部位整体切除（图 22-3）。

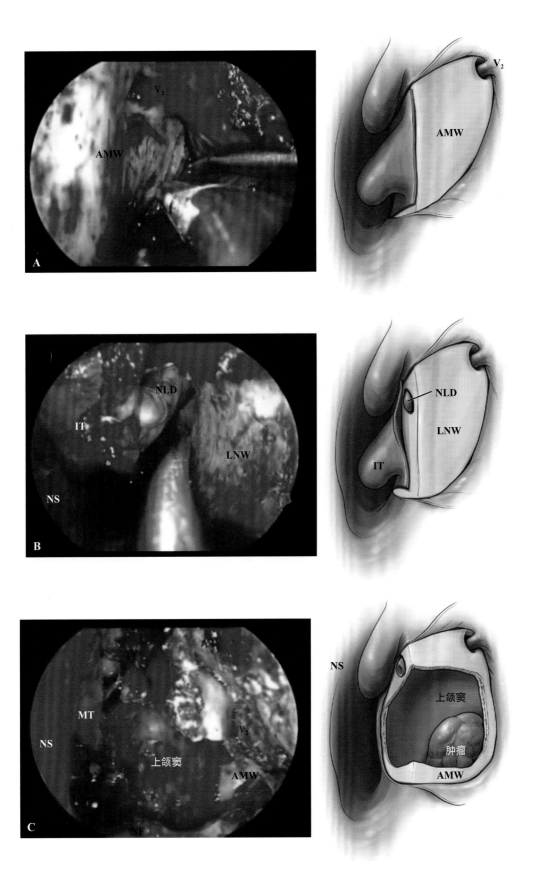

▲ 图 22-2　**A.** 用器械将上颌骨表面的黏膜剥离；**B.** 将黏膜从鼻腔外侧壁上剥离，如需切断鼻泪管应锐性分离；**C.** 骨质磨除后显露上颌窦

AMW. 上颌窦前壁；IT. 下鼻甲；LNW. 鼻腔外侧壁；NLD. 鼻泪管；NS. 鼻中隔；V_2. 三叉神经上颌支

• 在手术最后，应该注意对鼻泪管的识别、保留，如需切断，以斜角锐性分离以防止狭窄。

• 如果需要上颌窦后部也可完全显露，以利用使用双人四手技术切除翼腭窝或者颞下窝的肿瘤（图 22-4）。

四、与其他内镜手术的比较

• 最近多种内镜手术被报道，这些术式都增加了进入上颌窦前外侧部手术通道。

• 改良的内镜下上颌窦内侧切除术（modified endoscopic medial maxillectomies，MEMM）和完整的内镜下上颌窦内侧切除术（total endoscopic medial maxillectomies，TEMM），相较于标准上颌窦造口术，扩大了对上颌窦的显露，同时对上颌窦前外侧部位，TEMM 比 MEMM 提供了 12° 前外侧延展。

"Cross-Court"入路 / 经鼻中隔入路

• "Cross-Count"入路 / 经鼻中隔入路是通过对侧鼻腔获得手术器械的额外通道。

• Robinson 等报道了使用"非对侧鼻中隔切口"开展内镜下肿瘤切除术[3]。

• Harvey 等在一项解剖研究中提出了经鼻中隔前方技术来处理上颌窦前外侧病变[1]（图 22-5）。

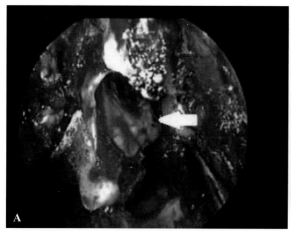
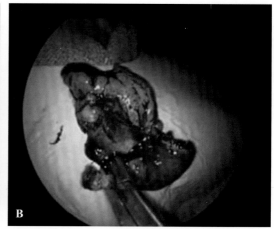

▲ 图 22-3 A. 术中 0° 内镜下可以显露乳头状瘤（箭）；B. 采用内镜下 Denker 入路整块切除病变

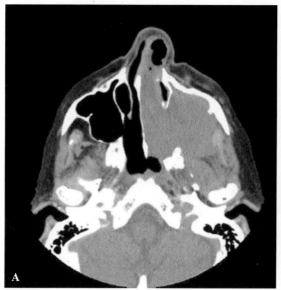
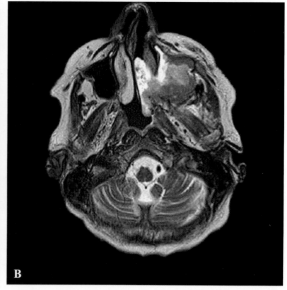

▲ 图 22-4 A. 轴位 CT 片；B. MRI 示乳头状瘤（鳞癌）延伸至翼腭窝和颞下窝

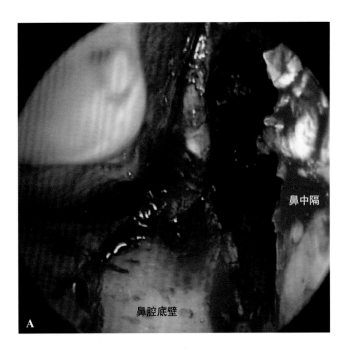

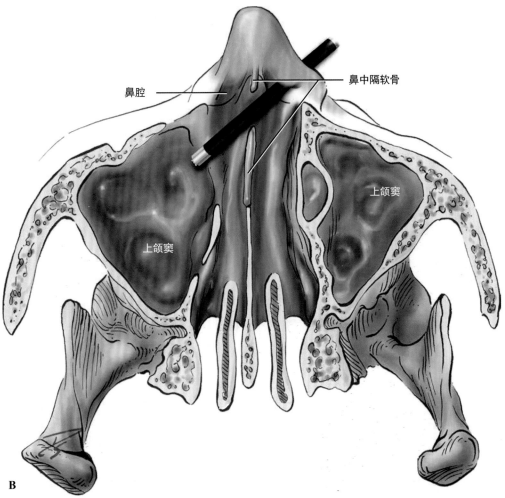

▲ 图 22-5 **A.** 鼻中隔开窗以便到达上颌窦前侧和外侧的内镜下视图；**B.** 鼻中隔开窗技术提供的前外侧通道的轴位示意

－在同侧鼻中隔做一个基底部位于下方的 U 形鼻中隔黏膜瓣，而在对侧鼻中隔做一个基底部位于后方的鼻中隔黏膜瓣。

－切开鼻中隔软骨前端，制作双鼻孔操作通道，使得内镜和器械可以从对侧鼻孔通过。

－与单鼻孔手术通道相比，这项技术使手术操作角度扩大了 14.7°。同时，对眶下神经外侧及上颌骨前端的显露分别从 63% 提高至 95%、从 25% 提高至 95%。

－当然，也存在一些缺点。

◆ 既往有鼻中隔手术史或因外伤留下瘢痕的患者不适合进行经鼻中隔手术[1]。

◆ 经鼻中隔入路通常需要使用角度内镜，手术技术上存在一定难度，同时需要特殊型号、不同角度的器械。

• 鼻中隔移位术：Ramakrishnan 等提出通过鼻中隔移位术来拓宽进入上颌窦前外侧区域的通道[9]（图 22–6 和图 22–7）。

－将鼻中隔软骨下方从上颌骨嵴分离、后方在骨与软骨连接处分离，从而使鼻中隔软骨移位到对侧。

－这样的话，内镜和器械就可以通过同侧鼻孔到达上颌窦的前外侧和颞下窝。

－总体来讲，鼻中隔移位术相比 TEMM 在前外侧方向上增加 20° 操作角度。鼻中隔移位产生的额外的操作空间也利于同侧鼻孔进行四手操作提供了方便。

－缺点：鼻中隔移位术可能会受到上颌骨前方凹凸程度和对侧梨状骨嵴突出程度的影响[9]。

－尖牙窝开窗术（canine fossa trephination, CFT）：Robinson 等支持使用 CFT 作为进入上颌窦病变的入口[10]。

－通过这项技术，可以将一个套管穿过尖牙窝，使得内镜和器械可以从上颌骨前部穿过。

－Seiberling 等介绍了利用 CFR 为 97 例患者成功切除了侵犯到上颌骨的重度鼻息肉[11]。

－缺点：对于基底部位于上颌窦前壁的病变，CFT 不会拓宽手术通道，且可能通过肿瘤本身可能影响线路[4, 10]。此外，CFT 还存在神经损伤的风险，可能损伤前上牙槽神经和眶下神经（译者

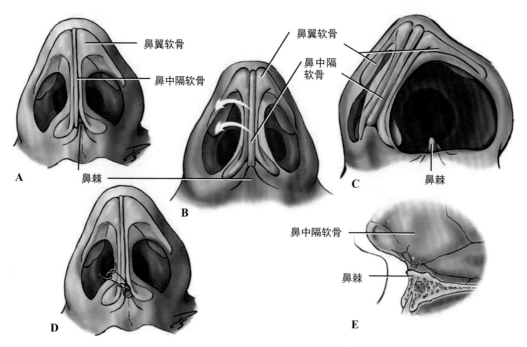

▲ 图 22–6　鼻中隔移位术示意

A. 把鼻中隔的前部从其附着点上分离出来；B. 将鼻中隔和鼻翼软骨进行移位；C. 分离鼻中隔黏膜以便进一步操作；D 和 E. 术毕切口采用 8 字缝合

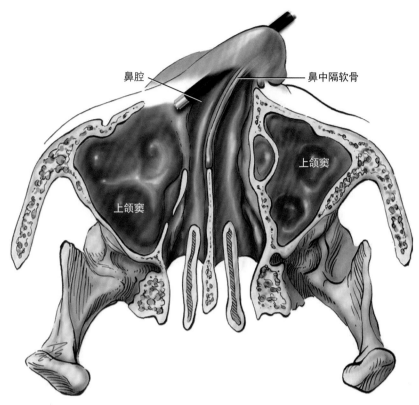

▲ 图 22-7　轴位示意图

通过鼻中隔移位技术可以提供一个前外侧通路，鼻中隔移位和鼻中隔开窗两种不同方式达到了同样的效果

注：还有报道称，该术式可导致神经痛、面颊肿胀和唇部感觉异常)[4, 10, 11]。

五、内镜下 Denker 入路的优点

• 该入路可显露整个上颌骨前方，以及上颌窦的泪前、下和外侧隐窝，并且不需要做唇下或经鼻中隔切口[5]。

• 上颌窦的整个后壁都可以显露出来，并可以径直进入翼腭窝和颞下窝[5]。

• 对于基底部位于上颌窦外侧壁的肿瘤，该入路可无须成角器械直接磨除肿瘤附着点。

• 对于累及前壁的肿瘤，无须穿过肿瘤就能将病变和附着骨质一起切除[5]。

• 由于入路呈直线，所以很少需要弯曲的器械。

• 目前的内镜下肿瘤切除技术包括对抗牵拉、减瘤、锐性分离和磨除等技术，而这些操作通过用直的器械更易实施。

• 和 "Cross-Court" 入路不同，内镜下 Denker 入路不受上颌骨前部凹凸程度的影响，也不依赖于角度内镜。

• 更好地显露前上牙槽神经和眶下神经，有利于对这些神经的保护。由于上颌骨的切开位置高，有利于减少对牙槽神经丛的潜在损伤。

• 不需要采用齿沟切口可以防止口腔内菌群污染窦腔和口窦瘘的发生。

六、并发症与适应证

（一）并发症

• 与唇下 – 上颌窦入路一样可能会出现面颊肿胀、疼痛[2]。

• 在建立上颌窦手术通道的过程中，依然要注意避免损伤眶下神经和前上牙槽神经。

• 梨状骨嵴磨除后引起鼻翼塌陷的可能[12]。

• 可能出现鼻泪管狭窄，从而需要行泪囊鼻腔造口术。

（二）适应证

• 由于内镜下 Denker 手术入路几乎提供了与 Caldwell-Luc 入路相同的上颌窦入口及显露，因此这两种手术的适应证相似。

• 适应证包括以下几种情况。

– 基底部位于上颌窦的前、下或外侧方的良（如内翻乳头状瘤等）/ 恶性肿瘤。

– 侵犯翼腭窝和颞下窝的病变。

– 牙源性的病变。

– 伴或不伴鼻息肉病的难治性慢性鼻窦炎。

结论

• 内镜下 Denker 技术为上颌窦前部病变的切除提供了一种创新性的入路。

• 可以直接经鼻到达上颌窦的泪前、前、上、下、外侧隐窝，以及翼腭窝和颞下窝。

• 可以避免使用唇下或鼻中隔辅助切口，以及角度内镜和器械。

• 然而，鉴于目前可用的内镜手术种类繁多，手术技术的选择最终将取决于外科医生偏好、肿瘤范围、切除边缘和个体解剖结构。

• 推荐采用上述逐渐升级的方法处理上颌

窦的病变。从标准的中鼻道 – 上颌窦开窗术开始，可以逐步发展到改良内镜下上颌窦内侧切除术、切除鼻泪管的内镜下上颌窦内侧全切除术、"Cross-Court" 入路、内镜下 Denker 入路等，这样每一个升级后的手术方式都能拓宽进入上颌窦前部的通道（图 22–8）。

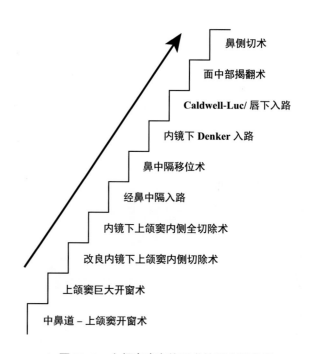

▲ 图 22–8　上颌窦病变的手术处理步骤升级

图中每一种手术方式的进阶都拓宽了进入上颌窦前部和颞下窝的手术通道

参考文献

[1] Harvey RJ, Sheehan PO, Debnath NI, et al. Transseptal approach for extended endoscopic resections of the maxilla and infratemporal fossa. *Am J Rhinol Allergy*. 2009;23:426–432.

[2] Upadhyay S, Dolci RLL, Buohliqah L, et al. Endoscopic endonasal anterior maxillotomy. *Laryngoscope*. 2015;125:2668–2671.

[3] Robinson S, Patel N, Wormald PJ. Endoscopic management of benign tumors extending into the infratemporal fossa: a two–surgeon transnasal approach. *Laryngoscope*. 2005;115:1818–1822.

[4] Singhal D, Douglas R, Robinson S, et al. The incidence of complications using new landmarks and a modified technique of canine fossa puncture. *Am J Rhinol Allergy*. 2007;21:316–319.

[5] Lee JT, Suh JD, Carrau R, et al. Endoscopic Denker's approach for resection of lesions involving the anteroinferior maxillary sinus and infratemporal fossa. *Laryngoscope*. 2017;127:556–560.

[6] Denker A. Ein neuer wegfur die operation der malignen nasentumoren. *Munch Med Wochenschr*. 1906;20:953–956.

[7] Sturmann D. Die Intranasale Eroffnung der Kieferhohle. *Berl klin Wochenschr*. 1908;45:1272–1274.

[8] Canfield RB. The submucous resection of the lateral nasal wall in chronic empyema of the antrum, ethmoid, and sphenoid. *JAMA*. 1908;14:1136–1141.

[9] Ramakrishnan VR, Suh JD, Chiu AG, et al. Septal dislocation for endoscopic access of the anterolateral maxillary sinus and infratemporal fossa. *Am J Rhinol Allergy*. 2011;25:128–130.

[10] Robinson S, Baird R, Le T, et al. The incidence of complications after canine fossa puncture performed during endoscopic sinus surgery. *Am J Rhino*. 2005;19:203–206.

[11] Seiberling K, Ooi E, MinYip J, et al. Canine fossa trephine for the severely diseased maxillary sinus. *Am J Rhinol Allergy*. 2009;23:615–618.

[12] Prosser JD, Figueroa R, Carrau RI, et al. Quantitative analysis of endoscopic endonasal approaches to the infratemporal fossa. *Laryngoscope*. 2011;121:1601–1605.

第23章　内镜下翼管神经切除术
Endoscopic Vidian Neurectomy

Raymond Sacks　Rahuram Sivasubramaniam　著

董　啸　译　闫　伟　校

一、概述

• 20世纪60年代 Golding Wood 将翼管神经切除术作为一种经鼻腔手术引入，用以缓解血管运动性鼻炎的症状[1]。

• Kamel 和 Zaher[2] 采用经鼻内镜下翼管神经切除术，后来许多学者对此进行了改进，包括 El Shazly[3]、El-Guindy[4] 及 Robinson 和 Wormald[5]。

• 成像方式的改进和手术视野更加清晰的呈现，使得对解剖结构的理解更加深入，从而降低了内镜下翼管神经切除术治疗血管舒缩性鼻炎和过敏性鼻炎的并发症发生率，改善了疗效。

二、解剖

• 了解翼管的解剖结构是手术入路的关键因素，因此也是手术成功的关键因素（图23-1）。

• 翼管神经由岩浅大神经和岩深神经汇合而成，在翼管内穿行。它包含副交感神经纤维，在翼腭神经节内突触换元，节后神经纤维与上颌神经的分支伴行。

• CT 可以更精确地评估翼管神经到蝶窦的位置（1型和2型翼管位于蝶窦底上方或蝶窦底壁，3型翼管位置更深）[6]。

• 翼管在翼腭窝的开口位于翼突内侧板和蝶窦底的交界处，位于容纳咽神经的腭鞘管的外侧，咽神经从内侧向外侧走行。

• 因此，了解翼管和腭鞘管（位于翼管内侧下方，内有上颌动脉的咽支和翼腭神经节，常被误认为是翼管）的关系对手术成功至关重要。

三、术前注意事项

• 主要适应证为难治性血管运动性鼻炎、局部治疗（如鼻内抗胆碱喷雾剂）未能充分缓解的患者，以及不能耐受或不愿继续局部治疗的患者。

• 越来越多的证据表明，对于过敏性和非过敏性鼻炎患者，使用翼管神经切除术可控制水样鼻漏症状[7]。

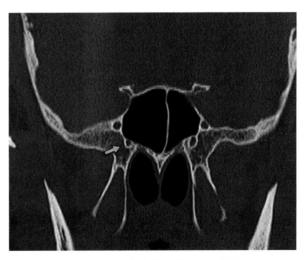

▲ 图23-1　鼻旁窦冠状位 CT 检查
箭指示翼管

四、手术器械

- 0° 内镜。
- 镰状刀或带 11 号刀片的手术刀。
- Freer 或 Cottle 剥离子。
- Lusk 90° 球形探针。
- 2mm 上向 Kerrison 咬骨钳。
- 双极电凝镊。
- 骨蜡（Ethicon, Somerville, New Jersey）。
- 速即纱（Ethicon, Somerville, New Jersey）。

五、经验与教训

- 最常见的错误和失败原因是将位于中间的咽神经误认为翼管神经而切除。
- 12～24 个月后症状复发与神经再连接有关，可通过在神经切除术后将骨蜡塞入翼管内来避免。
- 干眼症是一种后遗症，而不是并发症。尽管泪液分泌试验（Schirmer test）始终提示泪液分泌减少，但干眼症状通常在 1 个月内消失。

六、手术步骤

步骤 1：进行充分的上颌窦开窗

- 先行钩突切除术，确认上颌窦开口（图 23-2）。
- 行上颌窦开窗术，显露上颌窦后壁。

步骤 2：制作黏膜瓣并结扎蝶腭动脉

- 打开上颌窦，确认上颌窦后壁，然后在鼻外侧壁上制作向后的黏膜瓣（图 23-3）。
- 辨认筛嵴，使用 2mm 上向的 Kerrison 咬骨钳沿着上颌窦后壁去除骨质，显露翼腭窝脂肪和蝶腭动脉。
- 动脉（及邻近分支）需要双极电凝后，用镰状刀或剪刀切断（图 23-4）。
- 继续向后方制作黏膜瓣。

步骤 3：辨认咽神经和翼管神经

- 向后分离可以看到咽神经和翼管神经拴在翼腭窝内容物上，防止他们向外侧移动。
- 咽神经在外侧走行，因此几乎与翼管神经

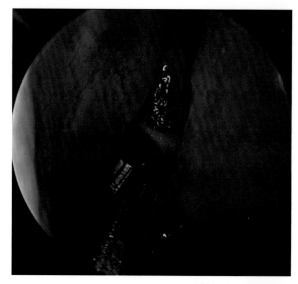

▲ 图 23-2　内镜显示用反向咬钳进行钩突切除

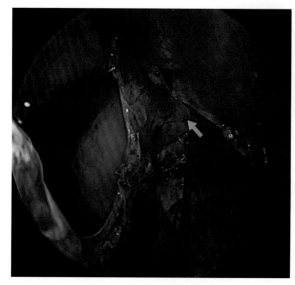

▲ 图 23-3　向后翻起黏膜瓣
箭指示筛嵴

成直角。

- 两条神经用钩刀分开。
- 在这个阶段需要对翼管的动脉进行电凝。
- 现在可以将翼腭窝内容物向外侧移开，以显露两根神经的根部（图 23-5）。
- 翼管的整个骨性边缘应显露清楚，以确保翼管神经被完全切断。

步骤 4：使用骨蜡

- 使用 Freer 剥离子将骨蜡涂抹至神经近端根部，并将其向下推至翼管（图 23-6）。

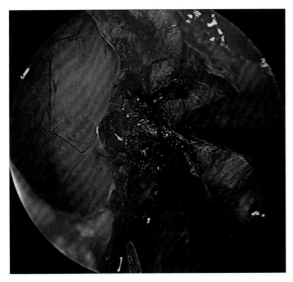

▲ 图 23-4　去除筛嵴和部分上颌窦后壁后，用双极电凝蝶腭动脉

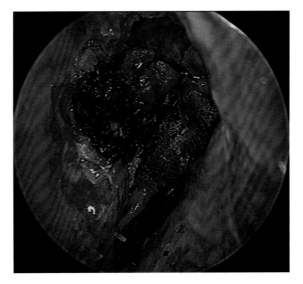

▲ 图 23-6　放置黏膜瓣之前，在神经近端根部涂抹骨蜡

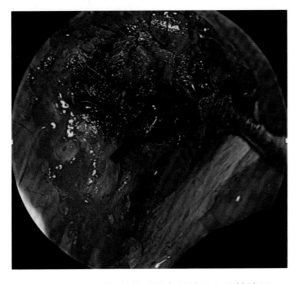

▲ 图 23-5　双极电凝后分离咽神经和翼管神经
翼腭窝内容物向外侧收缩，显露这些神经的近端根部。实心箭指示翼管神经，空心箭指示咽神经

- 这有助于防止神经近端和远端残端之间的再连。

步骤 5：黏膜瓣和敷料的放置

- 确认止血后，从侧面将黏膜瓣放置在术区。
- 在黏膜瓣上放置一小条速即纱加固。

七、术后注意事项

- 需要在术后第 1 天开始生理盐水冲洗以防止痂皮形成。
- 人工泪液应每天使用 2 次，持续 30 天，以防止出现干眼症状。

参 考 文 献

[1] Golding-Wood PH. Observations on petrosal and vidian neurectomy in chronic vasomotor rhinitis. J Laryng. 1961;75:232–247.

[2] Kamel R, Zaher S. Endoscopic transnasal vidian neurectomy. Laryngoscope. 1991;101:316–319.

[3] El Shazly M. Endoscopic surgery of the vidian nerve: preliminary report. Ann Otol Rhinol Laryngol. 1991;100:536–539.

[4] El-Guindy A. Endoscopic transseptal vidian neurectomy. Arch Otolaryngol Head Neck Surg. 1994;120:1347–1351.

[5] Robinson SR, Wormald PJ. Endoscopic vidian neurectomy. Am J Rhinol. 2006;20:197–202.

[6] Lee JC, Hsu CH, Kao CH. Endoscopic transsphenoidal vidian neurectomy. Eur Arch Otolaryngol. 2011;268:851–856.

[7] Marshak T, Yun MK, Hazout C, Sacks R, Harvery RJ. A systematic review of the evidence base for vidian neurectomy in managing rhinitis. J Laryngol Otol. 2016;130(S4):S7–S28.

第24章 经翼腭/翼上颌间隙入路、上颌动脉结扎及鼻咽纤维血管瘤手术入路
Pterygopalatine/Pterygomaxillary Space Approaches, Maxillary Artery Ligation, and Approach to Juvenile Nasopharyngeal Angiofibroma

Edward C. Kuan　Rakesh Chandra　Bert W. O'Malley Jr.　Nithin D. Adappa　著

高大宽　译　　刘卫平　校

一、概述

• 经翼腭/翼上颌间隙（pterygopalatine/pterygomaxillary space，PPS）入路用于处理上颌窦后壁区域的病变，包括翼腭窝和蝶窦外侧隐窝[1-3]。翼腭/翼上颌间隙内的病变是很少见的，常见的包括鼻咽纤维血管瘤[4-8]、神经源性肿瘤（如施万细胞瘤[9-12]）和沿神经束膜向外周侵犯的鼻咽癌[13]。外侧隐窝内最有特点的疾病是脑膨出，常常与先天性颅压增高相关[14-17]。

• 内镜下经鼻经翼腭/翼上颌间隙入路是处理这类病变的微创手术方式，可以提供优良的术野及器械通过性，并能降低病死率。相对而言，外科医生传统上采用经面部开放手术（如面中掀开，鼻外侧切开），结合上颌骨内侧切除术和（或）颞下开颅术来治疗这些病变。相比较来说，采用经翼腭/翼上颌间隙入路可以避免大的开放手术，虽然有时也需切开尖牙窝对内镜入路进行补充，特别是对于后外侧区域。

• 经鼻经翼腭/翼上颌间隙入路显露翼腭窝可以进一步实施上颌动脉结扎，治疗难治性或者复发性鼻出血[18, 19]，以及用于肿瘤（如鼻咽纤维血管瘤）切除过程中的动脉控制。

二、解剖

• 翼腭/翼上颌间隙前界是上颌窦后壁，内侧是腭骨垂直板，后侧是蝶骨翼突，上界是蝶骨体。下方与腭大管相通，外侧与颞下窝相连（图24-1）[20]。

• 神经血管通过一些孔道与此间隙相连通，通过这些孔道该区域与眼眶、上腭、颅底、颞下窝及鼻腔均相互沟通。

• 翼腭/翼上颌间隙内血管和神经结构分别位于其前下和后上区域。上颌动脉及其分支蝶腭动脉位于蝶腭骨之间，通过蝶腭孔进入鼻腔。如果需要进入动脉后方（如蝶窦外侧隐窝），则在确认该动脉后，可以将其向下方牵开。但是，往往需要对其进行分离，必要时进行结扎，因为单纯牵拉可能会导致动脉破裂出血。

• 上颌动脉是颈外动脉的终末支之一。以前，也将其称之为颌内动脉。

• 三叉神经的上颌神经支（V_2）和翼管神经来自此空间的后壁，分别通过圆孔和翼管进入此间隙。他们共同形成翼状神经节，发出分支至眶下神经，自眶下裂穿出，发出神经至腭大、腭小神经穿过腭大孔和腭小孔。通过这些神经，上

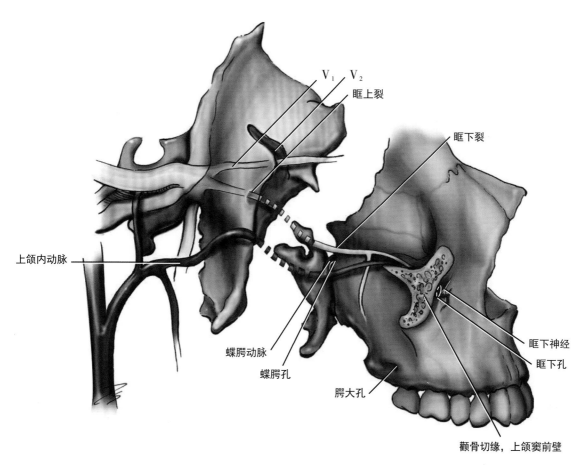

▲ 图 24-1 解剖示意图，显示翼腭间隙及其比邻的蝶窦、上颌窦、腭骨的关系

注意上颌动脉和三叉神经上颌支穿过此间隙，此处的病变可扩大此间隙；V₁. 三叉神经眼支；V₂. 三叉神经上颌支

颌神经支配面颊皮肤、下眼睑、上嘴唇、鼻腔侧壁，以及硬腭和软腭的感觉。翼管神经伴随上颌神经走行可产生泪腺、鼻腔、腭腺的分泌功能。翼管位于蝶窦底壁，通常在蝶窦前壁黏膜沿下外侧方向剥离骨面即可识别。

• 在翼腭 / 翼上颌间隙后方，蝶骨外侧气化良好时，可形成蝶窦外侧隐窝，发生率为 25%～48%，8% 情况会发生过度气化[21]。该隐窝顶壁直接就是颅中窝的颞叶，是颅中窝底脑膨出的好发部位。

三、术前注意事项

• 考虑到邻近上颌动脉系统和翼静脉丛，尤其是鼻咽纤维血管瘤等血管病变时，术前需预计到会输血。某些病变如鼻咽纤维血管瘤可能需要术前血管造影和栓塞[22-24]。

• 应特别重视神经外科会诊意见，特别是对于脑膨出或脑脊液漏的患者，或者有颅内扩展的病例。

• 术前需完善 MRI 和 CT，术中神经导航也是有用的。在处理蝶窦外侧隐窝脑膨出时，鞘内注射稀释的荧光素可帮助术中确认漏口（图 24-2）。

• 应考虑到是否需要做鼻中隔黏膜瓣进行颅底重建。可预先制作好鼻中隔黏膜瓣，向后外侧翻转（如放置鼻咽部备用），避免后续手术入路过程中损伤鼻中隔黏膜。

• 患者应该被告知，采用此入路，可能会导致术后发生同侧上腭或面颊麻木，或眼睛干涩。

四、影像学检查注意事项

• 高分辨率 CT，可用于立体定向导航（1mm 轴位）。CT 影像中经常可以看到，翼腭 / 翼上颌间隙中的神经源性肿瘤可特异性扩大其穿行的骨孔（图24-3）[25]。

• MRI 可以更好地显示软组织影像，包括鼻腔及颅底肿瘤沿神经向周围的扩展（图24-4）。腺样囊性癌因侵入神经穿行的骨孔而处理困难，且其可沿着神经进展至颅内。上颌神经上腭支支配硬腭黏膜，此处有一些小唾液腺体也可能会发生肿瘤。

五、手术器械

• 0° 内镜和 30° 内镜。

• 标准的内镜鼻窦手术托盘。

• 4mm 金刚砂磨头，或者 15° 金刚砂磨头。

• 加长 Karrison 咬骨钳。

• 咬切钳。

• 内镜动脉瘤夹持器。

• 吸引式单极电凝或者内镜用双极电凝，可用于处理上颌动脉的小分支出血。

• 内镜显微剪刀。

• 钝头剥离子，如刮匙或球头剥离子。

• 神经导航系统。

六、经验与教训

• 大范围开放上颌窦有利于显露翼腭/翼上颌间隙，利于确定解剖标记点。对于大的肿瘤，为了显露应考虑行上颌窦内侧壁切除术。

• 神经导航是非常重要的。

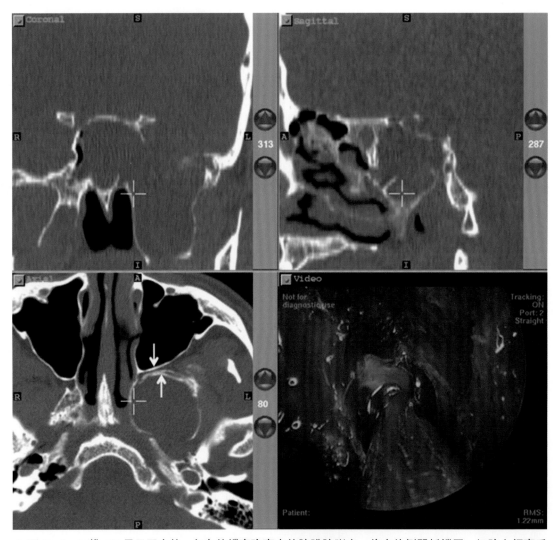

▲ 图 24-2　三维 CT 显示巨大的、复杂的蝶窦隐窝内的脑膜脑膨出，将内外侧翼板撑开。切除上颌窦后壁和翼突根部后，内镜下可见含有荧光剂的囊。CT 中的白箭示这些骨性结构

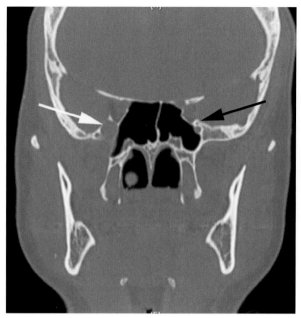

▲ 图 24-3 窦腔冠状位 CT 显示右侧施万细胞瘤长入扩大的圆孔（白箭）。黑箭示正常圆孔

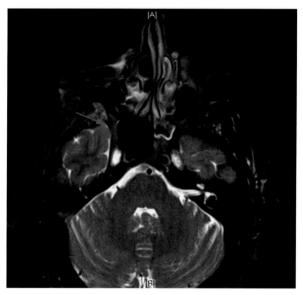

▲ 图 24-4 轴位 T_2 加权 MRI 显示右侧腺样囊性癌侵蚀 V_1，长入眶下裂

* 应确定腭骨（眶、翼根）的特定外科标志。

* 必要时采用磨钻磨除翼突的皮质骨。

* 为向外侧扩展手术通道至眶下神经，应准备采用 Caldwell-Luc 手术或内镜 Denker 入路（见第 22 章）扩大手术入路。

* 必须识别并电凝术中遇到的上颌动脉的任何分支。它们可能会痉挛，并导致术后大量出血。

七、手术步骤

* 经鼻内镜常规手术准备如下。

− 应用浸有 4% 可卡因、羟甲唑啉或者 1 : 1000 肾上腺素的棉片进行鼻腔血管收缩和黏膜表面麻醉。

− 向中鼻甲和蝶腭孔区域注射 1% 利多卡因 + 1 : 100 000 肾上腺素，也可在口腔内对腭大孔进行注射。

* 翼腭窝手术时通常需要进行蝶腭动脉结扎，这样既可利于显露，也可预先控制出血。

步骤 1：广泛开放上颌窦和蝶窦

* 窦口扩大是该步骤的第一要点。在进行钩突切除和中鼻道上颌窦开窗术后，通过自然开口进入，使用咬切钳和刨削器从后囟区域向后扩大，即可显露腭骨眶突（图 24-5）。

* 一定要将后囟扩大到上颌窦后壁。

− 在此过程中要做好准备，以备术中出血，因为蝶腭动脉和腭降动脉可能会被切断，采用吸引式单极电凝可控制出血。

* 对于更大的病变，可能需要切除前筛和后筛充分显露颅底，需要先从后筛进行显露。

* 上颌窦开窗术后，广泛开放蝶窦，充分显露蝶窦底壁。此操作过程中，需要控制鼻中隔后部蝶腭动脉的分支出血，此动脉在蝶窦口下方，蝶窦前壁黏膜内。

步骤 2：分离上颌窦后壁黏膜和磨除上颌窦后壁

* 沿黏膜骨膜下平面分离黏膜。

* 使用金刚砂磨头和 Karrison 咬骨钳去除腭骨凸起部分，以及上颌窦后壁的骨质，即可打开翼上颌间隙的前内侧壁（图 24-6）。

* 如果单独结扎上颌动脉，一般只需要去除上颌窦后壁。

步骤 3：扩大骨窗进入翼上颌间隙

* 上颌动脉结扎对于扩大骨窗进入翼上颌间隙不是必须的，但如果要追寻蝶腭动脉向后显露上颌动脉则是很有帮助的。

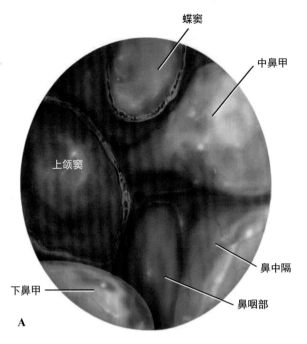

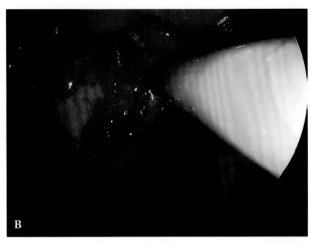

▲ 图 24-5　内镜下示意（A）和内镜下真实图像（B）

广泛开放上颌窦，向后直至中鼻甲。上颌窦内侧壁切除范围直至腭骨眶突

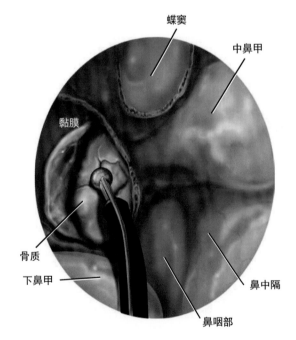

▲ 图 24-6　上颌窦后壁翻转黏膜的内镜视角示意

用带吸引、冲洗功能的磨钻去除薄层后壁，逐步打薄上颌窦后壁，直至显露翼腭窝的筋膜层

• 向外侧扩大蝶窦开口即可显露蝶腭孔内的软组织，以及蝶腭间隙内侧。此时，经常需要电凝蝶腭孔内的蝶腭动脉。注意，其常有几个分支。

• 用磨钻、Blakesley 组织钳、Karrison 咬骨钳等向外侧扩大切除上颌窦后壁，进一步显露翼上颌间隙软组织。

• 确保充分显露，防止并发症。在骨被广泛移除之前，要特别小心不要让筋膜穿孔。翼上颌间隙内的组织是有张力的，可能会疝入鼻腔。一旦动脉损伤，止血会比较困难。

步骤 4：切开翼腭窝前壁

• 应用钩刀或可吸引的单极电凝在低位切开翼腭窝前壁骨膜（图 24-7）。

• 做好开口后，采用钝头剥离子进一步扩大开口。

步骤 5：辨识上颌动脉

• 上颌动脉一般埋在翼腭窝脂肪组织内，从外侧向内侧穿行上颌窦后壁。

• 一般情况下，可看到血管搏动，有助判断动脉位置。

• 用球头剥离子把动脉从其周围组织中分离出来（图 24-8）。

步骤 6：上颌动脉结扎

• 充分显露上颌动脉后，在其中点上一个动

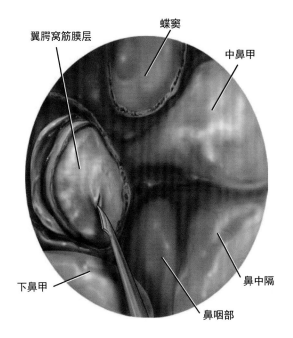

▲ 图 24-7　切开翼腭窝的筋膜层的示意
一定要小心，很容易损伤上颌动脉

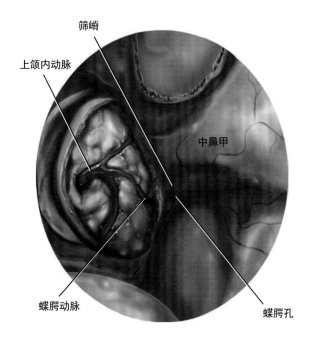

▲ 图 24-8　内镜下显露上颌动脉的示意
小心使用单极和双极电凝减容脂肪组织，以便更好地显露动脉

脉夹（图 24-9）。

• 注意夹子不要太靠外侧，可能会撕裂动脉，一旦出血，很难控制。

• 我们常用两个夹子，内、外侧各一个，再用显微剪刀从中间剪断动脉。

• 运用动脉夹后的其他出血，采用单极或者双极电凝即可控制。

步骤 7：切除翼上颌间隙内的病变

• 切除病变过程建议双人 3 手或 4 手操作，采用 Caldwell-Luc 手术可能会更好（图 24-10）。

• 用内镜专用器械（如 Blakesley 钳、刨削器、射频消融）进行分离、切除病变外生部分。

• 如需要更加细致的分离操作，则需要采用内镜专用显微剪刀，通过导航确认翼上颌裂脂肪中的血管并分离出来。

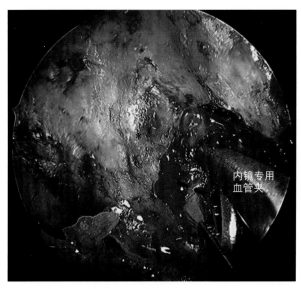

▲ 图 24-9　内镜下的上颌窦后壁（＊），虚线所示上颌动脉走行，用内镜专用血管夹进行夹闭

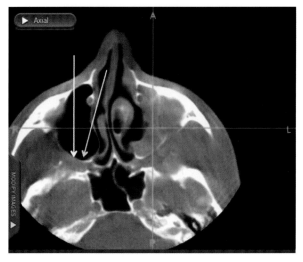

▲ 图 24-10　轴位 CT 显示翼上颌间隙手术计划的入路，黄箭是经鼻入路，白箭是经尖牙窝入路

• 翼上颌裂中的脂肪可采用双极进行电凝，以更好的分离血管结构。

• 明确翼上颌裂中的上颌动脉及其分支，用电凝和血管夹子控制出血。记住血管结构（上颌动脉及其分支）在翼上颌裂的下内侧，而神经结构（三叉神经上颌支、翼腭神经节）在其后上方。

• 从下内侧向上外侧分离直至圆孔，识别圆孔内的神经（图 24-11）。用剥离子沿翼突根部最上端骨膜向下分离。如果需要进一步显露，用磨钻磨除圆孔内侧骨质，这样即可将蝶窦外侧隐窝侧壁上的三叉神经上颌支（V₂）游离至海绵窦出口位置。

步骤 8：进入蝶窦外侧隐窝

• 在某些情况下，可通过钝性解剖圆孔后内侧区域进入 LSR。将翼上颌裂内容物向下外侧牵拉，有助于进一步显露。

• 蝶窦外侧隐窝内操作重要步骤是尽可能扩大蝶窦外侧壁的切除至翼突。

• 蝶窦外侧隐窝内的脑膜脑膨出或脑脊液漏可以用角度镜直接观察。

步骤 9：关闭切口

• 对于脑脊液漏和颅底缺损的修复方法与其他章节一致。

• 创面采用局部止血材料进行处理。商品化的混合凝血酶的胶原蛋白或者明胶很有效。然后覆盖一层明胶海绵泡沫和不可吸收的填塞物。

• 裸露的脂肪或骨面可用游离黏膜或者生物相容性人工材料覆盖。

八、鼻咽纤维血管瘤的手术入路

（一）概述

• 鼻咽纤维血管瘤是血供丰富的良性肿瘤，好发于男性青少年，典型的临床表现是鼻出血和鼻塞。

• 尽管病理是良性肿瘤，但常常表现为局部侵袭性特征。

• 手术切除是首选。辅助性放疗一般用于手术可能造成高致死率的巨大或复发肿瘤[26]。

• 报道过的其他治疗方法包括冷冻治疗、化疗、激素治疗。

• 经典的切除方法是开放性手术。近年来，内镜切除方法也常被采用。

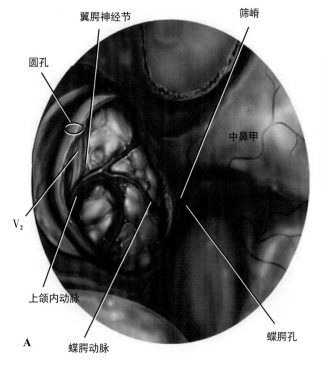

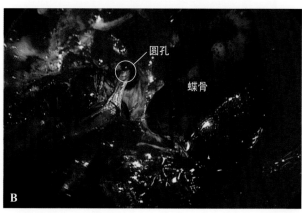

▲ 图 24-11 示意图（A）和内镜下图像（B）显示翼腭窝内容物被清除前（A）、后（B）的影像。注意翼腭窝是个很小的间隙，只是病变将其扩大了。图 B 显示翼腭窝 / 翼上颌间隙的脂肪已被清除，显露圆孔和三叉神经上颌支（V₂）（*）

（二）解剖

- 典型的鼻咽纤维血管瘤起源于翼腭窝。

- 翼腭窝位于上颌窦后壁的后方。

- 翼腭窝的外侧是颞下窝。上颌神经位于颞下窝和眼眶交界。

- 翼腭窝外表面有骨膜覆盖，内容物为脂肪和神经血管结构。上颌动脉及其分支，包括蝶腭动脉，位于其深部 V_2 的前内侧。

- 鼻咽纤维血管瘤起源于蝶腭动脉的近心端附近，沿鼻腔外侧壁生长。

- 肿瘤可能长入鼻咽部，通过蝶腭孔或者眶下裂，最终长入颞下窝，以及颅内（图 24–12）[27]。

（三）术前注意事项

- 可以采用内镜或者开放方式进行肿瘤切除。Andrews Ⅰ期、Andrews Ⅱ期和部分 Andrews Ⅲa 期的肿瘤可采用内镜方法进行切除（表 24–1）[28]。本章主要介绍内镜切除方法。

- 尽管整块切除是最好的，但如果肿瘤巨大且鼻咽部的肿瘤不能直视可达，则可能需要分块切除，先切除前方肿瘤，再完全切除，或者先进行瘤内减压，再确定附着位置。

- 考虑到鼻咽纤维血管瘤血供丰富，应做好充分准备以应对严重失血。建立两路大口径的静脉通路和一条动脉通路，有备好的血制品随时可用。

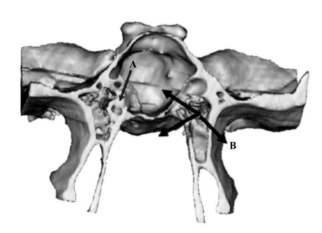

▲ 图 24–12 鼻咽纤维血管瘤可能扩展方式，包括翼管（红箭）、颞下窝（**B**）、眶下裂及蝶腭孔（黑箭）。注意从后方开始已经被扩大了

表 24–1 青少年鼻咽血管纤维瘤分期系统（Andrews 等）

Andrews 分期	描 述
Ⅰ期	肿瘤限制在鼻腔和鼻咽部
Ⅱ期	肿瘤扩展进入翼腭窝、上颌窦、蝶窦或筛窦
Ⅲa 期	扩展到眼眶或颞下窝，但未入颅
Ⅲb 期	在Ⅲa 期基础上，还包括小范围颅内（鞍区）硬膜外区域
Ⅳa 期	扩展到大范围颅内硬膜外扩展或颅内
Ⅳb 期	扩展进入海绵窦、垂体或视神经

经许可转载，引自 Andrews JC, Fisch U, Valavanis A, Aeppli U, Makek MS. The surgical management of extensive nasopharyngeal angiofibromas with the infratemporal fossa approach. *Laryngoscope.* 1989;99:429–437.

（四）影像学检查注意事项

- 轴位和冠状位 CT 和 MRI 评估（图 24–13）。

- 鼻咽纤维血管瘤常侵袭翼腭窝，轴位 CT 和 MRI 可见典型的上颌窦后壁前弓，称为 Holman-Miller 征。

- 特别要注意向外侧扩展长入翼上颌间隙或颞下窝的病变，翼管可能被侵袭（图 24–14），向后扩展侵袭翼板上方和下方。

- 术前动脉栓塞可以减少术中出血（图 24–15）。

- 血管造影时进行栓塞，评估双侧颈内动脉，特别关注肿瘤的血供情况。

- 最常见的供瘤血管包括上颌动脉的远端分支、咽升动脉、翼管动脉、脑膜副动脉、下颌动脉及面动脉[29]。

- 栓塞 24h 内必须进行后续手术。间隔时间延长可导致显著的侧支血液供应和随后的肿瘤血供重建。这就是栓塞过的肿瘤复发以后，二次手术的困难会更大的原因。

- 栓塞也可能使肿瘤体积变小。

（五）额外的手术器械

- 弯的和直的海狸叶片刀。

- 可吸引的 Freer 剥离子。

- 大角度双极（图 24–16）。

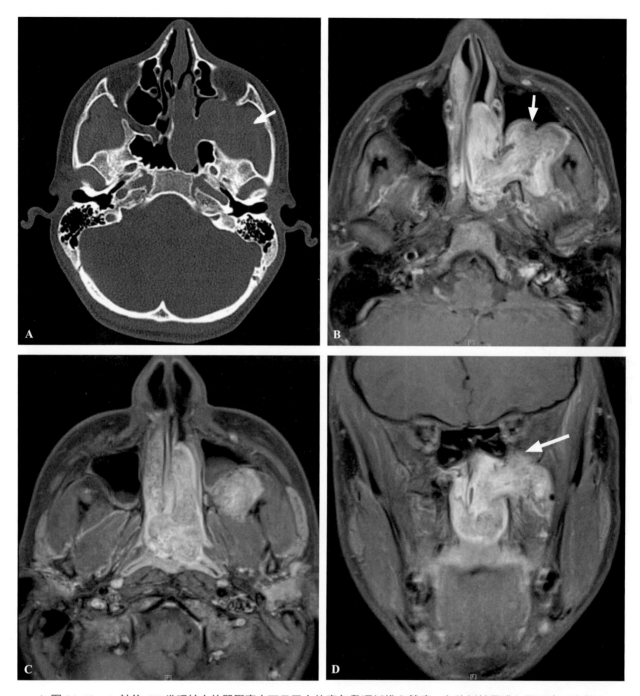

▲ 图 24–13　**A.** 轴位 CT 发现扩大的翼腭窝内可见巨大的青年鼻咽纤维血管瘤，向外侧扩展进入颞下窝（比邻咀嚼肌，箭），向前扩展进入左侧鼻腔，向后沿内侧翼板进入蝶窦。注意其对鼻中隔有明显的推挤。**B.** 轴位 T_1 加权 MRI 显示肿瘤周围的毗邻关系。箭示肿瘤明显向前推挤上颌窦后壁，称为 Holman-Miller 征。**C.** 更低位轴位 T_1 加权 MRI 显示肿瘤通过鼻中隔后部长入鼻咽部。**D.** 冠状位 T_1 加权 MRI 显示肿瘤后部的毗邻关系，可见其向上方扩展进入左侧眶下裂（箭）

（六）经验与教训

· 在切除肿瘤前广泛的显露是非常重要的，包括所有肿瘤相邻的鼻窦的开放。这样可提供引流和器械操作空间。

· 如果肿瘤侵袭鼻中隔，则鼻中隔后部一并切除。

· 对于大型肿瘤，我们常采用双人三手或四手进行操作。这时需要切除部分鼻中隔，以进行双鼻孔操作。当主刀医生进行肿瘤周边解剖分离时，需要助手在另一个鼻孔对病变进行对抗牵引。

• 尽管进行了栓塞，如果术中不能确切结扎上颌脉，也可能因栓塞后血管再通导致术中大出血。

• 鼻咽纤维血管瘤后部常扩展进入鼻咽部，此部分肿瘤的切除常常是很困难的。

– 对于大型肿瘤，我们常考虑经口切除其后部肿瘤，再进一步切除其余肿瘤。

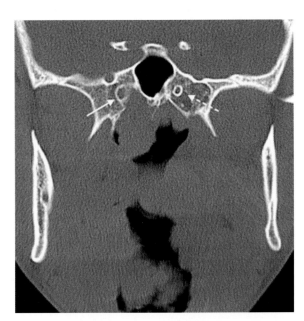

▲ 图 24-14　冠状位 CT 示右侧鼻咽纤维血管瘤引起翼突改变，扩大的翼管（实箭）和正常的翼管（虚箭）

• 根据术中冰冻病理结果准确判断肿瘤边界。

（七）手术步骤

步骤 1：广泛开放上颌窦、筛窦及蝶窦

• 鼻咽纤维血管瘤一般体积巨大，在鼻腔内显露全切肿瘤对于外科医生是一个挑战（图 24-17）。因此，早期广泛显露是关键。

• 手术过程参考第 6～8 章。

• 如果鼻咽纤维血管瘤向后扩展进入蝶窦，则需要开放蝶窦。这对于向后方沿翼管扩展的肿瘤是很有必要的，可以很清楚地从重要的结构上分离肿瘤，如视神经、颈内动脉及颅中窝。

• 有些医生会切除病变侧下鼻甲和（或）中鼻甲以进一步改善显露。对于巨大肿瘤，上颌窦内侧壁切除是必要的。

步骤 2：显露蝶腭动脉和上颌动脉

• 使用高速磨钻和 Kerrison 咬骨钳切除上颌窦骨性后壁。

• 确认肿瘤外侧的供血动脉。

– 如果肿瘤明显向外侧扩展，则有必要采用 Caldwell-Luc 入路或内镜下 Denker 入路充分显露动脉。

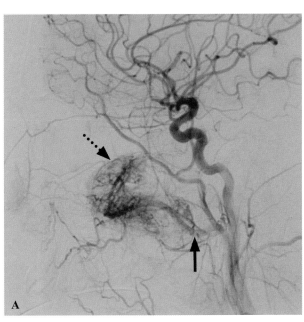
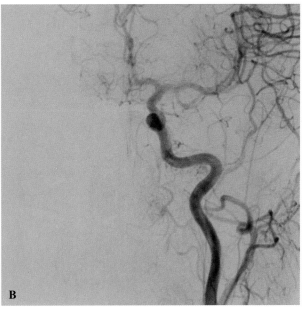

▲ 图 24-15　A. 左侧青年鼻咽纤维血管瘤栓塞前血管造影（虚箭示肿瘤染色），可见主要血供来自于上颌动脉（实箭）；B. 栓塞后没有出现肿瘤染色

步骤 3：蝶腭动脉或上颌动脉结扎

• 完整过程参考第 3 章。

• 通常采用内镜下血管夹进行动脉阻断（图 24–18）。

• 栓塞后，用血管夹可进一步减少肿瘤血供（图 24–19）。

步骤 4：分离后方鼻咽部位的肿瘤。

• 作者经口使用弯曲的腺体用双极（图 24–16）

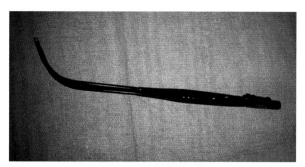

▲ 图 24–16　腺体双极

末端是弯曲的，可经口对鼻咽部肿瘤进行烧灼

直视下进行电凝，或者采用角度镜经口或经鼻分离这部分肿瘤。

步骤 5：分离切除鼻腔内的肿瘤

• 如果肿瘤与鼻中隔相关，则需要切除鼻中隔后部，以确保全切肿瘤（图 24–20）。

– 我们使用弯曲海狸叶片刀切割，联合可吸引的单极进行电凝。

– 这种做法是为了提高手术的显露，但也要更加注意来源于对侧蝶腭动脉鼻中隔分支的血供，可提前处理，以减少鼻中隔的血供。

• 沿骨膜下界面从鼻腔外侧壁上分离肿瘤。我们采用双极电凝从鼻腔外侧壁和翼内板上切除肿瘤（图 24–21）。

步骤 6：根据肿瘤大小采用经鼻或经口入路切除肿瘤

• 大型鼻咽纤维血管瘤需要经口入路，特别是对于年轻患者（图 24–22）。

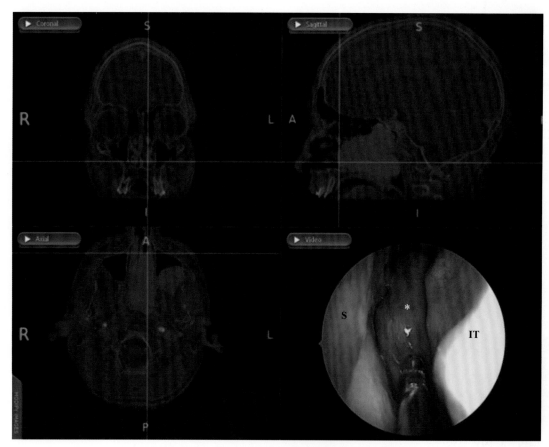

▲ 图 24–17　三维 CT 影像导航系统及内镜下图像

手术时可同时显示左侧肿瘤（＊），填满了整个鼻腔。CT 上的十字线表示导航探针的末端位置。IT. 下鼻甲；S. 鼻中隔

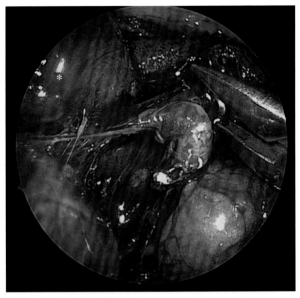

▲ 图 24–18 内镜下所见，显露上颌窦后壁及肿瘤（*），用动脉夹夹闭左侧上颌动脉

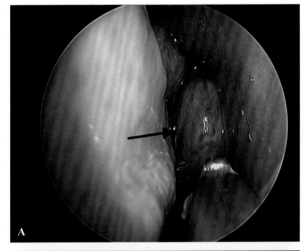

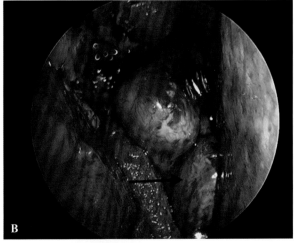

▲ 图 24–19 **A.** 内镜显示少年鼻咽纤维血管瘤（箭），上颌动脉结扎前；**B.** 上颌动脉结扎后，内镜下的鼻咽纤维血管瘤（箭），可见血供减少，体积变小

步骤 7：评估翼突和翼管

• 如果肿瘤侵犯翼突或者翼管，受侵犯的骨性结构需要磨除直至正常骨质，双极电凝（也可以使用骨蜡）控制翼管出血（图 24–23）。

步骤 8：手术创面的覆盖

• 翼腭窝区域显露的脂肪和骨性结构可采用游离黏膜或生物相容性同种异体移植材料进行覆盖，以促进伤口愈合。

（八）术后注意事项

• 如果进行了鼻腔填塞，在填塞期间或鼻腔仍有血痂等堵塞时，均需要应用广谱抗生素。

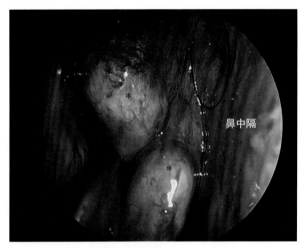

▲ 图 24–20 内镜下显示肿瘤（*）已长入右侧鼻中隔

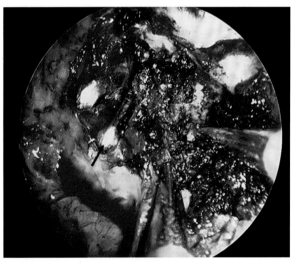

▲ 图 24–21 内镜下用双极电凝切除翼突处的鼻咽纤维血管瘤

直接从骨性翼突上切除肿瘤，可见前期应用的血管夹

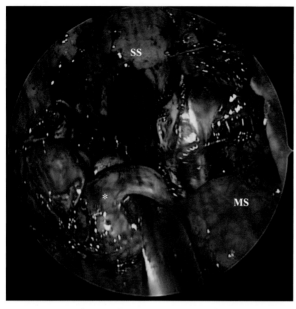

▲ 图 24-22　广泛切除 6cm 大小的少年鼻咽纤维血管瘤后内镜下视野所见，鼻中隔后部切除，广泛的左侧上颌窦开放（下鼻甲切除），完全切除左侧筛窦，双侧蝶窦广泛开放。肿瘤（＊）已长入鼻咽部，下一步将经口切除。MS. 上颌窦；SS. 蝶窦

- 通常术后 4～7 天去除填塞物。如果不需要进行颅底重建，则应用盐水进行鼻腔冲洗，连续几次门诊鼻腔清理即可。

- 如果肿瘤没有获得全切，可考虑进行放射辅助治疗，并严密观察。

- 鼻咽纤维血管瘤术后监测项目包括内镜检查和影像学评估。复发病变常位于黏膜下。因此，增强 CT 和 MRI 是必需的。

结论

- 翼上颌裂入路对于蝶窦外侧隐窝和翼上颌裂内的病变是非常适用的，也适合于鼻咽纤维血管瘤。

- 控制蝶腭动脉和上颌动脉对于手术成功是很有必要的。

- 对于鼻咽纤维血管瘤，显露和辨识其周围的相关结构是全切肿瘤的关键。

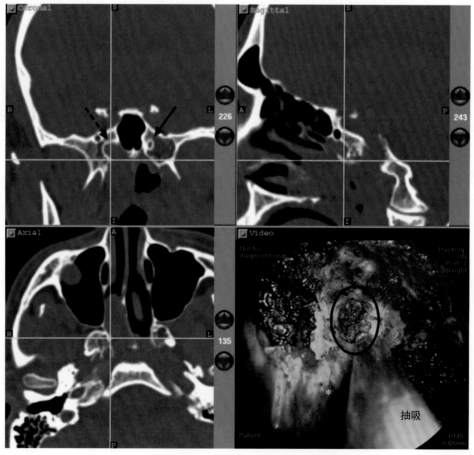

▲ 图 24-23　三维 CT 显示扩大的翼管（虚箭）和正常的对侧翼管（实箭）。内镜下圆圈显示翼板（＊）内侧扩大的翼管。扩大翼管必须进一步磨除，切除长入的肿瘤

参考文献

[1] DelGaudio JM. Endoscopic transnasal approach to the pterygopalatine fossa. *Arch Otolaryngol Head Neck Surg.* 2003;129:441–446.

[2] Bolger WE. Endoscopic transpterygoid approach to the lateral sphenoid recess: surgical approach and clinical experience. *Otolaryngol Head Neck Surg.* 2005;133:20–26.

[3] Har-El G. Combined endoscopic transmaxillary–transnasal approach to the pterygoid region, lateral sphenoid sinus, and retrobulbar orbit. *Ann Otol Rhinol Laryngol.* 2005;114: 439–442.

[4] Pryor SG, Moore EJ, Kasperbauer JL. Endoscopic versus traditional approaches for excision of juvenile nasopharyngeal angiofibroma. *Laryngoscope.* 2005;115:1201–1207.

[5] Borghei P, Baradaranfar MH, Borghei SH, Sokhandon F. Transnasal endoscopic resection of juvenile nasopharyngeal angiofibroma without preoperative embolization. *Ear Nose Throat J.* 2006;85:740–743, 746.

[6] Eloy P, Watelet JB, Hatert AS, de Wispelaere J, Bertrand B. Endonasal endoscopic resection of juvenile nasopharyngeal angiofibroma. *Rhinology.* 2007;45:24–30.

[7] Joo D, Chhetri DK, Wang MB. Endoscopic removal of juvenile nasopharyngeal angiofibromas: a video presentation. *Laryngoscope.* 2008;118:e1–e3.

[8] Fyrmpas G, Konstantinidis I, Constantinidis J. Endoscopic treatment of juvenile nasopharyngeal angiofibromas: our experience and review of the literature. *Eur Arch Otorhinolaryngol.* 2012;269:523–529.

[9] Pasquini E, Sciarretta V, Farneti G, Ippolito A, Mazzatenta D, Frank G. Endoscopic endonasal approach for the treatment of benign schwannoma of the sinonasal tract and pterygopalatine fossa. *Am J Rhinol.* 2002;16:113–118.

[10] Suh JD, Ramakrishnan VR, Zhang PJ, et al. Diagnosis and endoscopic management of sinonasal schwannomas. *ORL J Otorhinolaryngol Relat Spec.* 2011;73:308–312.

[11] Blake DM, Husain Q, Kanumuri VV, Svider PF, Eloy JA, Liu JK. Endoscopic endonasal resection of sinonasal and anterior skull base schwannomas. *J Clin Neurosci.* 2014;21:1419–1423.

[12] Raza SM, Amine MA, Anand V, Schwartz TH. Endoscopic endonasal resection of trigeminal schwannomas. *Neurosurg Clin N Am.* 2015;26:473–479.

[13] Lane AP, Bolger WE. Endoscopic transmaxillary biopsy of pterygopalatine space masses: a preliminary report. *Am J Rhinol.* 2002;16:109–112.

[14] Schlosser RJ, Bolger WE. Management of multiple spontaneous nasal meningoencephaloceles. *Laryngoscope.* 2002;112:980–985.

[15] Lai SY, Kennedy DW, Bolger WE. Sphenoid encephaloceles: disease management and identification of lesions within the lateral recess of the sphenoid sinus. *Laryngoscope.* 2002;112:1800–1805.

[16] Alexander NS, Chaaban MR, Riley KO, Woodworth BA. Treatment strategies for lateral sphenoid sinus recess cerebrospinal fluid leaks. *Arch Otolaryngol Head Neck Surg.* 2012;138:471–478.

[17] Schmidt RF, Choudhry OJ, Raviv J, et al. Surgical nuances for the endoscopic endonasal transpterygoid approach to lateral sphenoid sinus encephaloceles. *Neurosurg Focus.* 2012;32:E5.

[18] Pritikin JB, Caldarelli DD, Panje WR. Endoscopic ligation of the internal maxillary artery for treatment of intractable posterior epistaxis. *Ann Otol Rhinol Laryngol.* 1998;107:85–91.

[19] Seno S, Arikata M, Sakurai H, et al. Endoscopic ligation of the sphenopalatine artery and the maxillary artery for the treatment of intractable posterior epistaxis. *Am J Rhinol Allergy.* 2009;23:197–199.

[20] Moore KL, Dalley AF. *Clinically Oriented Anatomy.* Philadelphia, PA: Lippincott Williams & Wilkins; 1999.

[21] Etter LE. *Atlas of Roentgen Anatomy of the Skull.* Springfield, IL: Charles C Thomas; 1955.

[22] Herman B, Bublik M, Ruiz J, Younis R. Endoscopic embolization with onyx prior to resection of JNA: a new approach. *Int J Pediatr Otorhinolaryngol.* 2011;75:53–56.

[23] Chan KH, Gao D, Fernandez PG, Kingdom TT, Kumpe DA. Juvenile nasopharyngeal angiofibroma: vascular determinates for operative complications and tumor recurrence. *Laryngoscope.* 2014;124:672–677.

[24] Lutz J, Holtmannspotter M, Flatz W, et al. Preoperative embolization to improve the surgical management and outcome of juvenile nasopharyngeal angiofibroma (JNA) in a single center: 10–year experience. *Clin Neuroradiol.* 2016;26:405–413.

[25] Som PM, Curtin HD. *Head and Neck Imaging.* St. Louis, MO: Mosby; 2011.

[26] Carrillo JF, Maldonado F, Albores O, Ramirez–Ortega MC, Onate–Ocana LF. Juvenile nasopharyngeal angiofibroma: clinical factors associated with recurrence, and proposal of a staging system. *J Surg Oncol.* 2008;98:75–80.

[27] Liu ZF, Wang DH, Sun XC, et al. The site of origin and expansive routes of juvenile nasopharyngeal angiofibroma (JNA). *Int J Pediatr Otorhinolaryngol.* 2011;75:1088–1092.

[28] Andrews JC, Fisch U, Valavanis A, Aeppli U, Makek MS. The surgical management of extensive nasopharyngeal angiofibromas with the infratemporal fossa approach. *Laryngoscope.* 1989;99:429–437.

[29] Nicolai P, Villaret AB, Farina D, et al. Endoscopic surgery for juvenile angiofibroma: a critical review of indications after 46 cases. *Am J Rhinol Allergy.* 2010;24:e67–e72.

第25章　内镜下颅面联合切除术
Endoscopic Craniofacial Resection

Elisabeth H. Ference　Vijay R. Ramakrishnan　Jeffrey D. Suh　著

樊文剑　译　　江常震　校

一、概述

• 内镜下颅面联合切除术（crainiofacial resection, CFR）已经替代了由 Ketcham 于 1963 年开创的传统的颅面联合切除术[1]。

• 传统标准的颅面联合入路切除肿瘤包含了经面入路和经颅入路两部分，经面入路手术是通过鼻侧切开术或面中部掀翻术切除肿瘤鼻窦内部分，经颅入路手术是切除肿瘤的颅底部分和颅内部分。CFR 最常见的适应证是从鼻腔、额窦或筛窦延伸至或穿过前颅底的肿瘤。

• 选择内镜下的 CFR 的主要原因是为了避免因开放式 CFR 所导致的并发症。

• 文献报道的与开放式 CFR 相关的并发症发生率差异很大。

– 在迄今为止，评估开放式 CFR 危险性的最大研究中，Ganly 等报道其总并发症发生率为 36.3%，死亡率为 4.7%[2]。

– 大多数开放式 CFR 后，脑脊液漏发生率可能高达 20%[3]。

– 文献报道中 CFR 后的脑膜炎发生率为 5%～7.7%[4]。

– 尽管开放式的 CFR 提供了广泛的显露，但其与眼眶、大脑和其他重要神经血管结构的比邻，这通常会使外科医生难以在不显著增加并发症发生率的前提下大范围地显露病变边缘。事实

上，一项针对开放式 CFR 治疗效果的多中心研究发现手术切缘肿瘤阳性率仍有 30%[1]。

• 内镜提供了放大的视野能更加精确地显露肿瘤的范围，尤其是在深部区域，如翼腭窝和蝶窦，而这些深部区域在开放式手术中是难以显露的。此外，对于某些肿瘤，可以通过单侧经鼻入路内镜下切除，而保留了对侧的嗅觉[5]。

• 对于内镜下 CFR 的主要反对意见是肿瘤是被分块切除的。传统的原则是肿瘤应该被整块切除以确保最大程度的生存率[6-8]。该原则基于以下理念，即未整块切除肿瘤易导致癌细胞经淋巴或血管扩散，从而增加局部、区域和远处肿瘤扩散的风险。此外，有人担忧相比整块切除来说，分块切除可能导致肿瘤切除不完全[9]。然而，来自经口激光显微手术[10]和经口机器人手术的数据[11]，以及内镜 CFR 的最新数据表明[9, 12]，事实并非如此。影响患者生存的最重要手术因素是彻底切除肿瘤至切缘阴性，与手术方式无关。

• 一项比较内镜下与开放式颅面联合切除术的研究发现，两组在生存率、转移率或并发症发生率方面没有显著差异[13]。内镜组的住院时间更短，并且效果更佳美观[14]。然而，由于这两组病例只是回顾性的而非随机性的，两组之间的病理分级和临床分期存在差异，所以两组之间肿瘤治疗效果的可比性有限[13, 14]。

二、解剖

• 颅底手术很复杂，因为它靠近硬脑膜、大脑和眼眶。在内镜 CFR 手术中，所切除的肿瘤有可能会邻近或涉及一个或多个上述结构。

• 蝶窦的解剖学特别值得一提，视神经和海绵窦位于其外侧壁，而蝶鞍位于后正中。

• 蝶窦、筛窦顶和额窦的更详细解剖描述可参考书中相应章节。

三、术前注意事项

• 内镜下 CFR 手术可作为处理涉及颅底的鼻旁窦良、恶性肿瘤的方法。

• 本章将重点介绍嗅神经母细胞瘤的治疗方法，它是采用这种术式中比较常见的肿瘤之一。然而，该术式可应用于大多数涉及前颅底的良、恶性肿瘤。

• 应充分分析术前影像，分析结果将最终提示肿瘤的可切除性和关键解剖对手术的限制。

• 包含神经外科、眼科、肿瘤内科和放疗科专家的多学科合作是至关重要的。

• 术前要进行精确的组织活检是有必要的，尤其当肿瘤涉及眼眶、硬脑膜或神经血管区域等重要解剖结构时。

四、适应证与禁忌证

• 适应证包含任何涉及前颅底的鼻腔和（或）鼻旁窦的良、恶性肿瘤。

• 禁忌证包含由于不适于手术的合并疾病、累及皮肤或脑实质以及双侧眼眶的肿瘤。

• 相对禁忌证包含病变侵入海绵窦、眼眶和泪道系统，以及不明组织类型的大块肿瘤。该术式的另一个禁忌证是因既往手术史、放射治疗史或局部组织缺损等因素而导致无法重建颅底。

五、病情检查及分期

• 1924 年，Berger 和 Luc 首次描述了嗅神经

母细胞瘤，其起源于嗅区黏膜神经上皮细胞，约占鼻腔和鼻旁窦恶性肿瘤的 3%～6%[15]。

• 肿瘤分期是判断预后和治疗的重要指标。最常见的分期系统是 Kadish 分期系统（表 25-1）[16]、加州大学洛杉矶分校 Dulguerov 和 Calcaterra 分期系统（表 25-2）[17] 和 Hyams 组织病理学分级系统（表 25-3）[18]。1993 年，Morita 等分析预后因素发现[19]，按 Hyams 组织病理学分级的 32 例低级别肿瘤患者的 5 年生存率为 80%，15 例高级别肿瘤患者的 5 年生存率为 40%，从而认为 Hyams 组织病理学分级是影响预后最重要的因素。

表 25-1　Kadish 分期系统

分　期	特　征
A	病变局限于鼻腔
B	病变在鼻腔和一个或多个鼻旁窦内
C	病变扩展超过鼻腔和鼻旁窦

表 25-2　UCLA-Dulguerov 和 Calcaterra 的 TNM 分期

分　期	特　征
T_1	肿瘤累及鼻腔和（或）鼻旁窦（不包括蝶窦），且筛窦最上方的筛小房未受侵
T_2	肿瘤累及鼻腔和（或）鼻旁窦（包括蝶窦），同时侵及或破坏筛板
T_3	肿瘤侵入眶内或突入前颅窝，未累及硬脑膜
T_4	肿瘤侵及脑内
N_0	无颈部淋巴结转移
N_1	任何形式的颈部淋巴结转移
M_0	无远处转移
M_1	远处转移

TNM. 肿瘤、淋巴结、转移；UCLA. 美国加州大学洛杉矶分校

六、影像学检查注意事项

• 在行内镜下 CFR 手术之前，用 MRI 和 CT 对原发肿瘤部位进行检查。应该仔细分析眼部、硬脑膜、脑组织和神经血管结构的受累情况（图 25-1）。与任何切除肿瘤的手术一样，采用内镜

表 25-3   **Hyams 组织病理学分级**

分　级	分叶状结构	核分裂指数	核的多形性	纤维基质	菊形团	坏　死
Ⅰ	+	无	无	明显	HW 菊形团	无
Ⅱ	+	低	中	存在	HW 菊形团	无
Ⅲ	±	中	明显	少	FW 菊形团	罕见
Ⅳ	±	高	显著	无	无	常见

FW. Flexner-Wintersteiner；HW. Homer Wright

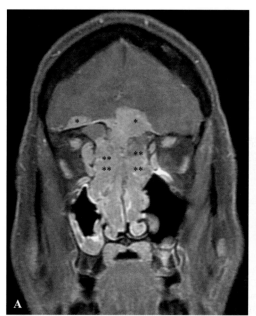
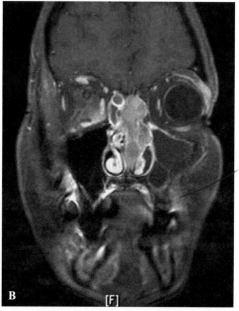

▲ 图 25-1   肿瘤的扩展程度是内镜下颅面联合切除术（CFR）能否完全切除肿瘤的主要决定因素

A. 冠状位 T_1 加权增强 MRI 显示，鼻旁窦内肿瘤大范围向颅内扩展（＊）和累及眶周（＊＊），并广泛地累及硬脑膜。这个病例最好采用开颅手术治疗。B. 冠状位 MRI 显示，肿瘤累及多个不同的鼻旁窦。值得注意的是虽然该肿块还侵及眶周和硬脑膜，但内镜下 CFR 手术可能仍适用

进行 CFR 手术的目标是获得清晰的切缘，如果无法实现这一目标，则应使用其他方法。对于晚期鼻腔、鼻旁窦恶性肿瘤，需对颈部和肺部进行检查以判断是否转移，可以考虑进行正电子发射计算机断层显像（PET/CT）而不是颈部和胸部 CT[20]。

• 通过影像确定肿瘤生长的范围。理想情况下，肿瘤切除边缘应包括肿瘤外正常组织，也就是说，如果肿瘤扩展至颅底，应切除颅底受累部分及相邻的硬脑膜。

七、手术器械

内镜下 CFR 手术中使用的许多器械与普通功能性内镜鼻旁窦手术中使用的许多器械是相同的。以下是专用于内镜下 CFR 手术的特殊器械。

• 0° 内镜、30° 内镜和 70° 内镜。

• 在颅底操作时，首选反向内镜。这些内镜的设计使导光束位于上方，从而为器械腾出内镜下方的区域。

• 内镜专用的双极电凝颗。

- 吸引式电凝（Suction Bovie）。
- 直的和成角的内镜专用磨钻。
- 直的和成角的刨削器。
- 颈内动脉多普勒超声设备。
- MRI/CT 融合的导航系统能更好地勾勒肿瘤的边缘。

八、经验与教训

- 可考虑手术开始前放置腰大池引流管。
- 双人四手技术更有利于切除颅底病变。
- 内镜下的双极电凝镊和施夹钳有助于动脉电凝止血。
- 一整套的内镜下的颅底手术器械是非常有用的。
- 肿瘤切除过程中应不断评估颅底缺损区大小和可供修补重建的方案。
- 需要一位熟练的病理学专家来诊断切缘的冰冻病理。

九、手术步骤

步骤 1

- 将患者置于仰卧位，应用并调整好影像导航系统。

- 可以使用 Mayfield 头架固定患者的头部。
- 如使用鼻外组织进行颅底重建，应获得患方的同意，可以选取患者的腹部或腿部准备脂肪和（或）阔筋膜。

步骤 2

- 检查鼻腔（图 25-2），用浸泡过羟甲唑啉的棉片来减轻充血，进行鼻孔及邻近面部结构的手术前准备。
- 可以将患者置于轻微旋转的垂头仰卧位（约 20°）。这样既能减少心输出量，又能改善手术中的视觉效果。
- 翼腭窝也可以通过腭大孔用血管收缩剂收缩，这已被证明可以显著减少术中出血[21]。

步骤 3

- 使用刨削器分块切除肿瘤以减容。除减容外，还要确定肿瘤的颅底附着点（图 25-3 和图 25-4）。

步骤 4

- 一旦确定附着部位，采用改良 Lothrop 手术进行完整的蝶筛窦切除术。同时切除中鼻甲，这样充分显露了颅底和眶内侧壁，开放额窦、蝶窦和上颌窦，以防止术后通道狭窄与分泌物潴留（图 25-5 和图 25-6）。

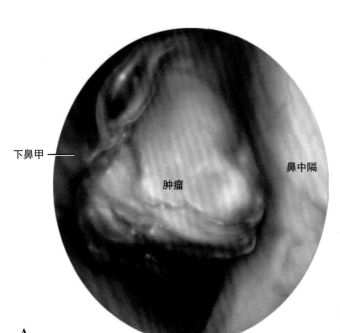

A

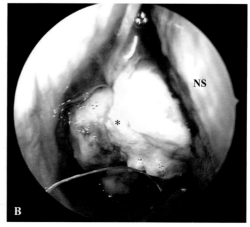

B

▲ 图 25-2　检查黏膜收缩后的鼻腔
内镜示意图（A）和真实的内镜图像（B）显示右侧鼻腔填满一个大肿瘤。*. 肿瘤；NS. 鼻中隔

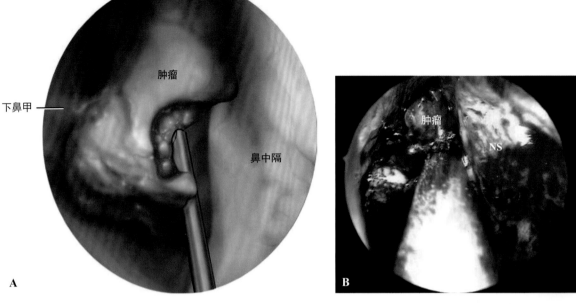

▲ 图 25-3　肿瘤减容的示意图（A）和真实的内镜图像（B）

在切除肿瘤时，外科医生评估肿瘤附着部位至关重要。图中可见刨削器位于鼻中隔（NS）和肿瘤之间

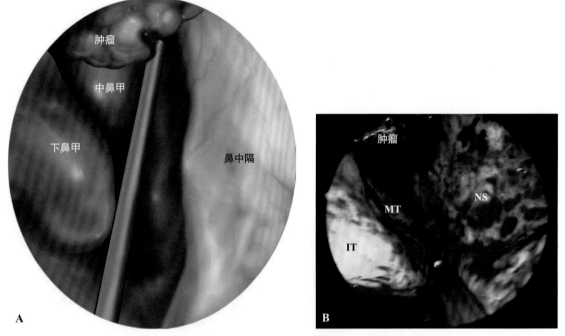

▲ 图 25-4　部分肿瘤减容术后术野的示意图（A）和真实的内镜图像（B）

观察到鼻中隔（NS）、右下鼻甲（IT）和中鼻甲（MT），大体检查未发现肿瘤

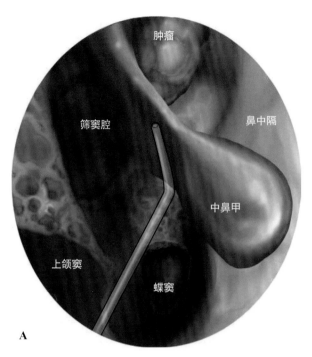

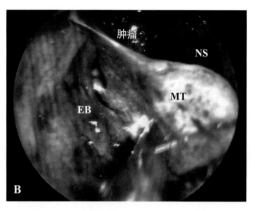

▲ 图 25-5　内镜下示意图（**A**）和真实的内镜下图像（**B**）显示肿瘤被减容后显露至颅底，右侧中鼻甲（**MT**）移向中间。右侧中鼻甲切除后可进行标准的功能性鼻窦内镜手术。中鼻甲外侧黏膜似乎未受肿瘤累及

EB. 筛泡；NS. 鼻中隔

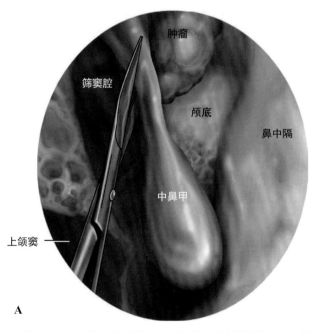

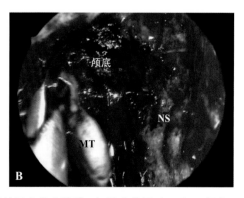

▲ 图 25-6　内镜下示意图（**A**）和真实的内镜图像（**B**）显示使用弯曲内镜剪刀切除中鼻甲（**MT**）至颅底。这一操作扩大了进入颅底的通道，并获得宽阔的肿瘤边缘

NS. 鼻中隔

步骤 5

• 颅底骨骼化后识别筛前动脉和筛后动脉，并用双极电凝进行电凝（图 25-7）。在动脉远端进行双极电凝之前，也可以使用内镜施夹器夹闭动脉。

步骤 6

• 将肿瘤减容至颅底并切除肿瘤，从鼻中隔、后颅底、前颅底及双侧眶内侧壁获得边缘（图 25-8）。

步骤 7

• 清晰描绘肿瘤起源部位（图 25-9A 和 B）。

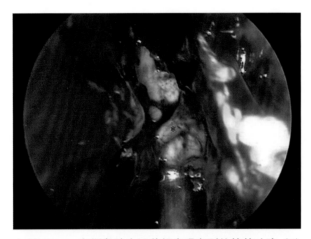

▲ 图 25-7　左侧鼻腔内沿着颅底观察到的筛前动脉（*）的内镜下视图

肿瘤位于中线，并侵透鼻中隔，将整个颅底骨骼化，以便切除鼻中隔，并切除所有上筛骨性分隔（图 25-9C）。

步骤 8

• 从肿瘤附着处前、后 1cm 开始磨除前颅底。切除跨中线的嗅神经母细胞瘤通常需要从额后隐窝至筛顶后部，从眶内壁至对侧眶内壁磨除颅底（图 25-10）。磨除最好使用高速、有角度的金刚砂磨钻。

步骤 9

• 显露硬脑膜，用双极电凝烧灼，切除硬脑膜边缘或进入颅内切除向脑内扩展的肿瘤。最好与擅长内镜技术的神经外科医师同时协作进行（图 25-11 和图 25-12）。

步骤 10

• 修补硬脑膜，多层重建颅底（图 25-13 和图 25-14）。在可能的情况下，对于术后将接受放疗的患者，使用带蒂黏膜瓣重建。当肿瘤累及鼻中隔、后组筛窦或翼腭窝时，最好取远离肿瘤部位取下的游离筋膜和黏膜进行重建。颅底重建的问题进一步讨论见第 26 章、第 27 章和第 31 章。

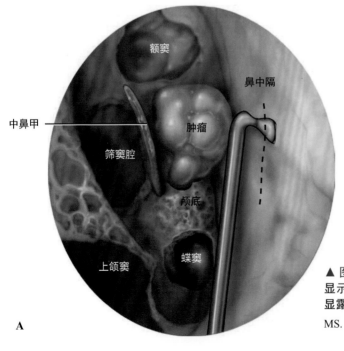

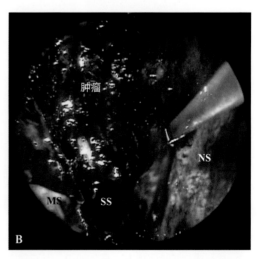

▲ 图 25-8　内镜下示意图（A）和真实的内镜图像（B）显示使用弯曲刀片（A 中的虚线）做鼻中隔的切缘，显露肿瘤周围宽阔的边缘。冰冻切片以确认阴性切缘
MS. 上颌窦；NS. 鼻中隔；SS. 蝶窦

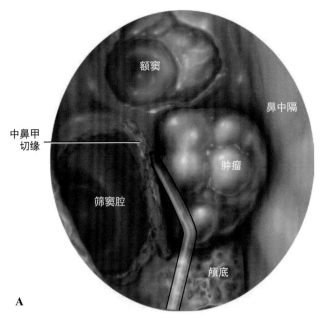

A

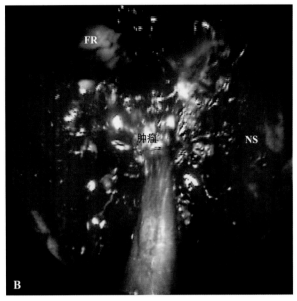

B

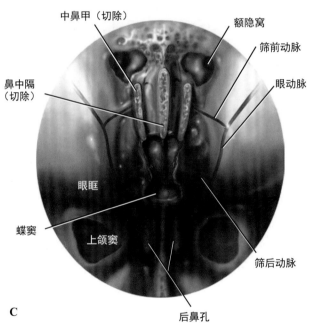

C

▲ 图 25-9　A 和 B. 内镜下示意图（A）和真实的内镜图像（B）显示肿瘤沿着上筛顶、右额隐窝（FR）后部附着于颅底；C. 对颅底骨骼化及鼻中隔上部和中鼻甲切除后的内镜示意

NS. 鼻中隔

步骤 11

• 用鼻腔填塞物支撑颅底缺损，卷压厚度为 0.25mm 的硅胶支撑物用于帮助支撑填塞物并防止移植物移动。支撑物可以放置在额窦内，然后沿着颅底往后推，覆盖移植物和最初的填塞层。填塞物和支架常留置 14～21 天。将鼻通气管放置于鼻腔内，在鼻中隔鼻柱交界处将其缝合固定在鼻中隔上。术后通气管装置原位保留 48～72h。通气管可将空气从颅底缺损处排出并防止术后气颅。

十、术后注意事项

• 在术后 2 周内，应避免在颅底修复区域进行清创。

• 此后，患者通常需要频繁清除颅底和鼻中隔骨质显露所致的结痂。

• 应告知患者避免擤鼻涕、提重物和用力，直至原发部位愈合。

• 如有需要，应尽早磋商放化疗方案。

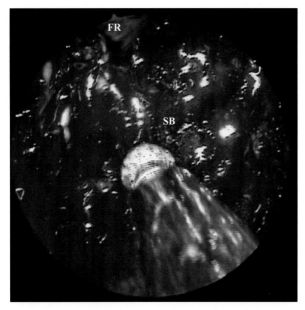

▲ 图 25-10　使用角度磨钻去除颅底（SB）的内镜下视图
使用有角度的金刚砂磨钻避免意外损伤硬脑膜或脑组织。
FR. 额隐窝

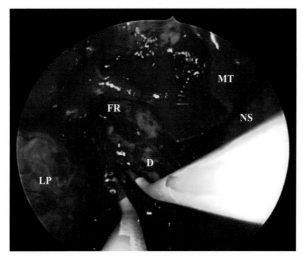

▲ 图 25-11　在切除前使用双极电凝硬脑膜（D）的内镜视图
FR. 额隐窝；LP. 纸样板；MT. 中鼻甲；NS. 鼻中隔

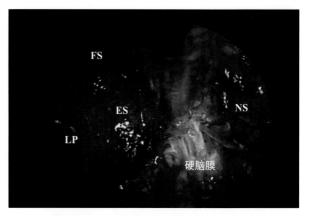

▲ 图 25-12　内镜下展示用脑膜刀切除硬脑膜
ES. 筛窦；FS. 额窦；LP. 纸样板；NS. 鼻中隔

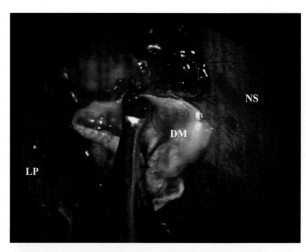

▲ 图 25-13　内镜图像显示硬膜缺损填充合成硬膜基质（DM）以封闭脑脊液漏
硬膜基质最好嵌入硬膜的切缘内。对于大型硬膜缺损，常将第二个颅内修补层（筋膜或骨）挤入硬膜外和颅骨之间以修复颅底。LP. 纸样板；NS. 鼻中隔

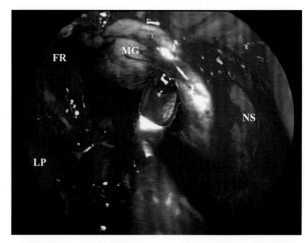

▲ 图 25-14　内镜图像显示，将游离黏膜移植物（MG）覆盖在骨性颅底缺损上，作为外盖的移植物
FR. 额隐窝；LP. 纸样板；NS. 鼻中隔

十一、特殊注意事项

· 在采用内镜入路时，许多开放式颅底手术的并发症也可发生。内镜下颅底手术的一些较常见后遗症是鼻结痂、嗅觉受损、腭部麻木和鼻出血。

· 如果有大量的磨除、骨外露、嗅裂附近剥离或切除翼腭窝的神经血管结构，则更可能发生手术并发症。在大多数情况下，并发症的症状

是暂时的，随着时间的推移和仔细的术后管理而缓解。

• 匹兹堡大学的团队调查了内镜颅底手术后的发病率，发现鼻结痂平均存在 101 天，更复杂的入路持续时间略长。制作鼻中隔黏膜瓣后鼻中隔黏膜通常 3 个月再生[22]。

• 尽管鼻腔和鼻窦处于非无菌状态，但是内镜颅底手术后的感染并发症仍然罕见。传统的经鼻蝶手术后脑膜炎的发生率仅为 0.7%～3.1%[4, 23]。

• 内镜下 CFR 术后脑脊液漏的发生率通常低于 10%[9, 12, 24]。大多数的脑脊液漏可通过腰大池引流或内镜下修补而得到成功治疗。

• 颅腔积气也是一种罕见但潜在的灾难性的内镜颅底手术并发症。张力性气颅是一种医学急症，需要立即处理，以预防可能致死的并发症。如果不及时治疗，张力性气颅可进行性压迫脑组织，导致精神状态改变、头痛、脑室移位、脑疝和死亡。在接受前颅底手术的患者中，具有临床症状的颅内积气发生率为 0%～12%[25]。症状性气颅的处理通常包括减压和抽吸空气、给予 100% 纯氧气、临时气管切开、抗生素抗感染、停止腰大池引流和颅底缺损闭合。

参考文献

[1] Ketcham AS, Wilkins RH, Van Buren JM, et al. A combined intracranial facial approach to the paranasal sinuses. *Am J Surg.* 1963;106:698–703.

[2] Ganly I, Patel SG, Singh B, et al. Complications of craniofacial resection for malignant tumors of the skull base: report of an International Collaborative Study. *Head Neck.* 2005;27: 445–451.

[3] Sen C, Snyderman CH, Sekhar LN. Complications of skull base operations. In: Sekhar LN, Janecka IP, eds. *Surgery of Cranial Base Tumors.* New York, NY: Raven Press; 1993:831–840.

[4] Torress A, Acebes JJ, López L, et al. Complications of craniofacial resection in anterior skull base tumors. *Neurocirugia (Astur).* 2005;16:492–498.

[5] Tajudeen BA, Adappa ND, Kuan EC, et al. Smell preservation following endoscopic unilateral resection of esthesioneuroblastoma: a multi–institutional experience. *Int Forum Allergy Rhinol.* 2016;6:1047–1050.

[6] Biller HF, Slotnick DB, Lawson W, et al. Superior rhinotomy for en bloc resection of bilateral ethmoid tumors. *Arch Otolaryngol Head Neck Surg.* 1989;115:1463–1466.

[7] Lund VJ, Harrison DFN. Craniofacial resection for tumors of the nasal cavity and paranasal sinuses. *Am J Surg.* 1988;156:187– 190.

[8] Osguthorpe JD, Patel S. Craniofacial approaches to sinus malignancy. *Otolaryngol Clin North Am.* 1995;28:1239–1257.

[9] Nicolai P, Battaglia P, Bignami M, et al. Endoscopic surgery for malignant tumors of the sinonasal tract and adjacent skull base: a 10–year experience. *Am J Rhinol.* 2008;22:308–316.

[10] Haughey BH, Hinni ML, Salassa JR, et al. Transoral laser microsurgery as primary treatment for advanced–stage oropharyngeal cancer: a United States multicenter study [published online ahead of print, January 31, 2011]. *Head Neck.* 2011;31(33):1683– 1694.

[11] Weinstein GS, O'Malley Jr BW, Cohen MA, et al. Transoral robotic surgery for advanced oropharyngeal carcinoma. *Arch Otolaryngol Head Neck Surg.* 2010;136:1079–1085.

[12] Hanna E, DeMonte F, Ibrahim S, et al. Endoscopic resection of sinonasal cancers with and without craniotomy: oncologic results. *Arch Otolaryngol Head Neck Surg.* 2009;135:1219–1224.

[13] Eloy JA, Vivero RJ, Hoang K, et al. Comparison of transnasal endoscopic and open craniofacial resection for malignant tumors of the anterior skull base. *Laryngoscope.* 2009;119:834–840.

[14] Wood JA, Eloy JA, Vivero RJ, et al. Efficacy of transnasal endoscopic resection for malignant anterior skull–base tumors. *Int Forum Allergy Rhinol.* 2012;2:487–495.

[15] Berger L, Luc G, Richard D. L'esthesioneuroepitheliome olfactif. *Bull Assoc Fr Etud Cancer.* 1924;13:410–421.

[16] Kadish S, Goodman M, Wang CC. Olfactory neuroblastoma: a clinical analysis of 17 cases. *Cancer.* 1976;37:1571–1576.

[17] Dulguerov P, Calcaterra T. Esthesioneuroblastoma: the UCLA experience 1970–1990. *Laryngoscope.* 1992;102:843–849.

[18] Hyams VJ. Olfactory neuroblastoma. In: Hyams VJ, Baksakis JG, Michaels L, eds. *Tumors of the Upper Respiratory Tract and Ear.* Washington DC: Armed Forces Institute of Pathology; 1988: 240–248.

[19] Morita A, Ebersold MJ, Olsen KD, et al. Esthesioneuroblastoma: prognosis and management. *Neurosurgery.* 1993;32:706–715.

[20] Krabbe CA, Pruim J, van der Laan BF, et al. FDG–PET and detection of distant metastases and simultaneous tumors in head and neck squamous cell carcinoma: a comparison with chest radiography and chest CT [published online ahead of print August 19, 2008]. *Oral Oncol.* 2009;45:234–240.

[21] Douglas R, Wormald PJ. Pterygopalatine fossa infiltration through the greater palatine foramen: where to bend the needle. *Laryngoscope.* 2006;116(7):1255–1257.

[22] de Almeida JR, Snyderman CH, Gardner PA, et al. Nasal morbidity following endoscopic skull base surgery: a prospective cohort study [published online ahead of print

September 7, 2010]. *Head Neck.* 2011;33:547–551.

[23] Horiguchi K, Murai H, Hasegawa Y, et al. Endoscopic endonasal skull base reconstruction using a nasal septal flap: surgical results and comparison with previous reconstructions. *Neurosurg Rev.* 2010;33:235–241.

[24] Batra PS, Citardi MJ, Worley S, et al. Resection of anterior skull base tumors: comparison of combined traditional and endoscopic techniques. *Am J Rhinol.* 2005;19:521–528.

[25] Clark DW, Citardi MJ, Fakhri S. Endoscopic management of skull base defects associated with persistent pneumocephalus following previous open repair: a preliminary report. *Otolaryngol Head Neck Surg.* 2010;142:820–826.

第六篇
颅底重建
Skull Base Reconstruction

第 26 章　筛板脑脊液漏及脑膨出修补术

Repair of Cerebrospinal Fluid Leak and Encephalocele of the Cribriform Plate

Avinash V. Mantravadi　Kevin C. Welch　著

苏　辉　译　　张洪钿　校

一、概述

• 起源于筛板附近的脑脊液鼻漏是由于分隔蛛网膜下腔和鼻旁窦的屏障损害造成的。这可由外伤性的、医源性的、肿瘤性的、先天性的和炎症性的因素所导致[1, 2]。

• 筛窦区域的脑脊液漏实际上可能自发产生，也可能表现为脑膜脑膨出，即颅前窝软组织通过颅底疝出。

• 虽然保守治疗可以用来治疗钝器伤后的筛窦脑脊液漏，但为了预防包括脑膜炎和脓肿形成等严重并发症，通常需要外科手术来闭合其他形式的脑脊液漏[2]。

• Dandy 于 20 世纪 20 年代首次描述了涉及前额开颅的脑脊液漏修补术，但因嗅觉丧失、脑出血、额叶功能缺损、住院时间延长和复发率高等严重并发症的限制而未广泛采用[2-11]。

• 20 世纪 80 年代，Wigand 和 Stankiewicz 首次对内镜下筛窦切除术发生的脑脊液漏采用内镜下筛窦修补术，并进行了描述。其他许多学者对此进行了更详细的描述[11-16]。

• 今天，经鼻内镜术修复筛窦脑脊液漏和脑膨出是手术治疗的支柱，成功率高达 98%，并发症、复发率和发病率低[2, 17]。

二、解剖

• 筛窦迷路形成了前颅底的主体，筛板是前颅底中线的最低部分。筛板由两侧的筛状薄片悬吊，当它们横向延伸到筛窦中心凹时变厚。因此，在进行筛骨颅底解剖时，外科医生实际上是在前颅底最低水平以上操作。

• Keros 分型：筛骨平台的深度取决于外侧筛板的长度[18]（图 26-1）。

– Keros Ⅰ型：筛骨平台位于筛骨顶下 1～3mm，导致一个短的侧筛板。

– Keros Ⅱ型：筛骨平台位于筛骨顶下 4～7mm。

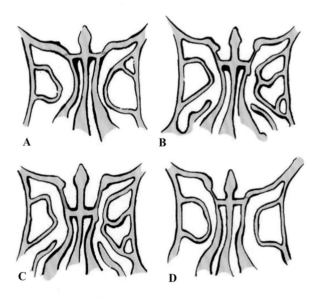

▲ 图 26-1　CT 图示 Keros 分型
A. Keros Ⅰ型；B. Keros Ⅱ型；C. Keros Ⅲ型；D. 不对称颅底

– Keros Ⅲ型：筛骨平台位于筛骨顶下 8～16mm，导致一个长的垂直板。

• 筛板由许多嗅觉纤维穿行（图 26-2）。尽管存在这些穿孔，筛板本身相当厚。

• 筛窦前动脉起源于眼动脉并穿过筛额缝附近的筛前孔，40% 的病例骨管部分或完全裂开[19]。动脉穿过颅底，在筛板处形成脑膜支。

三、术前注意事项

• 术前鞘内注射荧光素常用于定位脑脊液漏来源。尽管报道过神经系统并发症包括癫痫发作、头痛和脑神经功能缺损，将浓度为 0.1ml 的 10% 荧光素与 10ml 脑脊液混合缓慢注射已经表明是低风险的[20, 21]。

• 腰大池引流在筛窦脑脊液漏修补术早期治疗中的应用存在争议。当使用时，它们可以作为荧光素给药的导管，并备用于引流脑脊液 2～5 天。

• 尽管合理，筛窦脑脊液漏围术期预防性抗生素的常规应用也有争议。

四、影像学检查注意事项

• 筛窦脑脊液漏的患者应使用冠状位、轴位和矢状位高分辨率 CT 进行评估以明确颅底缺损的位置和颅底本身的解剖结构（不对称、低矮等；图 26-3）。冠状位图像是评价筛板和筛窦中心凹缺损的最佳方法。

• 如果自发性脑脊液鼻漏患者 CT 成像发现软组织肿块位于颅底缺损附近，应使用 MRI 进行评估，包括轴位、冠状位和矢状位评估是否存在脑膜脑膨出（图 26-4）。

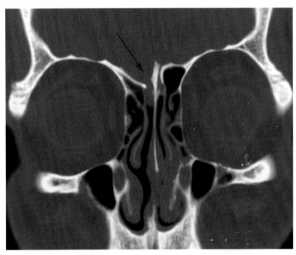

▲ 图 26-3　术前 CT 检查前颅底关注筛窦区域
颅底明显不对称，右侧筛窦（红箭）有一处裂开，伴有嗅裂区软组织不透明影，提示脑膜脑膨出

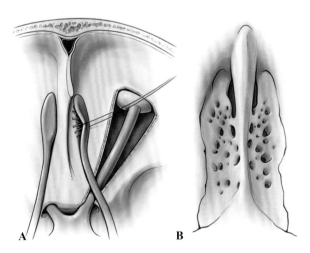

▲ 图 26-2　A. 颅内示图颅前窝底，嗅束穿过颅底；B. 注意薄层筛板、内侧的双侧筛板，以及外侧更厚的筛窦凹（筛窦顶）
改编自 Logan BM, Reynolds, PA, Hutchings RT, eds. *McMinn's Color Atlas of Head and Neck Anatomy*. 3rd ed. St. Louis: Mosby; 2003.

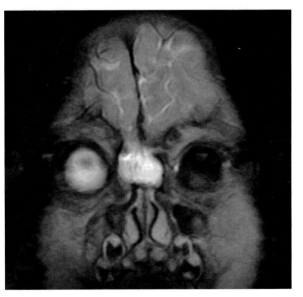

▲ 图 26-4　1 例患儿的术前 MRI 示软组织充盈在鼻腔前间隙
MRI 显示脑膜脑膨出位于右侧前颅底累及筛窦区

• 立体定向影像引导 CT 成像用于颅底缺损的术中定位是有益的，但既不是必需的，也不是治疗的标准（图 26-5）。

五、手术器械

• 手持式常规和电动鼻窦内镜器械。

• 获取鼻外移植组织的器械。

• 立体定向影像引导手术系统。

• 包括针尖单极、双极和（或）射频或冷消融装置的电凝器械。

• 蛛网膜下腔引流和（或）10% 可注射（非眼用）荧光素。

• 纤维蛋白胶 / 密封胶。

• 可吸收填塞材料（如凝胶泡沫或凝胶胶片）。

• 不可吸收的填塞材料（如鼻海绵）。

• 止血药，如伏血凝（Floseal）。

六、经验与教训

• 美国食品药品管理局没有批准 10% 的荧光素鞘内给药，建议充分知情同意。然而，鞘内给药可以极大地帮助识别术中的脑脊液漏（图 26-6）。

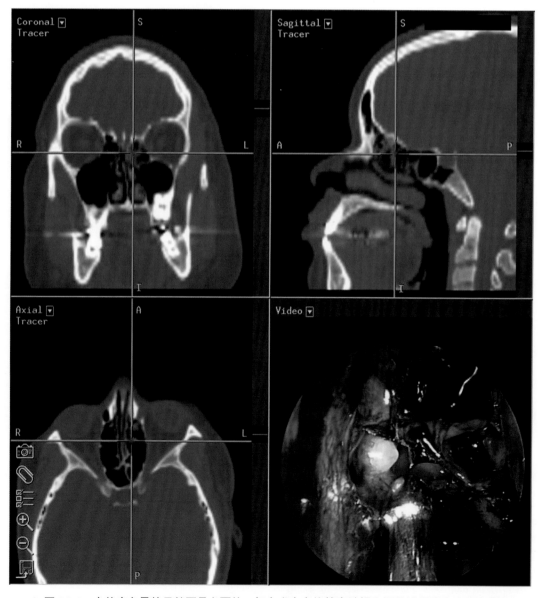

▲ 图 26-5　立体定向导航虽然不是必要的，但在术中定位筛窦缺损和评估缺损的大小是有用的

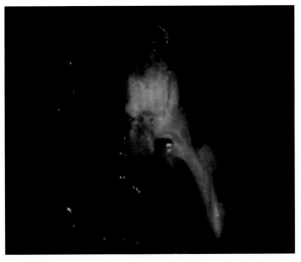

▲ 图 26-6　左侧筛板相关脑脊液漏患者，鞘内注射荧光素对于识别出该患者小的脑膨出起了极大的辅助作用

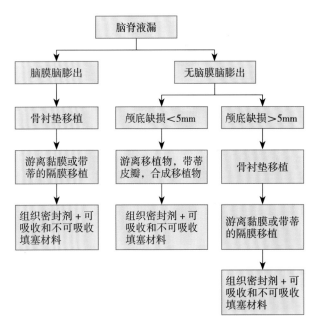

▲ 图 26-7　虽然 Meta 分析表明，多种移植技术可以成功的修复筛窦脑脊液漏，KCW（通讯作者）提出了一个前颅底重建的流程，这对筛窦脑脊液漏修补很管用

- 小流量或极低流量脑脊液漏可能需要蓝光滤波器来识辨。

- 立体定向影像引导设备有助于术中识别颅底缺损。它在筛窦脑脊液漏内镜修补术中的应用得到了美国耳鼻咽喉头颈外科学会的支持。

- 通常脑膨出的情况首选衬垫坚硬的移植物（如骨、软骨），以减轻颅内高压力的影响，而无脑膨出的筛窦脑脊液漏可在无硬性移植材料（如黏膜、脂肪）衬垫的情况下安全修复。

- 存在许多移植材料和组织密封胶，选取哪一种取决于外科医生的偏好和缺损的大小。颅底重建策略的简洁流程如图 26-7 所示。

- 黏膜移植物应始终定位和放置在黏膜表面并朝向鼻腔，以防止随后黏液囊肿的形成。

- 拔除气管插管时麻醉要深，以防患者烦躁和咳嗽引起的颅内压升高。面罩通气应避免，因为这可能导致术后颅内积气。

七、手术步骤

- 行筛窦脑脊液漏修补术时，床头抬高10°～15°，全身麻醉使用瑞芬太尼复合异丙酚行完全静脉麻醉。

- 如果需要，无论有无腰大池引流管，在开始手术前鞘内注射荧光素（将 0.1ml 10% 可注射荧光素，于 10ml 无防腐剂或抑菌盐水或患者自己的脑脊液中稀释）。

- 考虑到减轻鼻腔充血和止血的效果，将1∶1000 肾上腺素溶液浸泡的海绵以非创伤性的方式放入鼻腔。

- 准确地校准立体定向影像引导系统并确保工作正常。

- 行关注区域的内镜检查，注意脑膜脑膨出形成的任何区域（图 26-8）或值得注意的黄绿色荧光素（图 26-9）。

- 行完整的上颌窦造口术、蝶筛窦切除术以及如有必要行额窦切开术从而使缺损和周围组织完全显露。如有必要，中鼻甲切除（图 26-10）以显露整个筛板和侧筛板，这些部位是脑脊液漏或脑膜脑膨出可能隐藏的地方。鼻甲黏膜和骨应保留作为移植材料。

- 立体定向导航用于确定脑脊液漏及其邻近重要结构的位置。

- 筛窦区脑脊液漏常累及嗅丝（图 26-11）。

- 双极电凝用于减少脑膜脑膨出以及电凝缺损周围的黏膜巢（图 26-12）。

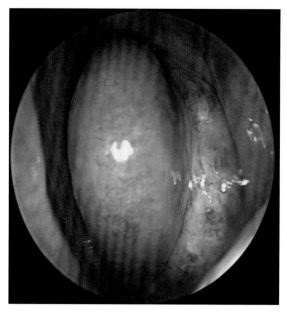

▲ 图 26-8　左鼻腔的初步检查显示中鼻道有非常大的脑膜膨出，相当于左侧筛板 / 侧筛板缺损

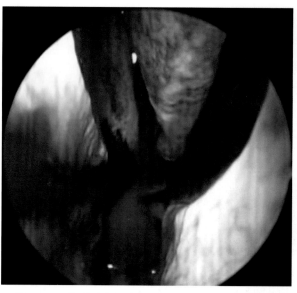

▲ 图 26-9　左鼻腔的初步检查显示鼻咽中有荧光素，证实有脑脊液漏

该病例已进行了鼻中隔成形术，以协助进入左侧筛状区

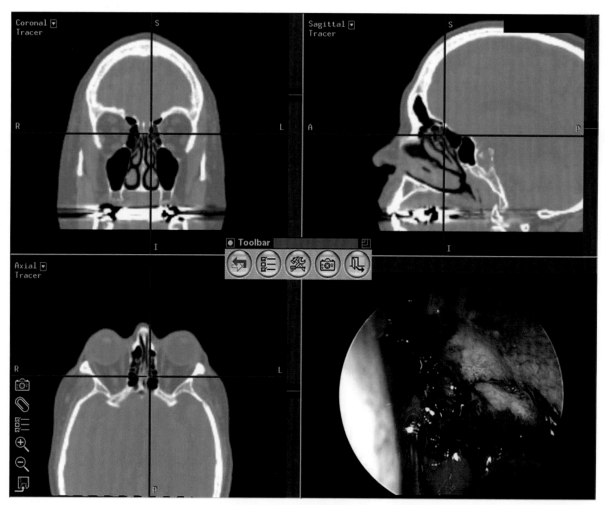

▲ 图 26-10　在完成上颌窦造口术、额窦切开术和蝶筛窦切除术后，可能需要切除中鼻甲以提供足够的进入筛窦区的通道。使用内镜剪刀切除中鼻甲，并将组织保存为潜在的移植材料

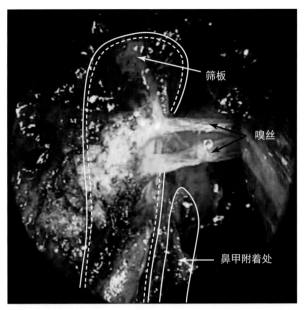

▲ 图 26–11　这张术中的照片上显示，筛窦缺损可能涉及嗅丝

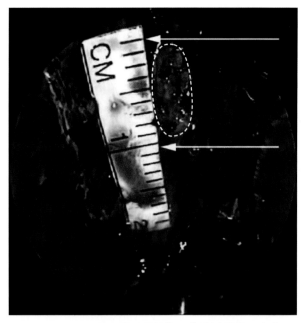

▲ 图 26–13　用直尺测量缺损（虚线椭圆圈）大小

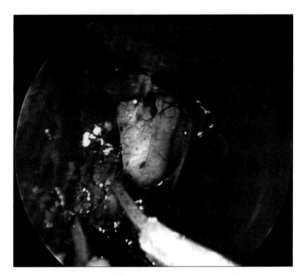

▲ 图 26–12　小的脑膜脑膨出可以使用双极电凝减少

在膨出组织缩小后，周围黏膜用双极电凝实现止血，并准备受区移植床

• 如果出现较大的脑膜脑膨出，应该显露它的四周，双极电凝或射频消融直接应用于脑膨出，直至脑膨出在颅内缩小。

• 此时，测量骨缺损的大小（图 26–13）。

• 用双极电凝控制缺损周围的出血。移除烧焦的组织以创建平滑的移植表面。

• 在我们的流程图中（图 26–7），重建材料的选择取决于缺损的大小和外科医生的偏好。如

果存在较大的缺损（>5mm）和（或）脑膨出，则可能需要坚硬的衬垫或复合移植。复合（黏膜和骨）移植物可从切除的中鼻甲获取，将其分成两半，一面仅提供带骨的移植材料，而另一面提供黏膜。骨也可从鼻中隔后段或乳突尖获得。

• 黏膜覆盖的移植可以从鼻中隔、中鼻甲或鼻底的黏膜获得。这些被认为是游离移植物，其大小应足以覆盖整个缺损以及周围裸露的窦骨（图 26–14）。

• 如果要使用鼻中隔黏膜瓣，则使用针尖电凝在上颌嵴水平的骨性鼻中隔下方切开，直到黏膜皮肤移行处。垂直切口在鼻中隔的前端上方进行，为保留该区域的嗅丝，在颅底下方至少 5mm 处停止。

• 黏膜软骨膜瓣提升的方式类似于鼻中隔成形术。由于皮瓣是以蝶腭动脉的鼻中隔支为基础的，所以皮瓣的提升在后鼻孔处停止，直到含有隔支的黏膜被分离并从蝶窦表面提升。

• 作为移植使用的带血管蒂黏膜瓣可以旋转至筛窦区或筛窦凹（图 26–15）。

• 此时，缺损处不应该看见荧光素或脑脊液。行 Valsalva 动作以确保不透水修补。

- 涂抹纤维蛋白胶修复。放置额窦支架以确保移植物或皮瓣肿胀不会阻碍额窦引流（图 26-16）。

- 放置止血材料，以确保干燥和促进瘢痕形成（图 26-17）。然后放置明胶海绵（GelFoam, Pfizer, New York, NY）填塞，作为可取出的光滑屏障用于加强修复。

- 将膨胀海绵（Merocel, Medtronic, Mystic, Connecticut）系牢在一个非乳胶手套手指内，填

塞到修补处（图 26-18）。

- 可放置单侧或双侧鼻喇叭（nasal trumpets），将气流从修复处转移至鼻咽，注意防止鼻翼边缘压力过大，导致皮肤坏死。

- 应与参与的麻醉团队密切沟通，以协调深麻醉性拔管，这样可以防止抵抗或咳嗽增加颅内压。应不惜一切代价避免正压通气（经气囊面罩）以防止术后颅内积气。

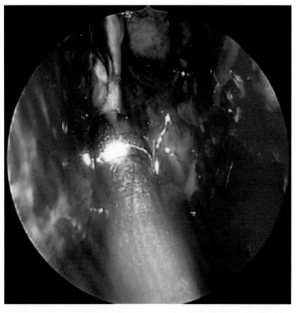

▲ 图 26-14　在这种情况下，从鼻中隔取出的游离黏膜移植物平铺覆盖缺损。确保足够的覆盖缺损是很重要的

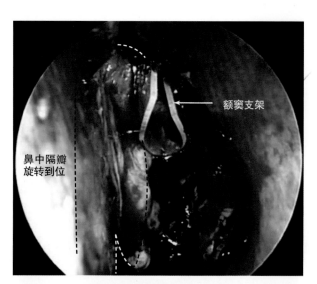

▲ 图 26-16　为解决额窦周围皮瓣或移植物的水肿，放置额窦支架（此病例为轧制硅酮薄膜）

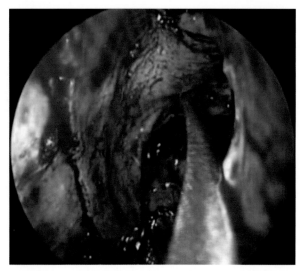

▲ 图 26-15　带血管蒂鼻中隔瓣转位于筛状缺损处并用纤维蛋白胶（组织密封剂）固定

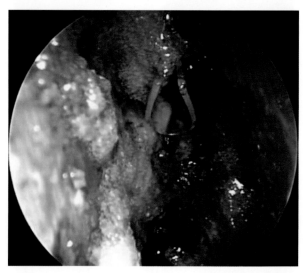

▲ 图 26-17　在移植物周围放置止血材料协助止血及促进瘢痕组织的形成

八、术后注意事项

• 密切关注神经学状况，特别是关于临床怀疑的颅内积气或脑膜炎。在一些医院，这可能需要收住重症监护室。

• 头部 CT 可用于检测手术相关出血和（或）气胸（图 26-19）。

• 术后不可吸收的填塞材料放置在原位至少5 天。

• 在没有脑膜炎临床证据的情况下，只要还留置填塞材料，就要持续的口服足够覆盖葡萄球菌的抗生素。

• 如果取出填塞材料后没有持续性脑脊液鼻漏的证据，患者开始用生理盐水鼻腔喷雾剂每天4～6 次，持续至再次随访。

九、特别注意事项

• 如果患者行腰大池引流，保持仰卧位，谨慎的保持每小时引流 10～15ml，持续 2～5 天。然后夹住引流管，监测患者脑脊液漏复发或神经状态改变的证据。如果患者临床上仍然稳定，拔出引流管。

• 应该对患者进行长期随访，尤其是自发性筛窦脑脊液漏或脑膜脑膨出的患者。移植部位可以在门诊通过内镜手术进行监测（图 26-20）。

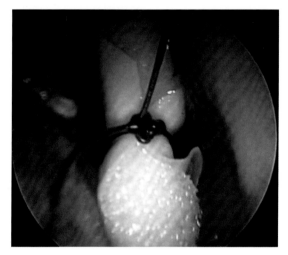

▲ 图 26-18 联合可吸收和不可吸收的填塞材料抵靠在移植物上

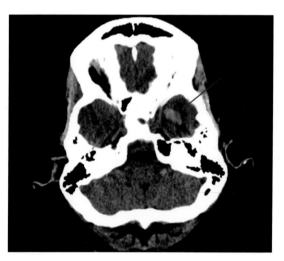

▲ 图 26-19 在脑脊液漏修补术后行头颅 CT 检查是明智的

该病例为经翼突脑脊液漏修补术的患者，术中出血（箭）进入颞叶，结果导致该患者在麻醉苏醒时出现癫痫发作

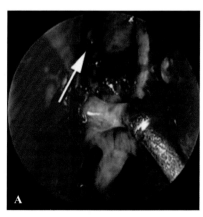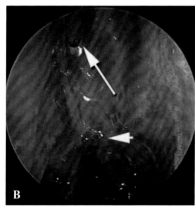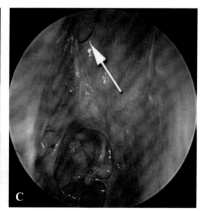

▲ 图 26-20 筛窦脑脊液漏修补术的外观：术中（**A**）、术后 **2** 个月（**B**）和术后 6 个月（**C**）

2 个月时出现沿颅底（短箭）生长的肉芽，额窦（长箭）仍显而易见

参考文献

[1] Hegazy HM, Carrau RL, Snyderman CH, et al. Transnasal endoscopic repair of cerebrospinal fluid rhinorrhea: a meta-analysis. *Laryngoscope*. 2000;110:1166–1172.

[2] Banks CA, Palmer JN, Chiu AG, et al. Endoscopic closure of CSF rhinorrhea: 193 cases over 21 years. *Otolaryngol Head Neck Surg*. 2009;140:826–833.

[3] Dandy WD. Pneumocephalus (Intracranial Pneumocele or Aeroscele). *Arch Surg*. 1926;12:949–982.

[4] McCormack B, Cooper PR, Persky M, et al. Extracranial repair of cerebrospinal fluid fistulas: technique and results in 37 patients. *Neurosurgery*. 1990;27:412–417.

[5] Tolley NS, Brookes GB. Surgical management of cerebrospinal fluid rhinorrhea. *J R Coll Surg Edinb*. 1992;37:12–15.

[6] Dohlman G. Spontaneous cerebrospinal rhinorrhea. *Acta Otolaryngol [Suppl] (Stockh)*. 1948;67:20–23.

[7] Chandler JR. Traumatic cerebrospinal fluid leakage. *Otolaryngol Clin North Am*. 1983;16:623–632.

[8] Hirsch O. Successful closure of cerebrospinal fluid rhinorrhea by endonasal surgery. *Arch Otolaryngol*. 1952;56:1–13.

[9] Vrabec DP, Hallberg OE. Cerebrospinal fluid rhinorrhea. *Arch Otolaryngol*. 1964;80:218–229.

[10] Lehrer J, Deutsch H. Intranasal surgery for cerebrospinal fluid rhinorrhea. *Mt. Sinai J Med (NY)*. 1970;37:133–138.

[11] Mattox DE, Kennedy DW. Endoscopic management of cerebrospinal fluid leaks and cephaloceles. *Laryngoscope*. 1990;100:857–862.

[12] Wigand ME. Transnasal ethmodiectomy under endoscopic control. *Rhinology*. 1981;19:7–15.

[13] Stankiewicz JA. Complications in endoscopic intranasal ethmoidectomy: an update. *Laryngoscope*. 1989;99:686–690.

[14] Papay FA, Maggiano H, Dominquez S, et al. Rigid endoscopic repair of paranasal sinus cerebrospinal fluid fistulas. *Laryngoscope*. 1989;99:1195–1201.

[15] Messerklinger W. Nasenendoscopie. Nachweis, Lokalisation und Defferentialdiagnose der Nasalen Liquorrhoe. *HNO*. 1972;20: 268–270.

[16] Reck R, Wissen-Siegert I. Ergebnisse der fluoreszein-asenendoskopie bei der diagnostic der rhinoliquorrho. *Laryngol Rhinol Otol (Stuttg)*. 1984;63:353–355.

[17] Martin TJ, Loehrl TA. Endoscopic CSF leak repair. *Curr Opin Otolaryngol Head Neck Surg*. 2007;15:35–39.

[18] Keros P. On the practical value of differences in the level of the lamina cribosa of the ethmoid. *Z Laryngol Rhinol Otol*. 1962;41:809–813.

[19] Stammberger H. *Functional Endoscopic Sinus Surgery*. Philadelphia: BC Decker; 1991.

[20] Keerl R, Weber RK, Draf W, et al. Use of sodium fluorescein solution for detection of cerebrospinal fluid fistulas: an analysis of 420 administrations and reported complications in Europe and the United States. *Laryngoscope*. 2004;114:266–272.

[21] Placantonakis DG, Tabaee A, Anand VK, et al. Safety of low-dose intrathecal fluorescein in endoscopic cranial base surgery. *Neurosurgery*. 2007;61:161–165.

第27章 蝶窦脑脊液漏及脑膨出修补术

Sphenoid Sinus Cerebrospinal Fluid Leak and Encephalocele Repair

Benjamin S. Bleier　Rodney Schlosser　著

张　安　译　　马驰原　校

一、概述

- 1926 年，Dandy 首次报道了利用阔筋膜经颅修补脑脊液漏的技术[1]。

- 经颅手术术后并发症包括癫痫、记忆下降和颅内出血[2-4]。

- Dohlman 在 1948 年开创了一种颅外技术，成功率接近 80%[5]。

- 第一例经鼻中隔入路和全鼻内入路分别由 Hirsch 和 Vrabec 提出[6]。

- 1989 年，Papay 等首次报道了内镜下脑脊液漏修补术[7]。

- 早在 1965 年，Morley 和 Wortzman 就认识到蝶窦外侧延伸部分对脑脊液鼻漏的重要性[8]。

二、解剖

- 蝶骨的主体是从胚胎发育第 13 周开始，由 5 个独立的骨化中心的软骨内骨化形成的[9]。

- Sternberg[10] 于 1888 年首次描述蝶骨大翼的不完全融合可导致外侧颅咽管持续存在，发生率高达 4%[11]。

- Sternberg 管在蝶骨外侧脑脊液漏的发病机制中所起的作用尚不确定。

- 蝶窦的气化程度差异很大。在矢状面上评估时，从相对缺乏气化的"甲介型"（5%～10%）到鞍前型（25%～30%），再到气化延伸至斜坡水平的蝶枕型（65%）。

- 从冠状面看，侧向气化达到翼突水平的占 35.3%，其中 17.4% 为双侧[11]。

- Tomazic 和 Stammberger 报道了 5 例蝶骨脑脊液漏，指出 100% 的病例与一条未闭管道有关[12]。与之相反，Bernar Sprekelsen 等[13] 发现，在 25 例蝶骨外侧漏患者中，24 例漏口在圆孔外侧，这表明脑脊液漏的发生与 Sternberg 管无关。

- 在这些自发性蝶骨外侧型脑脊液漏中，更为公认的病因是慢性良性颅内高压（benign intracranial hypertension，BIH）。

- 与蝶骨外侧型脑脊液漏常为自发出现不同，中央型漏往往是医源性原因造成的，通常发生在先前曾行经蝶垂体手术的患者中[6]。

- 翼管及其相关的神经血管束是处理这些病变的一个关键解剖标志。可以在入路和定位缺损附近的关键颅内结构方面，为外科医生提供参考。

- 翼管神经可以作为该区域的一个重要标志，因为它可以可靠地定位颈动脉岩骨段前膝部的外表面[14]。

- 在中线，蝶鞍内有垂体，周围环绕着相关的硬脑膜反折、垂体动脉、视交叉和上下海绵间窦（图 27-1）。

- 海绵窦本身位于垂体窝的外侧，多根脑神经及颈内动脉的海绵窦段（C_4）走行其中。

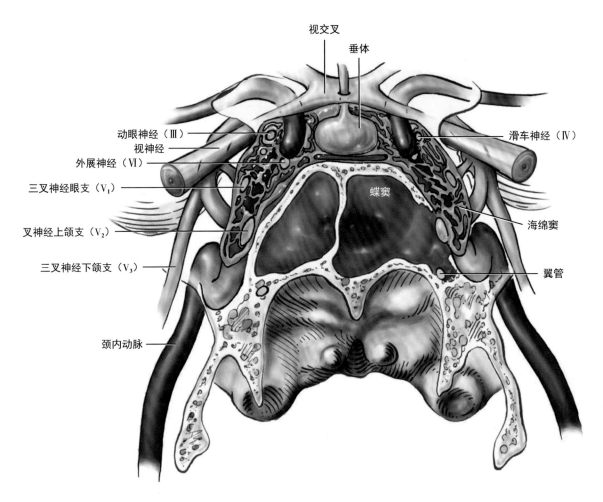

视交叉

垂体

动眼神经（Ⅲ）

视神经

外展神经（Ⅵ）

三叉神经眼支（V₁）

叉神经上颌支（V₂）

三叉神经下颌支（V₃）

颈内动脉

滑车神经（Ⅳ）

蝶窦

海绵窦

翼管

▲ 图 27-1 经蝶窦及相关结构冠状面示意

注意患者左侧海绵窦处描绘的骨质缺失。三叉神经上颌支（V₂）、翼管神经和颈动脉亦可见并伴脑膨出

• 蝶窦在气化充分的情况下，可向外侧延伸至颅中窝底下方的圆孔。向下可能延伸至翼管外下方的翼突。

三、术前注意事项

（一）病史

• 临床症状可能包括脑脊液鼻漏（85%）、慢性头痛（77%）和脑膜炎史（15%）[9]。自发性脑脊液漏患者的体重指数通常增加，并伴有高血压、睡眠呼吸暂停及 BIH 等并发症。

• 任何外伤、鼻腔炎症性疾病或既往手术（尤其是经蝶垂体手术）病史都应该重视。

（二）临床诊断

• 脑脊液鼻漏可通过检测液体中是否存在

β₂- 转铁蛋白来确诊。室温下，采集的用于 β₂- 转铁蛋白检测的标本可保持稳定达 1 周[15]。

• 鼻内镜检查可能会发现从蝶筛窦隐窝流出的液体或脑膜脑膨出；然而，阴性检查结果并不排除脑脊液漏的可能。

• 这些患者还应进行气动耳镜检查，以排除中耳积液的存在，这会引起对原发性或同步性颞骨脑脊液漏的担忧。

（三）鞘内注射荧光素

• 鞘内注射荧光素是诊断这些病变的有效辅助手段。最常见的用法是 0.1ml 的 10% 荧光素钠与 10ml 患者自己的脑脊液或无菌生理盐水混合，注射时间＞10min。

• 患者必须被告知这是一种超说明书应用。

据报道，大剂量应用荧光素有导致癫痫发作和其他神经系统并发症的风险。

• 用蓝光激发荧光素会发出绿色波长。当与蓝光滤光器联合使用时，即使是少量染色的 CSF 也可最大限度地显示[4]。

• 放置腰大池引流管也提供了测量颅内压的机会，这可能有助于指导术后管理。

四、影像学检查注意事项

（一）CT

• 对于任何疑似蝶窦脑脊液漏或脑膜脑膨出的患者，应进行薄层、非增强的颌面部 CT。

• 影像导航非常有帮助，如果需导航，可用工作站行后处理导出 CT 图像。

• 应在所有三个平面上评估颅底的气化形式和状态。颅中窝骨质局灶性变薄或伴有软组织脱垂的骨质不连续可以提示病变位置。

• 要注意是否存在 Onodi 气房、蝶窦外侧的分隔及视神经、颈内动脉表面的骨质裂缝等。应确定翼管和圆孔的位置，并注意与这些结构相关的变异。

• 在 BIH 的情况下，CT 可显示另外的征象，包括空蝶鞍、颅中窝蛛网膜陷凹和鼓室盖变薄

（图 27-2）。

• 应确定病变相对于圆孔的位置。这决定是经中线入路、经筛窦入路还是经翼突入路，以获得足够的外科显露。

（二）MRI

• 采用 T_1（增强或平扫）和 T_2 加权 MRI 可以进行软组织定性，这有助于鉴别脑脊液漏、脑膨出和脑膜脑膨出。

• MRI 提供了有关颈内动脉不同节段与缺损部位之间关系的附加信息。MRI 也可显示与缺损相关的颅内血管脱垂的征象，尽管这并不常见。如果怀疑这种情况存在，应该进行磁共振或介入血管成像，以进一步确定这些血管的特征。

• 矢状位 T_1 加权 MRI 也很容易发现鞍上池蛛网膜脱垂进入鞍腔造成的空蝶鞍，这为颅内压升高提供了确凿的证据。

• MRI 可与 CT 数据融合，以提供术中局部骨质和软组织解剖的同步信息。

（三）其他

• 血管造影术、CT/MRI 脑池造影术和放射性示踪剂研究在这些病变的检查中的应用已经在

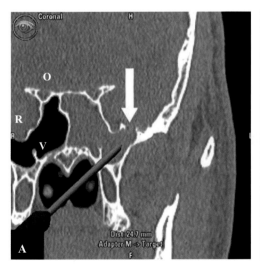
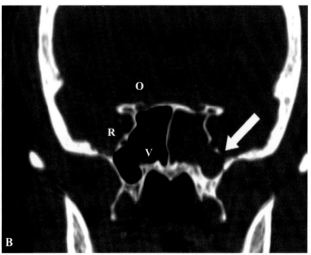

▲ 图 27-2　蝶骨外侧脑膜脑膨出（箭）患者的冠状位平扫 CT 图像

患者 A 比患者 B 有更明显的侧隐窝气化。注意图 B 中右侧颅中窝较多的蛛网膜陷凹。图中标注了视神经（O）、圆孔（R）和翼管（V）的位置

前面描述过了。随着 β₂-转铁蛋白和鞘内荧光素试验的日益普及，上述技术的使用已减少。

五、手术器械

· 充分显露蝶窦脑脊液漏和脑膜脑膨出的部位应使用直的器械。有时可能偶尔需要使用角度内镜和有远端成角的器械（图 27-3）。

－0° 内镜和 45° 内镜。

－J 形刮匙和球头探针。

－15° 金刚钻。

－直的和弯的吸引器。

－上下咬合 2mm 的 Kerrison 咬骨钳。

－直 Blakesley 钳。

－内镜用施夹钳。

－双极电凝。

六、经验与教训

（一）经验

· 病变的侧向程度决定手术入路的选择。从中线入路到经筛窦入路，最后到经翼突入路，可以获得越来越多的侧方显露。

· 位于高度气化的蝶骨外侧隐窝内的病变几乎都是需要经翼突入路。

· 切除上鼻甲的下 1/3 将能够在不牺牲嗅觉的前提下大大增加蝶骨的显露。

· 只要在骨膜下平面将黏膜从骨膜下剥离下来，蝶窦切开范围可以在下方最大限度地扩展，而且不需要牺牲后中隔支。沿着犁状骨做一个松弛的切口会使这一动作变得更容易。

· 如果在重建中使用鼻中隔黏膜瓣，应在手术开始时将其剥离并存放在鼻咽内，以避免在随后的手术过程中对黏膜瓣蒂的意外损害。

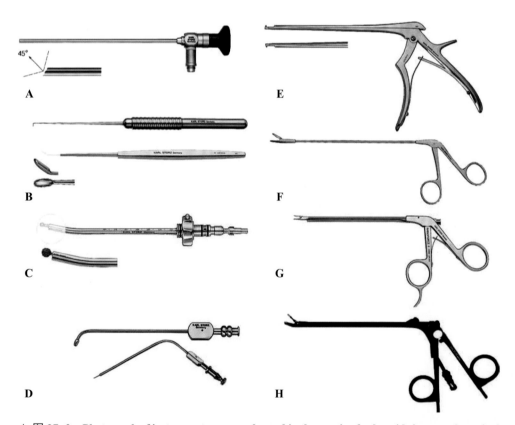

▲ 图 27-3　Photograph of instruments commonly used in the repair of sphenoid sinus cerebrospinal fluid leaks and meningoencephaloceles. (A) 45-degree Hopkins Rod Endoscope; (B) right-angle probe and spoon curette; (C) 15-degree diamond bur; (D) straight and curved suction catheters; (E) upbiting and downbiting Kerrison punches; (F) straight-through punch; (G)endoscopic clip applier; (H) endoscopic bipolar cautery. (©2017 Photo Courtesy of Karl Storz Endoscopy-America, Inc.)

• 当采用经翼突入路时，应在骨切除之前剥离上颌窦后黏膜。在手术结束时可能会将其放回原位，以帮助伤口愈合。

（二）教训

• 如果在手术过程中未能充分显露缺损，将大大延长手术过程。因为蝶窦显露有限，外科医生难以操控器械。

• 经翼突入路切除上颌骨后壁后，要在操作前电凝所有脂肪组织。许多小血管在组织中走行，在手术过程中容易出血，会严重影响视野。

• 在进入外侧隐窝之前，应辨认圆孔和翼管，否则可能导致相应的神经血管束意外损伤。

七、手术步骤

• 即使是侧方病变，也要行同侧经筛窦、蝶窦切开术，以辅助手术操作和术后鼻窦引流。下面将介绍一种经筛窦入路和一种经翼突入路。

• 如果放置腰大池引流管用以鞘内注射荧光素，则在手术开始前 1h 内进行此操作。将患者置于 Trendelenburg 体位，以帮助荧光素的循环。

• 麻醉完成后，常规使用 1% 利多卡因和 1∶100 000 肾上腺素行鼻窦注射。如果鼻中隔皮瓣需剥离，要注射至少 3ml 的局部麻醉药。然后，用含有缩血管药的棉片填塞鼻腔。大剂量肾上腺素（1∶1000）的使用是有限的，特别是在有活动

性脑脊液渗漏的情况下，因为术区显露接近颅底。在中鼻甲的内侧、外侧和前面都要放置棉片。

• 如果要使用鼻中隔黏膜瓣，在手术开始时将其剥离并置入鼻咽部。术中为保护黏膜瓣的蒂，可在蒂上覆盖棉片。

步骤 1

• 如前文所述，开始经鼻蝶窦入路时，先行钩突切除术、上颌窦造口术、前后组筛窦切开术。

步骤 2

• 后组筛窦切开后，移动中鼻甲并确认内侧固定的部分，确定上鼻甲和中鼻甲之间的界面。上鼻甲的识别可能需要充分切除基底板垂直部分的内下象限。确定上鼻甲后，切除其下 1/3。

步骤 3

• 上鼻甲切除后，确定蝶骨骨膜层次。使用 J 形刮匙向中下方扩张骨膜。一旦蝶窦腔显露，以 2mm 的 Kerrison 咬骨钳将蝶骨面切除至颅底上方、蝶底下方、眶尖外侧（图 27-4）。

• 对于内侧型病变，可通过经蝶窦入路的方式修复缺损。对于侧方病变，则采用经翼突入路。

步骤 4

• 经翼突入路的第一步，是向侧方剥离并保留上颌窦后壁黏膜。然后，用 Kerrison 咬骨钳去除上颌窦后壁。这一操作将显露蝶腭动脉和翼腭神经节（图 27-5）。

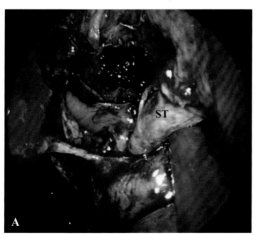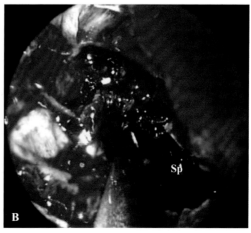

▲ 图 27-4　**A. 使用直线 Frazier 抽吸管识别和确认右上鼻甲（ST），切除上鼻甲下 1/3；B. 切除蝶骨面后，蝶窦腔充分显露**

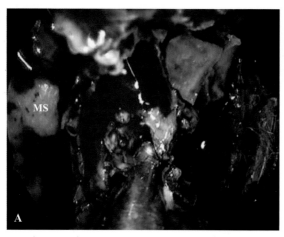
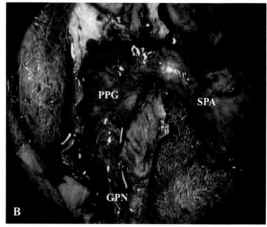

▲ 图 27-5 A. 腭骨垂直板和右侧上颌窦后壁的切除，上颌窦腔已充分显露；B. 上颌窦后内侧壁切除后内镜图像，腭大神经（GPN）、翼腭神经节（PPG）和蝶腭动脉（SPA）清晰可见

步骤 5

• 剥离并切开翼腭窝骨膜，显露脂肪组织（图 27-6）。此时也可以看到上颌内动脉的分支。用双极电凝烧灼脂肪，向后电凝直至翼板。

• 用 J 形刮匙触及翼板，并从内侧和外侧剥离骨膜。侧隐窝的气化可使翼突呈半透明的蓝色，这将有助于指引进入点。

步骤 6

• 使用 J 形刮匙将侧隐窝的表面打开，并进入其内腔。如果骨质太厚而不能断裂，也可以使用金刚钻以进入该区域。然后，使用 Kerrison 咬骨钳向侧上方扩大开口。处理完毕时，含翼管神经和眶下神经的内侧软组织桥应保持完整（图 27-7）。

步骤 7

• 当出现脑膨出或脑膜脑膨出时，用双极电凝仔细烧灼疝出的软组织，并将其切除到骨质缺损的界面。虽然这种神经组织是无功能的，但它可能含有可以缩回颅内的血管。因此，在任何时候都要坚持细致的止血。

• 无论何种病变，都要完全剥离缺损附近的黏膜，为修复做好准备。

步骤 8

• 进行多层次修补。修补材料的选择在很大程度上取决于外科医生习惯。一些外科医生倾向于将胶原基硬脑膜移植材料以衬底的方式置入缺

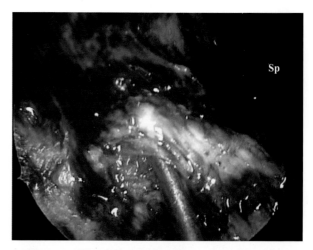

▲ 图 27-6 图示去除上颌窦后壁后，使用球头剥离子剥离和切开骨膜。这可防止意外损伤位于骨膜层后方的上颌动脉分支。蝶窦在剥离子的后内侧，已充分打开

损。随后可用取自筛骨垂直板上的骨片固定。

• 对缺损附近的颅内结构保持警惕，避免在颈内动脉周围进行过多的操作（图 27-8）。

步骤 9

• 放置衬底材料后，在颅外放置一小片硬脑膜补片，然后以黏膜覆盖。当使用游离黏膜时，使用记号笔在黏膜一侧标记，以防止移植补片不慎放反。

• 如果鼻中隔黏膜瓣已剥离，则将其旋转到位（图 27-9）。在某些情况下，即使已充分显露，侧隐窝也不足以容纳多层移植物。在这些情况下，只需在黏膜剥离后用硬脑膜补片填塞空腔即可。

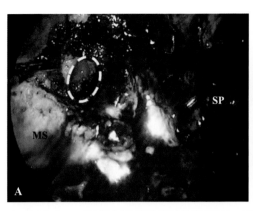 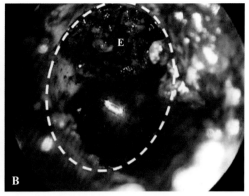

▲ 图 27-7　**A.** 双极电凝烧灼和清除脂肪后，经翼突入路显露蝶窦侧隐窝（虚线椭圆圈）。上颌窦（**MS**）和蝶窦内侧（**SP**）均充分开放，分别位于外侧隐窝的前外侧和后内侧。注意保留在外侧隐窝和蝶窦之间的神经血管结构。**B.** 放大的内镜视图，通过经翼突入路骨质切除（虚线椭圆圈），显示切除的脑膨出疝囊与平齐中颅底骨质缺损

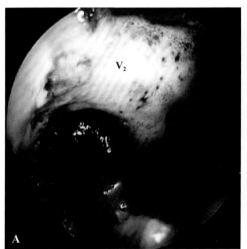 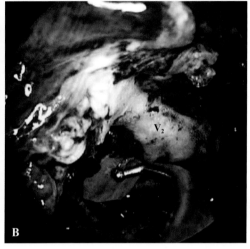

▲ 图 27-8　**A.** 切除脑膜脑膨出物后及硬膜补片衬底放置后的内镜视图。需注意这个缺损的位置正好位于侧方气化度有限的鼻窦内三叉神经上颌支（V_2）的下方。该病变采用严格的经蝶窦入路修复。**B.** 鉴于该缺损的大小，使用球头探针将衬里植骨放置到位

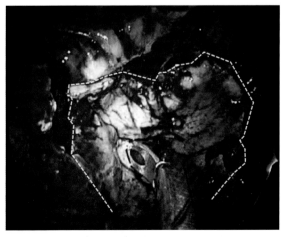

▲ 图 27-9　带蒂鼻中隔瓣黏膜（虚线）置入蝶骨腔，覆盖着最外层

- 修复完成后，用可吸收明胶海绵填塞蝶窦腔，并在该区域喷洒医用胶。然后，将保存好的上颌窦黏膜放在翼腭窝上，以帮助术后再黏膜化。

- 使用非乳胶手套的手指部以保留中鼻道空间，将其放置在手术侧，并使用 2-0 聚丙烯缝线将其缝合到鼻中隔上。

八、术后注意事项

（一）填塞

- 以往报道术后鼻腔填塞的时间长达 4～7 天[13,16]。然而，最好在术后第一周内取出中鼻道填塞物。

（二）抗生素

- 尽管支持填塞和感染性休克相关性的证据很弱，但仍建议所有患者服用抗生素 7～14 天，这与文献报道的做法是一致的 [16]。

（三）腰大池引流

- 文献中报道的术后腰大池引流的使用情况差异很大，使用率为 0%～73% [6]。建议将腰大池引流的适应证限定在有明显 BIH 迹象或术中持续高流量脑脊液漏的患者中。

- 当外科医生使用了腰大池引流管，患者需被安置在配有经验丰富护理团队的病区。这将有助于降低引流相关严重并发症的风险，包括头痛、引流过度导致的脑疝、气颅、感染和断管。

（四）乙酰唑胺

- 乙酰唑胺是一种碳酸酐酶抑制药，可以降低颅内压 [6]。BIH 患者可能受益于术后长期使用乙酰唑胺，以帮助防止复发或发生二次渗漏。建议所有疑似 BIH 或腰穿测得颅压高的患者使用乙酰唑胺。

九、特别注意事项

- 患有 BIH 和自发性脑膜脑膨出的患者有复发或发生二次渗漏的风险。根据相关报道术后脑脊液漏的发生率为 0.5%～9%。这样的渗漏可能会提前到术后 2 年 [4, 6, 13]。因此，高危患者应该长期接受乙酰唑胺治疗，并定期监测复发情况。对于难治性病例，应考虑行脑室 – 腹腔分流术。

- 有活动性脑脊液漏的患者也有发展为脑膜炎的风险 [13]，因此，应迅速评估脑脊液漏复发或脑膜炎的症状。

- 采用经翼突入路的患者有感觉减退的风险，因为术中涉及三叉神经上颌支 [17]。尽管即便术中没有刻意保留翼管神经纤维 [18]，这种风险也很低，但在知情同意过程中，必须充分告知患者这些额外的风险。

- Sautter 等报道 [16]，在他们的 9 例接受脑脊液漏内镜修补术的患者中，术后一过性尿崩的发生率为 22.2%。虽然这一数据没有得到其他研究的证实，但外科医生应意识到这种可能性。

参考文献

[1] Dandy WE. Pneumocephalus (intracranial pneumatocele or aerocele). *Arch Surg*. 1926;12:949–982.

[2] Albernaz MS, Horton WD, Adkins WY, et al. Intrasphenoidal encephalocele. *Otolaryngol Head Neck Surg*. 1991;104:279–281.

[3] Brisman R, Hughes JE, Mount LA. Cerebrospinal fluid rhinorrhea. *Arch Neurol*. 1970;22:245–252.

[4] Nyquist GG, Anand VK, Mehra S, et al. Endoscopic endonasal repair of anterior skull base non–traumatic cerebrospinal fluid leaks, meningoceles, and encephaloceles [published online ahead of print November 20, 2009]. *J Neurosurg*. 2010;113:961–966.

[5] Park JL, Strclzow VV, Friedman WH. Current management of cerebrospinal fluid rhinorrhea. *Laryngoscope*. 1983;93: 1294–1300.

[6] Banks CA, Palmer JN, Chiu AG, et al. Endoscopic closure of CSF rhinorrhea: 193 cases over 21 years. *Otolaryngol Head Neck Surg*. 2009;140:826–833.

[7] Papay FA, Benninger MS, Levine HL, et al. Transnasal transseptal endoscopic repair of sphenoidal cerebral spinal fluid fistula. *Otolaryngol Head Neck Surg*. 1989;101:595–597.

[8] Morley TP, Wortzman G. The importance of the lateral extensions of the sphenoid sinus in post–traumatic cerebrospinal rhinorrhoea and meningitis: clinical and radiological aspects. *J Neurosurg*. 1965;22:326–332.

[9] Tabaee A, Anand VK, Cappabianca P, et al. Endoscopic management of spontaneous meningoencephalocele of the lateral sphenoid sinus. *J Neurosurg*. 2010;112:1070–1077.

[10] Sternberg M. Ein bisher noch nicht beschriebener Kanal im Keilbein des Menschen. *Anat Anz*. 1888;3:784–785.

[11] Barañano CF, Curé J, Palmer JN, et al. Sternberg's canal: fact or fiction? *Am J Rhinol Allergy*. 2009;23:167–171.

[12] Tomazic PV, Stammberger H. Spontaneous CSF–leaks and meningoencephaloceles in sphenoid sinus by persisting Sternberg's canal. *Rhinology*. 2009;47:369–374.

[13] Bernal–Sprekelsen M, Alobid I, Mullol J, et al. Closure of cerebrospinal fluid leaks prevents ascending bacterial meningitis. *Rhinology*. 2005;43:277–281.

[14] Kassam AB, Vescan AD, Carrau RL, et al. Expanded endonasal

approach: vidian canal as a landmark to the petrous internal carotid artery. *J Neurosurg*. 2008;108:177–183.

[15] Bleier BS, Debnath I, O'Connell BP, et al. Preliminary study on the stability of beta–2 transferrin in extracorporeal CSF. *Otolaryngol Head Neck Surg*. 2011;144:101–103.

[16] Sautter NB, Batra PS, Citardi MJ. Endoscopic management of sphenoid sinus cerebrospinal fluid leaks. *Ann Otol Rhinol Laryngol*. 2008;117:32–39.

[17] Bolger WE. Endoscopic transpterygoid approach to the lateral sphenoid recess: surgical approach and clinical experience. *Otolaryngol Head Neck Surg*. 2005;133:20–26.

[18] Tami TA. Surgical management of lesions of the sphenoid lateral recess. *Am J Rhinol*. 2006;20:412–416.

第七篇
前颅底及中央颅底入路
Anterior and Central Skull Base Approaches

第 28 章　内镜下切除垂体肿瘤

Endoscopic Resection of Pituitary Tumors

Stephanie A. Joe　著

夏小雨　译　　张洪钿　校

一、概述

- 内镜下切除鞍区和鞍上肿瘤可通过蝶窦进入鞍区[1-4]。

- 这些手术通常由神经外科医生和耳鼻咽喉科医师联合完成，因此采用了双外科医生技术。

- 在该手术中，耳鼻咽喉科团队建立"手术通路"，而神经外科团队则在耳鼻咽喉科医师持内镜照明下切除肿瘤。

- 经鼻进行广泛的蝶窦切开，同时保留中鼻甲和下鼻甲等鼻结构。

二、解剖[5]

- 蝶窦起源于蝶骨的气化。

- 有左右窦腔，其内有蝶窦分隔。

- 每个窦腔都可能气化不一而导致大小不同。

- 蝶窦内分隔的位置并不确定，通常不在中线而附着在颈内动脉的附近。

- 可能还会出现其他不完整的分隔。

- 窦腔可侧向气化至翼管和圆孔外，形成侧隐窝。

- 蝶窦与许多重要结构相邻。

- 蝶鞍通常沿着蝶窦的后壁产生不同程度上的压迹。

- 视神经位于上外侧。

- 颈内动脉在窦旁双侧走行。

- 视神经和颈内动脉都可能使窦腔产生凹陷，其表面仅覆盖薄层骨质或部分骨质缺如。

- 第Ⅲ、第Ⅳ、第Ⅴ和第Ⅵ对脑神经走行于窦腔两侧的海绵窦内。

- 翼管神经在下外侧走行，可能进入窦内。

- 蝶鞍的大小会影响颈内动脉的走行，如蝶鞍越窄颈内动脉越靠近中间。

- 当 Onodi 气房形成时，蝶窦的上半部分会被后组筛窦气房的气化所影响。

- 蝶骨气化的程度及这种气化与蝶鞍的关系将影响手术时间和骨质需要磨除的量。

- 鞍后型是最常见的类型，其特征气化至蝶鞍下，并延伸至其后部（图 28-1A）。

- 蝶鞍型蝶骨气化程度较低；因此，沿着蝶骨后壁仅有较小的压迹（图 28-1B）。

- 鞍前型，窦腔气化未到达蝶鞍的前壁水平（图 28-1C）。

- 甲介型是最不常见的模式，其特点是蝶骨气化不良，鞍前和鞍下均为实质性骨质。

三、术前注意事项

- 应以神经外科为主，在做出手术决定以后，通常还需要耳鼻咽喉科会诊配合治疗。

- 鉴于对视交叉的潜在影响，建议在术前完成眼科会诊评估。

- 如果尚未由内分泌科医生看过患者，通常

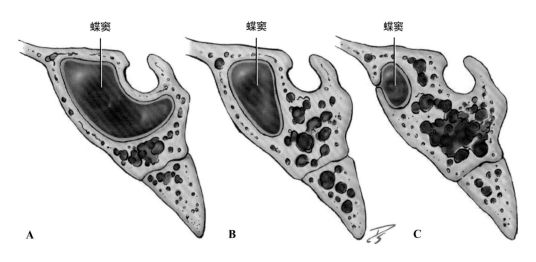

▲ 图 28-1 蝶鞍分型示意图

A. 鞍后型；B. 蝶鞍型；C. 鞍前型

还需要内分泌会诊以评估肿瘤的激素功能状况。

• 耳鼻咽喉科医师的职责是评估鼻窦腔以制订手术计划接近蝶鞍和鞍旁区域。

• 在患者术前访视时，应仔细询问患者的鼻窦病史和（或）以前的手术史，因为这些可能会影响手术入路。术前应控制慢性鼻炎、鼻窦炎和鼻窦息肉。

• 进行鼻内镜检查。

– 注意鼻腔的大小及鼻中隔的形状和偏曲。鼻中隔偏曲会阻碍手术部位的显露及双人双鼻腔技术的实施，需计划行鼻中隔成形术。

– 评估蝶筛隐窝的状态。手术医生需特别注意是否可直接观察蝶窦开口。

– 注意蝶窦开口的位置。

• 行影像学检查以进行手术计划。

– 通过 MRI 对肿瘤进行诊断。

– 带血管成像的 CT 利于制订手术计划。推荐行此项检查用于影像导航。

– 这些图像可以在影像导航计划工作站上使用，以在轴位、冠状位和矢状位三个维度查看手术区域，以进行术前评估和手术计划。

– 此外，影像导航常在术中使用，以辅助确认手术分离的位置。

• 手术团队必须制定肿瘤切除后的颅底重建计划。通常使用游离移植物（如腹部的筋膜或脂肪）以衬垫和（或）表面覆盖方式进行重建。另一个选择是使用鼻中隔黏膜瓣，特别是在脑脊液漏的情况下。

• 当与患者讨论手术时，应详细介绍每个步骤的作用。

– 手术风险主要包括眼眶损伤、视力丧失、颅内损伤、脑脊液漏、鼻中隔穿孔和嗅觉下降。

四、影像学检查注意事项

• MRI 能很好地显示肿瘤相关结构，鞍上生长以及肿瘤与垂体、视交叉的关系，海绵窦和（或）颈内动脉的累及情况。

• 鼻窦 CT 对评估鼻窦及制订手术计划至关重要。如前所述，使用影像导航计划工作站在三个维度（轴位、冠状位、矢状位）查看图像是非常重要的步骤。

• 通过这些步骤，可以了解蝶骨的解剖结构和气化模式，可以评估双侧蝶窦的大小及蝶窦与蝶鞍之间的关系。

• 在矢状位影像中可以很容易地确定蝶鞍的类型，如鞍前型、鞍型、鞍后型或甲介型。

• 确定蝶窦开口的位置。蝶窦开口的位置在轴位中最容易被识别（图 28-2）；然后在矢状位

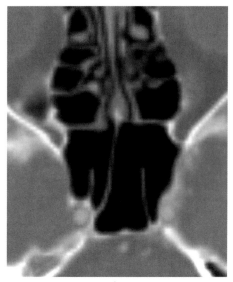

▲ 图 28-2　蝶窦开口层面的轴位 CT 图像

注意，蝶窦内分隔附着在右侧颈内动脉附近，还可看到其他不完整的分隔

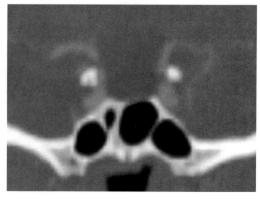

▲ 图 28-3　冠状位 CTA 显示了颈内动脉位于鞍区肿瘤边缘

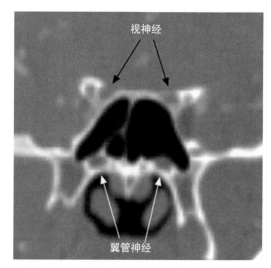

▲ 图 28-4　冠状位 CT 显示视神经和翼管神经

上对比开口与颅底的关系。这是手术过程中定位的重要解剖学标志。当计划使用鼻中隔黏膜瓣进行重建颅底时，蝶窦开口的位置对于确定蝶腭动脉分支的位置也至关重要。

• 如前所述，蝶窦中隔很少恰好位于中线位置，相反，它通常附着在中线以外邻近颈内动脉的位置。

• 如果已行 CT 的血管成像，则可三个维度中跟踪颈内动脉的位置和走行。尤其应注意动脉与蝶鞍的关系（图 28-3），以及是否有骨质缺损。

• 在轴位和冠状位中检查视神经的位置及其表面骨质的覆盖情况。鉴别是否存在 Onodi 气房，为术中做计划。

• 手术前计划中注意肿瘤与颈内动脉和视神经的关系，并在术中进一步确认（图 28-4）。

五、手术器械（图 28-5）

• 2.7mm 和 4mm 0° 内镜。

• 镜头冲洗设备，如 Endo-Scrub（Medtronic ENT, Jacksonville, Florida）。

• 直式 2.9mm 和 4.0mm 刨削器刀头。

• Cottle 和 Freer 剥离子。

• 直咬切和非咬切钳。

• Kerrison 咬骨钳，蕈头咬骨钳。

• 为厚的骨质准备磨钻（如蝶骨平台）。

六、手术步骤

• 图 28-6A 显示了手术室的布局，两名外科医生都在患者的右侧。另一种布局是外科医生对面站位，并有两个用于观察的监视器（图 28-6B 和 C）。

• 术前局部应用血管收缩药，尽可能减轻黏膜水肿。

• 与所有外科手术一样，显露是正确进行手术分离的关键。在保持鼻部正常结构的同时，给予足够多时间来显露蝶窦的前壁。在鼻腔狭窄时，可部分切除中鼻甲或上鼻甲，或者外移鼻甲。

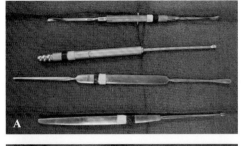

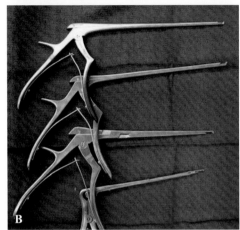

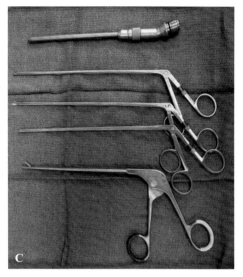

▲ 图 28-5　内镜下切除鞍区和鞍上区肿瘤所需器械的照片

A. Freer 剥离子、可吸引的 Freer 剥离子、Cottle 剥离子、J 形刮匙；B. Kerrison 咬骨钳；C. 长钻头、直的咬切器械

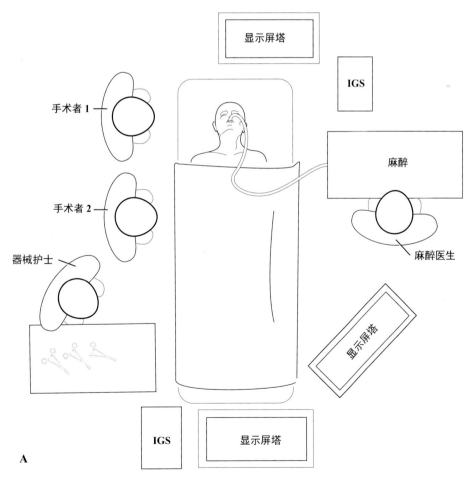

▲ 图 28-6　图示双人四手内镜颅底手术的 3 种手术室布局

IGS. 影像导航系统

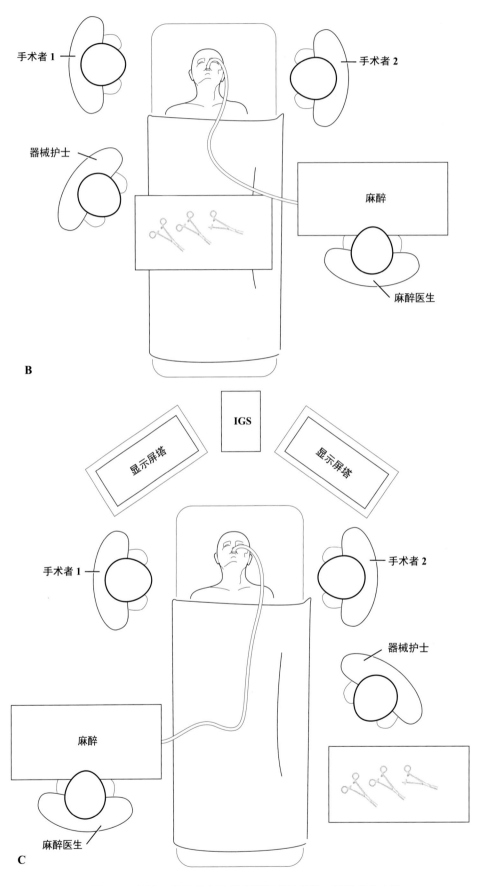

▲ 图 28-6（续）　图示双人四手内镜颅底手术的 3 种手术室布局

IGS. 影像导航系统

- 在手术过程中可以通过多种方式来止血。在手术过程中，经常与麻醉师沟通。患者的血压维持在比基础血压低 20% 的水平。将患者的头部抬高到下半身上方水平。

步骤 1：血管收缩

- 在手术开始时，将 1% 利多卡因和 1：100 000 肾上腺素注射致使血管收缩的关键点。

- 将这种混合液注入蝶腭动脉附近的区域，如沿着中鼻甲在鼻腔后外侧壁的附着处或沿蝶窦前壁。

- 在手术过程中间歇使用局部血管收缩剂浸湿的棉片，也可以使用止血材料，如速即纱、明胶海绵和局部应用凝血酶。

步骤 2：蝶窦切开术

- 定位天然蝶窦开口，并进行蝶窦切开术。向上方和侧方扩大切开蝶窦 1～2mm；避免向下切开，保持动脉血供，以备需要获取鼻中隔黏膜瓣。使用 Freer 剥离子向下剥离带鼻中隔血供的黏膜。可以进一步除去下方的骨质，以扩大蝶窦的开放（图 28-7）。

- 如果计划利用鼻中隔黏膜瓣进行，请按图 28-8 所示制作黏膜瓣并将其放入鼻后孔。

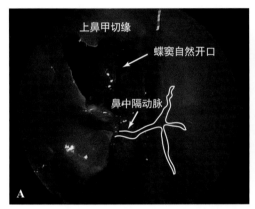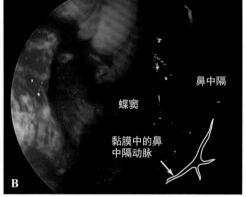

▲ 图 28-7　**A.** 上鼻甲下部切除后右蝶窦的内镜观；**B.** 黏膜从蝶骨下表面剥离内镜观

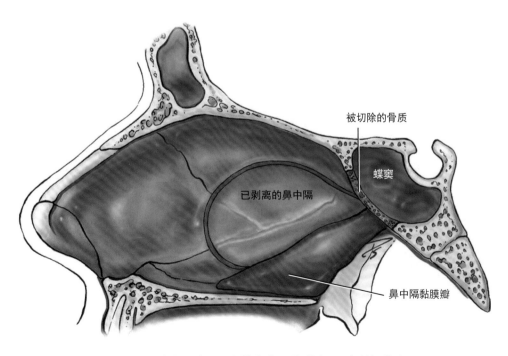

▲ 图 28-8　矢状位示意图示制作鼻中隔黏膜瓣，以备封闭蝶鞍所需

步骤 3：鼻中隔后部切除术

• 一旦确定了蝶窦的位置，就在蝶窦前壁的前面行鼻中隔后部切除。切除鼻中隔后部可以使蝶窦向两侧广泛显露。根据显露和通过的需要，鼻中隔后部可向前切除至中鼻甲前端的水平（图 28-9 和图 28-10）。重要的是尽量不要将鼻中隔后部切除太多，因为它可能会导致术后鼻中隔结痂时间延长。

步骤 4：蝶窦前壁切除

• 向两侧广泛切除蝶窦前壁。

• 下方的蝶嘴通常很厚，需要使用磨钻将其磨除。

• 通过切除前壁并广泛显露后壁，可以轻松显示蝶鞍的轮廓。详细标记出颅底、颈内动脉和视神经的位置，并在图像引导下进行确认。

• 通常，蝶窦前壁切除的下界需到达窦底，以显露并进入蝶鞍。一个可遵循的规则是将蝶窦面向下切除至一个直的吸引器刚好能放至鞍底下方的水平。

步骤 5：去除窦内分隔

• 用切割器械或高速磨钻去除窦内分隔。

• 要特别注意附着在颈内动脉附近骨质上的任何窦内分隔。在这些情况下，使用高速磨钻去除窦内分隔是较好选择，因为使用切割器械可能会无意中导致颈内动脉壁损伤。磨除蝶骨表面覆盖于硬膜上的骨质，直到看到硬膜为止（图 28-11）。

步骤 6：肿瘤的神经外科切除

• 耳鼻咽喉外科团队通常在肿瘤切除过程中持镜照明和协助分离。

• 可以使用双人四手技术。

• 确定硬脑膜层面后，轻轻去除骨质以显露整个蝶鞍。在进行硬膜切开时，首先使用双极电凝勾勒硬脑膜切口以防止出血，然后使用可伸缩刀片切开硬脑膜（图 28-12）。

• 切开硬脑膜后，配合使用刮匙环和吸引器轻轻地切除肿瘤。如果可能，请格外小心，避免刺破鞍膈。另外，使用成角的内镜观察以确保切除各个角落的肿瘤（图 28-13）。

步骤 7：脑脊液漏修补（必要时）

• 如果在肿瘤切除过程中发生脑脊液漏，根据内镜下原则，使用游离移植物采取内衬和

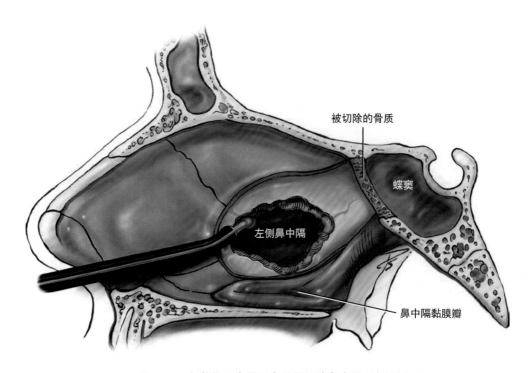

被切除的骨质

蝶窦

左侧鼻中隔

鼻中隔黏膜瓣

▲ 图 28-9　矢状位示意图示为显露切除鼻中隔后部区域

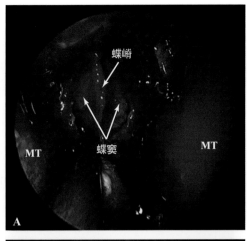
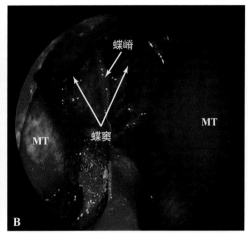
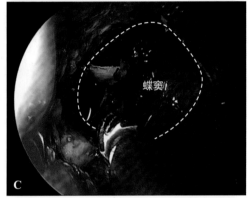

▲ 图 28-10　**A.** 内镜下鼻中隔后部切除以显露蝶嵴；**B.** 内镜下双侧蝶窦造口与蝶嵴显露（内镜视野）；**C.** 内镜下磨除下方蝶嵴和蝶窦表面骨质以获得更宽广的手术通道

MT. 中鼻甲

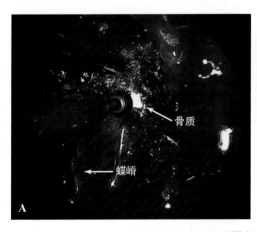
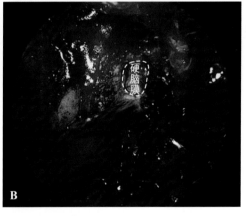

▲ 图 28-11　**A.** 内镜下金刚磨钻磨除覆盖硬脑膜的骨质；**B.** 内镜下已显露的硬脑膜

（或）覆盖技术予以修复。此外，可以制作鼻中隔黏膜瓣旋转并覆盖于术区缺损。有关发生脑脊液漏时漏口修补的描述，请参见第 27 章和第 31 章。如果没有脑脊液漏，只需将明胶海绵或其他可吸收材料填塞在缺损处，然后将黏膜瓣复位。

- 必要时可以使用组织胶。

步骤 8：可吸收填塞物的应用

- 无论采用哪种修复方法，都应采用可吸收的填充物，如被压扁的明胶海绵，沿移植部位放置并用其填塞蝶窦。

- 也可以使用 FloSeal 止血基质（Baxter Healthcare, Deerfield, Illinois）。

- 如果需要，也可填塞鼻腔。

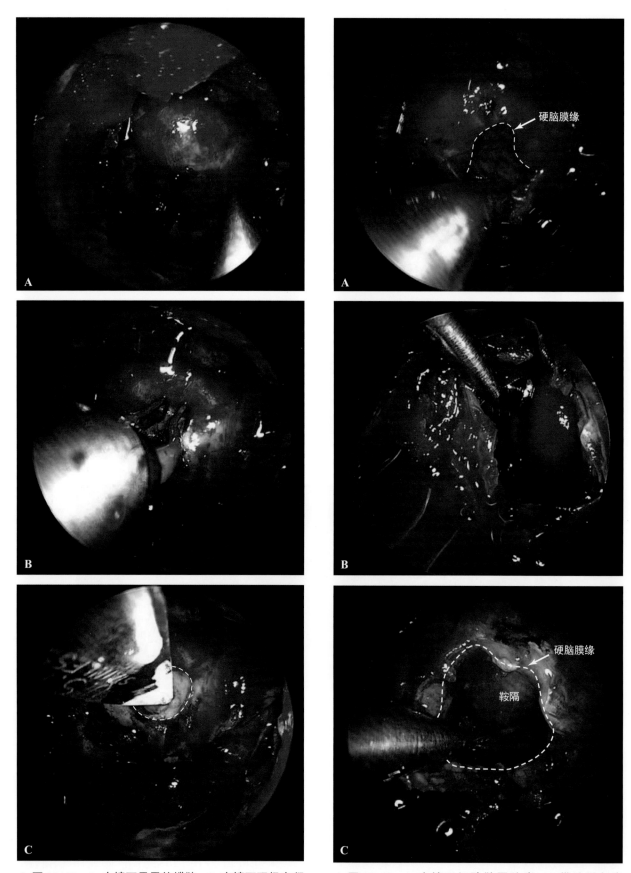

▲ 图 28-12　A. 内镜下显露的蝶鞍；B. 内镜下双极电凝电灼硬膜切开处；C. 内镜下 11 号刀片切开硬膜

▲ 图 28-13　A. 内镜下切除鞍区肿瘤；B. 借助于角度内镜在右海绵窦旁刮除肿瘤；C. 内镜下切除肿瘤后鞍膈下降

七、术后注意事项

• 术后指导患者鼻腔预防措施，要求患者避免擤鼻子和剧烈活动。告知患者忍不住时可张开嘴打喷嚏。

• 一旦无须担心脑脊液漏，患者可通过频繁使用鼻腔生理盐水冲洗来润湿鼻腔。

• 出院后，患者门诊随访，内镜下清创操作与内镜鼻窦手术后进行的操作相似。检查手术部位是否愈合，以及是否出现感染或脑脊液渗漏等并发症。

八、特别注意事项

• 需详细询问患者任何有关鼻、鼻中隔或鼻窦手术史，并作为手术计划的一部分来考量。先前的手术可能影响手术入路或术中重建方法的选择。

• 鼻中隔瓣是由鼻中隔后动脉供血的带蒂的鼻中隔黏膜瓣。它适合脑脊液漏修补及前颅底手术中的颅底重建[6, 7]。

参考文献

[1] Cavallo LM, Messina A, Cappabianca P, et al. Endoscopic endonasal surgery of the midline skull base: anatomical study and clinical considerations. *Neurosurg Focus*. 2005;19:E2.

[2] Kassam A, Carrau RL, Snyderman CH, et al. Evolution of reconstructive techniques following endoscopic expanded endonasal approaches. *Neurosurg Focus*. 2005;19:E8.

[3] Sethi DS, Leong JL. Endoscopic pituitary surgery. *Otolaryngol Clin North Am*. 2006;39:563–583.

[4] Schaberg MR, Anand VK, Schwartz TH, et al. Microscopic versus endoscopic transnasal pituitary surgery. *Curr Opin Otolaryngol Head Neck Surg*. 2010;18:8–14.

[5] Bolger WE. Anatomy of the paranasal sinuses. In: Kennedy DW, Bolger WE, Zinreich SJ, eds. *Diseases of the Sinuses: Diagnosis and Management*. Hamilton, Ontario, Canada: BC Decker; 2001:1–11.

[6] Hadad G, Bassagasteguy L, Carrau RL, et al. A novel reconstructive technique after endoscopic expanded endonasal approaches: vascular pedicle nasoseptal flap. *Laryngoscope*. 2006;116:1882–1886.

[7] Pinheiro-Neto CD, Prevedello DM, Carrau RL, et al. Improving the design of the pedicled nasoseptal flap for skull base reconstruction: a radioanatomic study. *Laryngoscope*. 2007;117:1560–1569.

第 29 章　内镜下经蝶骨平台和经蝶鞍入路
Endoscopic Transplanum and Sellar Approach

Eric W. Wang　William A. Vandergrift Ⅲ　Arjun Parasher　Jose Mattos　Rodney Schlosser　著

曾　旭　译　张洪钿　校

一、概述

• 由于改善了手术视野，改进了肿瘤的切除率，增加了工作角度，减少了鼻内并发症，经内镜下入路切除蝶骨平台和蝶鞍的肿瘤变得越来越普遍[1]。

• 经蝶骨平台和蝶鞍的手术入路，需要了解蝶窦、视神经、颈内动脉、蝶鞍、蝶骨平台和斜坡的解剖关系。

• 颅内解剖分离需要具备垂体及垂体柄、海绵窦、颈内动脉及其分支，包括垂体上、下动脉及鞍膈、视器等结构的解剖知识和手术经验。

• 双人技术允许在任何时候都同时使用一个内镜和两把手术器械。此外，四手同时手术是可行的，可以在牵拉或吸引的同时进行组织的解剖分离。

• 内镜下经蝶鞍及蝶骨平台手术的关键步骤是通过鼻中隔后部、双侧蝶窦和筛窦进行广泛显露，如必要时可通过双鼻孔入路[1, 2]。

• 通过内镜的视野及技术，以游离移植物及带蒂带血供的黏膜瓣进行颅底重建。

二、解剖

• 识别并切除上鼻甲的下 1/3，可见蝶窦的自然开口。

• 蝶腭动脉是上颌动脉的终末分支，经蝶腭孔进入鼻腔。蝶腭动脉（sphenopalatine artery，SPA）随后又发出鼻后外侧动脉和鼻中隔后动脉（posterior septal artery，PSA）。PSA 穿过蝶骨喙部，于蝶窦开口下方和蝶窦弓上方分为上、下两个分支。保留 PSA 血管蒂的鼻中隔黏膜瓣用于颅底重建是非常必要的。

• 蝶鞍是位于蝶窦中线的鞍状凹陷，位于垂体窝的下方，其内包含垂体。蝶窦的气化程度有所不同。蝶鞍型是斜坡隐窝的气化所致，是最常见的类型（图 29-1）。

• 蝶骨平台是蝶窦的顶部，紧靠蝶鞍前部。平台的坡度不同，可能需要进行后筛窦切除以改善前方的手术入路（图 29-1）。

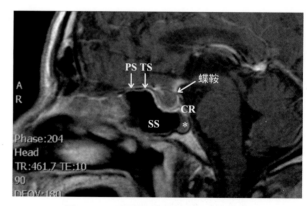

▲ 图 29-1　垂体腺瘤矢状位 T_1 加权 MRI

长箭示蝶鞍，包含垂体腺瘤（蝶鞍内）。短箭示蝶骨平台（PS）和鞍结节（TS）。注意鞍结节位于蝶骨平台和蝶鞍之间。斜坡隐窝（CR）位于鞍后和鞍下方，斜坡上方（＊）。SS. 蝶窦（图片由 Eric Wang 和 Rodney Schlosser 提供，引自 © 2010 Medical University of South Carolina, Division of Rhinology, Charleston.）

• 鞍结节是蝶骨平台和蝶鞍的连接处，其大致位于蝶骨边缘的水平，与视神经的轴位平面相对应（图 29-1）。

• 在术前影像和内镜手术入路中，对蝶窦外侧的颈内动脉床突旁段和视神经的识别都是至关重要的。外侧颈内动脉视神经隐窝是视柱气化形成的，是公认的定位上述这些结构的解剖标志（图 29-2）。

• 海绵窦形成垂体的外侧边界，其前部由上、下海绵间窦连接（图 29-3）。大腺瘤的膨胀性生长使得海绵窦内的血液减少。然而，当在正常大小的垂体组织中切除有分泌功能的小腺瘤的时候，这些窦间的交通会导致出血增加。

• 蝶鞍的后界是鞍背和后床突。

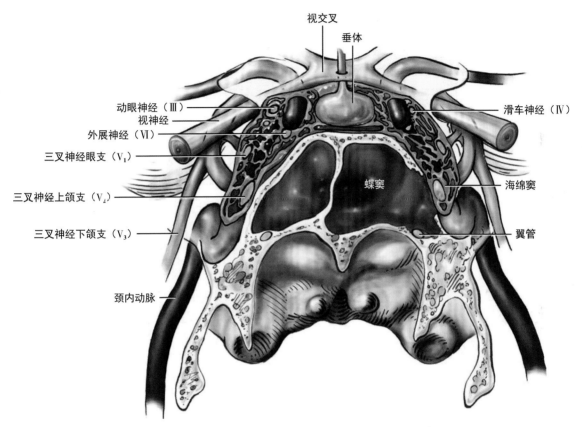

▲ 图 29-2　蝶窦和垂体蝶鞍边界处的神经血管结构示意

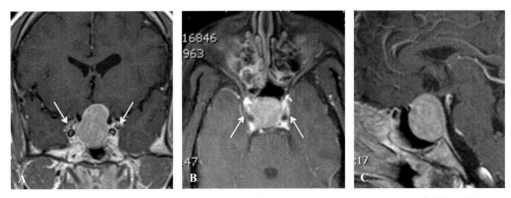

▲ 图 29-3　冠状位（A）、轴位（B）和矢状位（C）的 T_1 加权 MRI，可对垂体肿瘤进行三维评估。箭示海绵窦和颈内动脉海绵窦段

图片由 Eric Wang 和 Rodney Schlosser 提供，引自 © 2010 Medical University of South Carolina, Division of Rhinology, Charleston.

• 蝶骨平台上方是颅内的血管系统，其可能因为蝶骨平台脑膜瘤、鞍结节脑膜瘤及颅咽管瘤而发生移位（图 29-4）。

三、术前注意事项

• 颅内肿瘤的位置及大小：确定肿瘤的大小和解剖位置对于安全分离肿瘤的手术视野显露和操作空间至关重要。肿瘤的大小和向前延伸可能需要更广泛的显露。这需要行后组筛窦或全筛窦切除术、中鼻甲切除术和扩大的鼻中隔切除术以增加手术显露。此外，在计划颅底重建时也应考虑肿瘤的大小。当预期肿瘤造成的颅底缺损较大时，特别是前颅底和斜坡病变，高流量脑脊液（cerebrospinal fluid，CSF）漏的风险高时，应考虑采用带蒂黏膜瓣进行颅底重建。

• 有分泌功能的垂体腺瘤可能增加黏膜的血管密度。此外，库欣病患者的鼻黏膜可能比较薄。

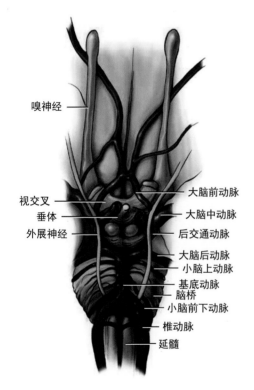

▲ 图 29-4　蝶鞍上方的神经血管结构示意

颈动脉 A_1、A_2 段和前交通动脉位于视交叉上方，在切除前颅底脑膜瘤和颅咽管瘤时经常可见

嗅神经

视交叉
垂体
外展神经

大脑前动脉
大脑中动脉
后交通动脉
大脑后动脉
小脑上动脉
基底动脉
脑桥
小脑前下动脉
椎动脉
延髓

• 术前评估鼻中隔，应同时注意鼻中隔偏曲和骨刺，这有助于制订经鼻蝶手术的术前计划。明显的鼻中隔偏曲和骨刺会限制蝶窦开口的显露，影响将鼻中隔的那一侧做鼻中隔黏膜瓣，且还需要尽早进行鼻中隔切除术。应特别注意不要意外损伤鼻中隔黏膜，因为此黏膜可能是颅底重建所必需的，也可能会导致术后鼻中隔穿孔。

• 评估合并的鼻窦疾病和鼻腔手术史是很重要的。活动性细菌性鼻窦炎可能需要分期手术。若鼻中隔软骨和骨缺失，分离鼻中隔黏膜瓣时需格外小心。

• 需要在局部组织充血完全缓解后再开始进行手术。

四、影像学检查注意事项

• 术前影像学评估 3 个平面的 MRI 和（或）CT。

• 识别肿瘤和解剖定位。注意，肿瘤可能向前下方侵袭蝶窦、斜坡和筛窦；向外侧与颈内动脉、海绵窦和颞叶的关系；以及向鞍上生长，涉及第三脑室（图 29-5）。同时，术前应检查肿瘤与视交叉和颅内动脉系统（前交通动脉和大脑前动脉）之间的关系（图 29-6）。

• 检查蝶窦内分隔的方向。应注意蝶窦的大小和每个窦腔与蝶鞍的关系。即使是通过恰当的蝶窦切开术进入一个相对较小的蝶窦腔，如果窦内分隔为后外侧横向，则可能无法看到蝶鞍。特别要注意窦内分隔的方向和颈内动脉关系。窦内分隔可作为重要的术中解剖标志，其常与颈动脉外侧覆盖的骨质相连。

• 检查蝶窦的气化：蝶窦的气化可产生侧隐窝、向下形成斜坡隐窝、明显的颈动脉视神经隐窝以及颈内动脉和视神经管骨质缺损。

• 检查后组筛窦和犁骨的气化。显著的后筛窦气化可形成 Onodi 气房，其直接接触视神经并使蝶窦向下方移位。犁骨的气化可能导致蝶骨嘴的龙骨变宽，从而使蝶骨开口向外移。

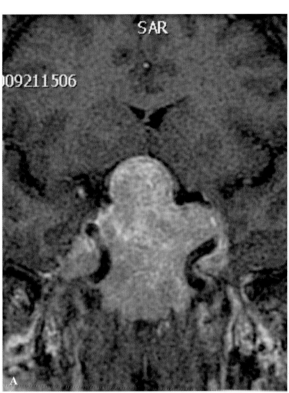

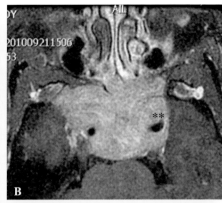

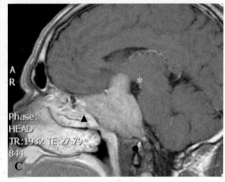

▲ 图 29-5　钆对比剂强化 T_1 加权 MRI，冠状位（A）、轴位（B）和矢状位（C）3 个平面的垂体大腺瘤显示，肿瘤向上方生长到第三脑室（*），向两侧生长到颞叶和两侧颈内动脉外侧（**），向前进入蝶窦和后组筛窦（▲），向下方进入斜坡（●）

图片由 Eric Wang 和 Rodney Schlosser 提供，引自 © 2010 Medical University of South Carolina, Division of Rhinology, Charleston.

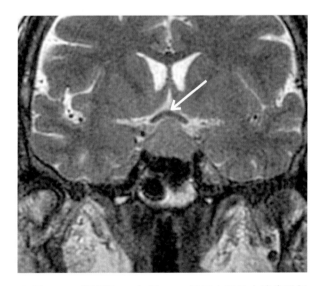

▲ 图 29-6　冠状位 T_2 加权 MRI 显示由垂体大腺瘤引起的视交叉（箭）向上移位

图片由 © 2010 Medical University of South Carolina, Division of Rhinology, Charleston.

- 蝶骨平台与蝶鞍的关系是一个很好的解剖和影像标志，除非蝶鞍内占位显著向前生长或蝶骨平台向下扭曲。

- 可以 CT 或 MRI 的轴位影像来评估鼻中隔和下鼻甲。鼻中隔偏曲和下鼻甲的大小可能会影响手术入路。

- 术中影像导航系统可辅助识别手术解剖标志。

五、手术器械（图 29-7）

- 带清洗装置的 0° 内镜和 45° 内镜。

- 直的和成角的 Beaver 刀。

- 蛛网膜刀。

- 弯曲的可伸缩的 Colorado 针或针状单极电凝。

- 带金刚砂钻头的高速内镜下磨钻。

- 术中多普勒超声。

- 术中影像导航系统。

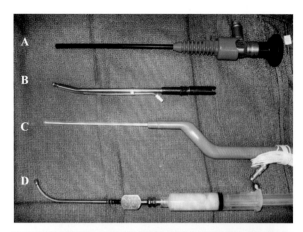

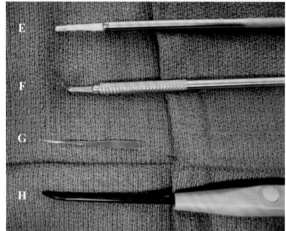

▲ 图 29-7　内镜下经蝶鞍入路切除颅内肿瘤所用器械的照片

A. 带镜头清洗鞘的内镜；B. 内镜下使用的 15° 金刚砂钻头；C. 经鼻术中多普勒成像探头；D. 在橄榄头的吸引装置上使用液态明胶；E. 直的 Beaver 刀；F. 有角度的 Beaver 刀；G. 蛛网膜刀；H. 略微弯曲可伸缩的 Colorado 针式电凝

• 止血材料（明胶海绵、流体明胶、速即纱和其他同类型的止血材料）。

• 经蝶窦内镜下的操作器械和经鼻腔切除垂体瘤的器械。

六、经验与教训

（一）经验

• 当鼻腔空间有限而导致进入蝶窦困难时，早期鼻中隔切除术可以防止损伤鼻中隔黏膜，并增加工作空间。鼻中隔软骨膜下和骨膜下分离到蝶嘴，以识别蝶窦开口。切除中鼻甲下部的 1/3～1/2 也利于通过。

• 避免鼻中隔黏膜瓣的上切口过高，因为这

可能会影响嗅觉。尝试保留上方 1～2cm 的鼻中隔黏膜。

• 在困难或翻修的病例中，从鼻底开始分离鼻中隔黏膜瓣可能是有益的，因为这通常是一个未曾分离过的平面，更容易识别正确的结构。在黏膜瓣靠近鼻棘的交叉纤维处要小心分离，因为这是黏膜瓣经常撕裂的部位。从鼻底向上分离有助于分离这些纤维。这使得鼻底隧道与骨膜下隧道在鼻中隔方形软骨或犁骨上相连。试图从前向后分离交叉纤维通常会导致黏膜瓣撕裂，这可能会影响颅底的水密性封闭。如果撕裂发生，在使用内层修补材料时鼻中隔黏膜瓣仍然可用。

• 需要对两侧鼻腔进行内镜下评估，以确保充分的手术入路进入蝶鞍和蝶骨平台。

• 当两个外科医生同时工作时，内镜下的视野偏移（分离的中心点）以留出额外的工作空间通常是有益的。这就需要一个广泛的显露和一个宽阔的操作空间，以获取充分的手术入路和视野。

• 在打开蝶鞍底部硬脑膜前，通过内镜或多普勒超声信号识别颈内动脉是至关重要的。

• 在不进入硬脑膜的情况下去除鞍区或蝶骨平台的骨质可以改善视野和提高安全性。打开硬脑膜前应进行细致的止血。

• 液体明胶 / 纤维蛋白胶 / 明胶海绵是很好的止血材料。然而，在分离过程中使用液态明胶时应小心，因为它会使分离界面变得模糊，包括垂体腺瘤的假包膜。

• 当术中发现脑脊液漏时，可以使用多层材料封闭漏口。腹部游离脂肪组织移植在颅底重建中非常有用。

• 鞍内可使用角度内镜，用以识别前方和外侧的残余肿瘤，并直视下确认肿瘤是否完全切除。

（二）教训

• 在移除前将鼻中隔上端分离是有必要的，摇动鼻中隔会导致医源性脑脊液漏。

• 当使用鼻中隔瓣时，从上方和侧方分离至

鼻黏膜软骨膜的交叉纤维。试图将它从前向后分离可能会导致黏膜瓣撕裂。

• 必须保持至少 1cm×1cm 的鼻中隔软骨的前部和上方支撑，以尽可能防止鼻背塌陷。

• 注意使用咬切器械或磨钻将蝶窦内分隔锐性切除，以免损伤颈内动脉。窦内分隔通常附着在颈内动脉的骨管上。转动动作会使窦内分隔及其附着的颈内动脉骨管不稳定，导致血管损伤。

• 不完全切除蝶嘴下缘会妨碍手术器械通过。

• 蝶鞍切开不充分会影响视野和肿瘤切除的完整性。

七、手术步骤

• 用 1∶10 000 肾上腺素或羟甲唑啉充分缓解充血症状后，将 1% 利多卡因和 1∶100 000 肾上腺素注射至鼻中隔两侧和上鼻甲的软骨下平面。

步骤 1：鼻腔内显露蝶窦开口

• 0° 内镜置入鼻腔，识别一些重要的解剖标志，包括鼻中隔、鼻后孔、中鼻甲及上鼻甲。

• 轻轻骨折下鼻甲和中鼻甲，以增加手术显露并扩大手术通道。

• 如果需要额外的工作空间，可以切除中鼻甲的气化部分。这在置入内镜的一侧尤其重要。

步骤 2：蝶窦切开

• 进行标准的蝶窦切开，将上鼻甲的下 1/3～1/2 切除，以使得蝶窦开口更好显露。用 J 形刮匙或探针进入蝶窦开口。扩大蝶窦开口后，使用 Kerrison 咬骨钳向外和向上扩大蝶窦切开。剥离蝶窦开口和腭骨之间的黏膜，被以保护蝶腭动脉，再继续向下切除蝶窦的骨质。蝶窦切开在对侧鼻腔进行。

步骤 3：剥离鼻中隔黏膜瓣

• 鼻中隔瓣可在鼻腔任意一侧，而工作窗口在其另一侧。然而，应考虑包括肿瘤侧、鼻中隔偏曲、鼻骨刺和蝶骨解剖的解剖变异，以决定单侧黏膜瓣位于哪一侧。如果需要进行大范围的颅底重建，则可以使用双侧鼻中隔黏膜瓣。

• 使用单极电凝从蝶窦开口后方的上侧开始，并沿着中鼻甲中部的轴位平面向前切开制作鼻中隔瓣的上切口。在中鼻甲后方，应保留 1～2cm 的鼻中隔黏膜用于保护嗅觉。在中鼻甲前方，可将黏膜瓣向上延伸，以获取更多的鼻黏膜，增加用于颅底重建的黏膜瓣面积。根据所需黏膜瓣的大小，可以在鼻中隔冠状面的任意一点开始做前切口。前切口开始于半贯穿切口处，可形成最大的黏膜瓣。随后，通过使用弯曲的 Beaver 刀或针式电凝，触及鼻后孔的骨性弓状突起来做后切口。切口沿着鼻后孔弓进行（图 29-8A），沿着犁骨向前下方切开，直到硬腭（图 29-8B）。根据黏膜瓣所需的大小，可以在鼻中隔和鼻底的连接处做下方切口，也可以沿着鼻底平行于硬腭和软腭的连接处横向延伸到下鼻道（图 29-8C）。下 / 侧切口和前切口连接，完成鼻中隔黏膜瓣所需的切口。

• 然后鼻中隔瓣从鼻中隔和上腭的下面软骨和骨上剥离（图 29-9）。

• 从蝶嘴剥离鼻中隔黏膜瓣和包含 SPA 的血管蒂（图 29-10）。待黏膜瓣完全游离后，将黏膜瓣保存在鼻咽部，并加以保护。

步骤 4：对侧工作窗口

• 从紧邻蝶窦开口的对侧鼻中隔黏膜切开一个小的黏膜窗，形成一个工作窗口。通过制作与蝶窦开口平行的下方切口，鼻中隔黏膜瓣的血管蒂可以保留。蝶窦开口和鼻后孔弓之间的后鼻中隔和前蝶骨面的黏膜被剥离。这允许在需要时保留对侧的鼻中隔黏膜瓣（图 29-11）。

步骤 5：完成蝶窦切开并移除蝶嵴

• 在保留鼻中隔黏膜瓣的双侧蝶腭动脉蒂后，使用 Kerrison 咬骨钳或内镜下使用磨钻将蝶骨前壁全部去除。应小心移除整个蝶骨骨质，并根据肿瘤位置的尽量大范围显露。只要不影响对肿瘤切除的显露，保留蝶窦底部有助于修补颅底缺损。

步骤 6：切除蝶窦内分隔

• 蝶窦内分隔应通过咬切工具或金刚砂磨钻切除，以防止对颈内动脉管的损伤。

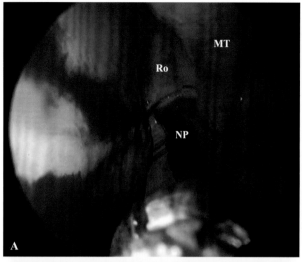

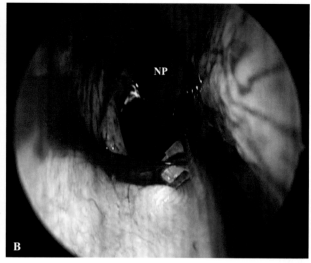

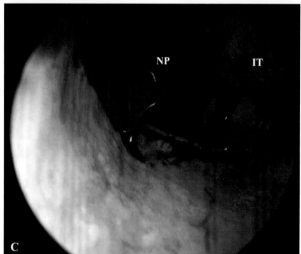

▲ 图 29-8　A. 经鼻内镜下沿鼻后孔弓的鼻中隔瓣做后切口，触摸确定位置后，用一把带角度的 Beaver 刀沿着鼻后孔弓切割到骨，可见蝶嘴（Ro）、中鼻甲（MT）和鼻咽部（NP）；B. 经鼻内镜视野下鼻中隔皮瓣后切口沿犁骨向前下方切开，可见鼻咽和下鼻甲（IT）；C. 经鼻内镜下沿鼻底平行于硬腭和软腭交界处的后切口，注意切口延伸到下鼻道，可见鼻咽和下鼻甲

图片由 Eric Wang 和 Rodney Schlosser 提供，引自 © 2010 Medical University of South Carolina, Division of Rhinology, Charleston.

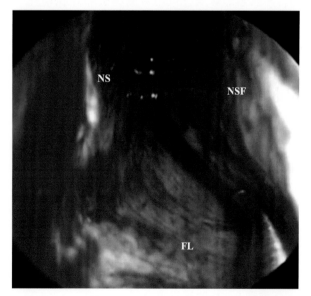

▲ 图 29-9　内镜示在软骨膜下平面剥离鼻中隔黏膜瓣，并延伸至鼻腔底部

NS. 鼻中隔；NSF. 鼻中隔皮瓣；FL. 鼻腔底部

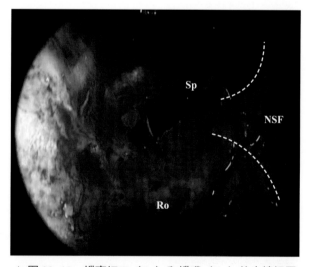

▲ 图 29-10　蝶窦切口（Sp）和蝶嘴（Ro）的内镜视图

鼻中隔黏膜瓣（NSF）已经从蝶嵴上抬起，以保护血管蒂并保存在鼻咽中，骨性蝶嘴在蝶窦切开并延伸到下方之前显露出来

• 完成这一步骤之后，蝶窦腔的后壁和侧壁、鞍底、上方蝶骨平台和斜坡凹陷都可以显露。在蝶窦充分气化的情况下，可以识别颈内动脉床突旁段、视神经和视神经颈内动脉隐窝的骨性突起（图 29-12A）。将这些解剖标志与术前影像、手术导航系统相结合，以确保定位正确。

步骤 7：移除鞍底骨质

• 对于垂体大腺瘤，鞍底骨质通常变得很薄，仔细触压可以发现骨质裂口。一旦这些骨裂部位被确认，可使用 Kerrison 咬骨钳移除鞍底骨质，暴露硬脑膜。

• 对于垂体微腺瘤，鞍底骨质较厚，可能在初次进入蝶鞍的时候需要使用内镜下的磨钻或骨凿。

• 应注意只切除鞍底骨质，不要进入硬脑膜。去除鞍底骨质两侧到颈内动脉海绵窦段，上方到鞍结节水平，下方到鞍底下（图 29-12）。

步骤 8：切除鞍区占位

• 骨质去除后，多普勒超声可用于识别所有的颅内血管，包括双侧颈内动脉。然后用蛛网膜刀切开硬膜。切口的选择可以有所不同。一种选择是形成基底在上方的 U 形硬脑膜瓣，然后从肿瘤表面剥离。

• 联合使用吸引器、显微外科分离器械和带角度的刮匙，在肿瘤包膜周围进行钝性剥离。这样做使得肿瘤被完全切除的概率更大，而不是进行肿瘤内刮除和减瘤。

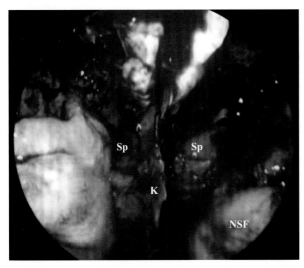

▲ 图 29-11 内镜示双侧扩大的蝶窦切口（Sp）、后鼻中隔切除和剥离的左鼻中隔黏膜瓣（NSF）。剩余的犁骨骨性龙骨（K）

图片由 Eric Wang 和 Rodney Schlosser 提供，引自 © 2010 Medical University of South Carolina, Division of Rhinology, Charleston.

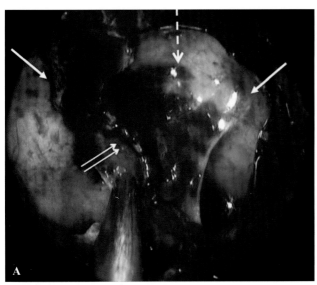

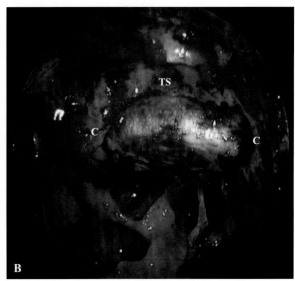

▲ 图 29-12 A. 在双侧蝶窦切口扩大、后鼻中隔切除和蝶骨前壁切除术后的内镜下视图。单箭示颈内动脉及其前曲部。双箭示已部分切除的窦内分隔。虚线箭指向鞍底。B. 切除后方蝶窦基底后的内镜下视图。硬脑膜保持完整，鞍底从颈内动脉（C）向对侧颈内动脉横向打开，从鞍结节（TS）下到鞍底下方开放

图片由 Eric Wang 和 Rodney Schlosser 提供，引自 © 2010 Medical University of South Carolina, Division of Rhinology, Charleston.

• 分离肿瘤通常从下方开始，直到识别鞍背。然后进行侧向分离，清除海绵窦壁内侧和海绵窦壁与鞍膈间的肿瘤。最后切除的部分是最上方的肿瘤。这使得在鞍膈下降及损伤视力之前，肿瘤的大部分就已经被切除了。

（一）经蝶骨平台入路

• 经蝶骨平台手术入路需要广泛的显露，根据需要，通常要求进行双侧蝶窦切开术、全筛窦切开术、后鼻中隔切除术和中鼻甲切除术 / 上颌窦切开术。这种较大的显露通常是为了解决鼻腔和颅底的骨性突起对器械操作的限制（图 29–13）。

• 在广泛显露后，在颅内操作前，将所有骨质去除。通常使用高速金刚砂磨头，从中线后方开始边冲洗边磨除。向两侧磨除视神经表面骨质，骨质磨除至实际肿瘤范围稍前方，以显示肿瘤和正常颅内结构之间的组织平面。操作从后向前进行，使得遇到出血不会影响视野。蝶骨平台前方的骨质磨除范围和两侧汇合。通常，骨质可以从前到

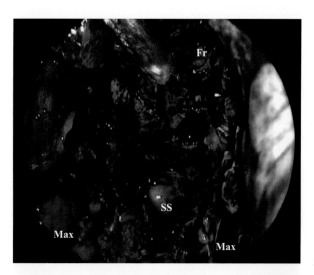

▲ 图 29–13　经鼻内镜观察经蝶骨平台入路，包括双侧蝶窦切开术、全筛窦切开术、后鼻中隔切除术、中鼻甲切除术和上颌窦切开术。识别上颌窦（Max）、蝶窦（SS）和额隐窝（Fr）。这为扩大切除肿瘤提供了足够的视野和器械操作空间

图片由 Eric Wang 和 Rodney Schlosser 提供，引自 © 2010 Medical University of South Carolina, Division of Rhinology, Charleston.

后的方式与硬脑膜分离（图 29–14 和图 29–15）。

• 磨除骨质直到遇到硬脑膜或颅底骨质薄如蛋壳，可以用手动器械取出。

• 经蝶骨平台入路常用于鞍结节脑膜瘤的切除。在这些情况下，颅底骨质经常增厚和富血管化。骨质磨除可以去除这些肿瘤的大部分血供，并有利于颅内肿瘤的分离切除。

• 骨质结构切除完成后，用双极电凝彻底止血，开始颅内分离。如果术前影像学资料显示颅底附近有血管，可以使用多普勒超声明确血管位置。用蛛网膜刀切开硬膜，然后使用显微分离技术继续切除肿瘤。任何颅内血管或穿支动脉都需要仔细保护，并将血管从肿瘤表面轻轻剥离。随着肿瘤的切除和移动，可以将肿瘤移入鼻腔内进行切除，以尽量减少正常额叶的牵拉。应注意避免损伤垂体柄、视觉器官和来源于颈内动脉的垂体上动脉。

• 在肿瘤剥离过程中使用双极电凝技术止血。肿瘤被切除后，可以使用液态明胶海绵和（或）温水冲洗来止血。但是在肿瘤切除完成之前，我们通常不使用这种方法止血，因为这样会使组织界面的识别变得困难。

（二）颅底重建

• 当没有脑脊液漏发生时，笔者通常使用人工硬膜作为鞍内的内层移植物。游离黏膜移植物来覆盖（图 29–16），并用明胶海绵、鼻腔填塞物或球囊导管固定。

• 在脑脊液漏的情况下，需采用多层次重建。人工硬脑膜作内层移植物。腹部游离脂肪可以补充重建及可能的硬性重建。

• 对于较大的颅底缺损，如果需要硬性组织重建，笔者更喜欢使用可吸收的 PDS 板作为额外的重建层，这为颅底重建提供了刚性的支撑并能保持颅底结构。

• 做 Valsalva 动作，以确保颅底重建是不透水的，术中没有脑脊液漏。

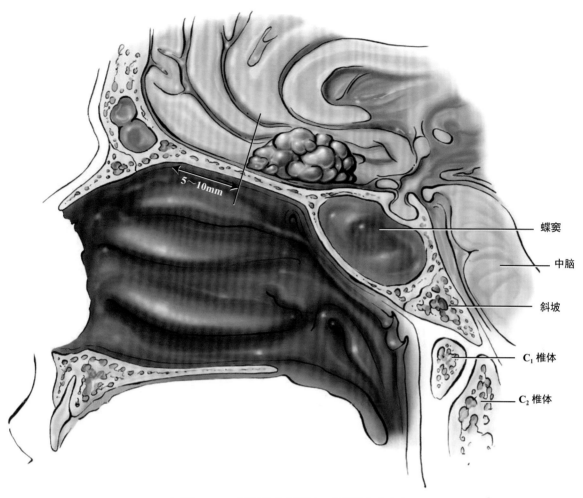

蝶窦

中脑

斜坡

C_1 椎体

C_2 椎体

▲ 图 29-14　图示前方需到达可识别的组织平面

图片由 Eric Wang 和 Rodney Schlosser 提供，引自 © 2010 Medical University of South Carolina, Division of Rhinology, Charleston.

• 如有需要，带蒂的鼻中隔瓣作为覆盖移植物也可用于颅底重建（图 29-17）[3]。黏膜瓣必须紧贴蝶鞍和蝶窦后壁，没有多余部分或间隙，以提高黏膜瓣的附着性。在术后伤口愈合过程中，鼻中隔黏膜瓣会出现一些挛缩，因而皮瓣的设计和放置时应考虑这种挛缩的影响。然后，用明胶海绵支撑黏膜瓣，如果出现脑脊液漏或需要鼻腔止血的迹象，可能需要进行鼻腔填塞。

八、术后注意事项

• 麻醉苏醒期间避免长时间面罩通气，因为这可能会导致发生气颅。

• 避免在术后立即使用任何鼻内器械（包括经鼻置胃管）。

• 告知患者避免擤鼻涕或打喷嚏。鼻腔流液应仔细吸干。

• 内分泌学科会诊有利于术后内分泌疾病的管理，包括抗利尿激素分泌不当综合征（syndrome of inappropriate antidiuretic hormone secretion，SIADH）和垂体功能减退。如果术中没有给予糖皮质激素，可以在术后第一天检查皮质醇水平。

• 在手术后的最初 2～3 周，我们不使用盐水冲洗鼻腔。脑脊液漏是术后初期的主要问题，盐水冲洗可能会掩盖脑脊液漏的症状。在这个初始阶段后，我们建议使用盐水凝胶和盐水冲洗鼻腔来帮助软化鼻内结痂。

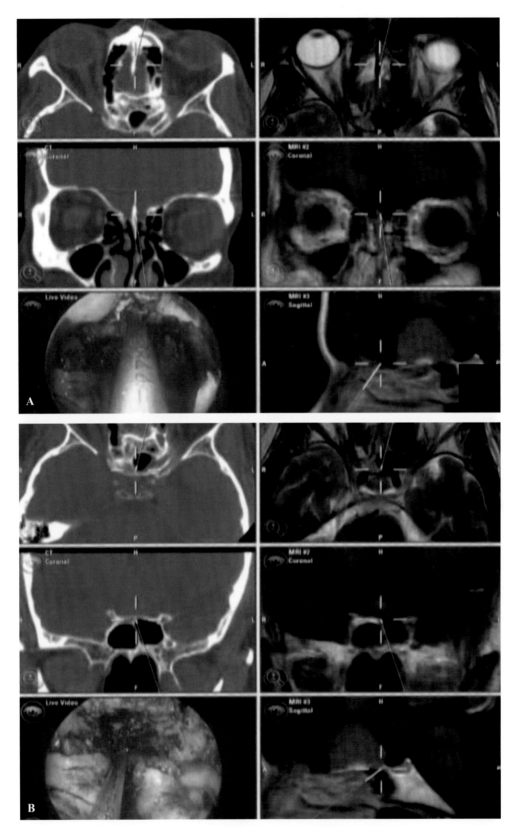

▲ 图 29–15　经鼻内镜在 CT 和 MRI 影像系统引导下切除前颅窝底脑膜瘤的图示。开颅的前边界稍微在肿瘤的前面，以显露肿瘤和正常组织之间界面。图 A 右下方矢状位 MRI 充分说明了这一点。开颅的后边界要紧邻鞍结节，图 B 右下方矢状位 MRI 同样显示清楚

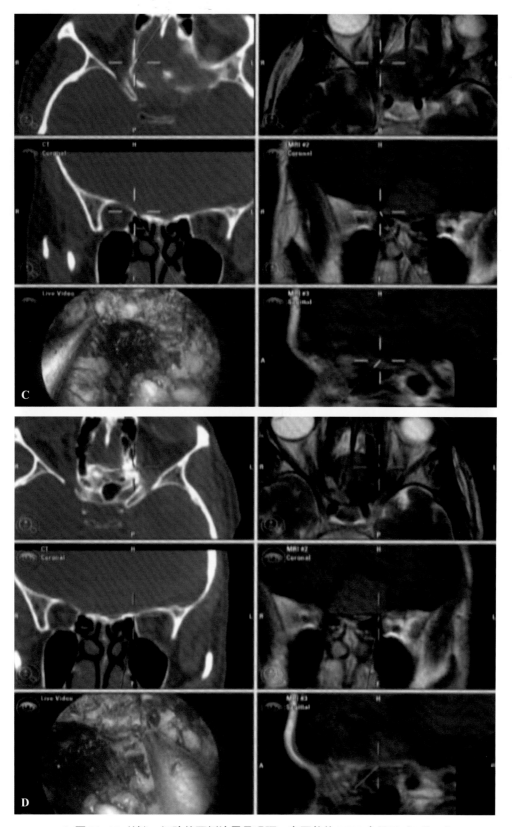

▲ 图 29-15（续）　切除的两侧边界是眼眶，在冠状位 MRI 中显示（C 和 D）

图片由 Eric Wang 和 Rodney Schlosser 提供，引自 © 2010 Medical University of South Carolina, Division of Rhinology, Charleston.

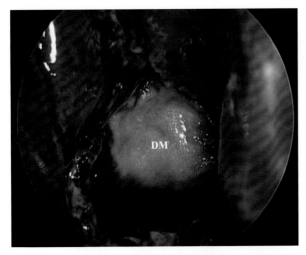

▲ 图 29-16　无脑脊液漏患者鞍区缺损的用人工硬膜进行（DM）重建

图片由 Eric Wang 和 Rodney Schlosser 提供，引自 © 2010 Medical University of South Carolina, Division of Rhinology, Charleston.

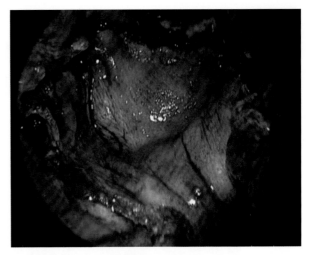

▲ 图 29-17　经鼻内镜视野下覆盖鞍区和颅底缺损的鼻中隔黏膜瓣

图片由 Eric Wang 和 Rodney Schlosser 提供，引自 © 2010 Medical University of South Carolina, Division of Rhinology, Charleston.

参 考 文 献

[1] Carrau RL, Kassam AB, Snyderman CH. Pituitary surgery. *Otolaryngol Clin North Am*. 2001;34:1143–1155.

[2] Cappabianca P, Cavallo LM, de Divitiis O, et al. Endoscopic pituitary surgery. *Pituitary*. 2008;11:385–390.

[3] Hadad G, Bassagasteguy L, Carrau RL, et al. A novel reconstructive technique following extended endonasal approaches: vascular pedicle nasoseptal flap. *Laryngoscope*. 2006;116:1882–1886.

第30章 斜坡脊索瘤及软骨肉瘤的内镜治疗
Endoscopic Management of Clival Chordomas and Chondrosarcomas

Jayakar V. Nayak   Andrew Thamboo   Garret Choby   Griffith R. Harsh   Peter H. Hwang   著

郭 毅 译   张洪钿 校

一、概述

• 成功治疗侵及颅后窝的斜坡恶性病变一直是颅底外科医生面临的巨大挑战。

• 传统上是通过侧方入路和（或）经口–经腭入路到达斜坡和颅后窝。

• 这些入路常常导致与原发疾病无关的功能性组织结构的附带或意外损伤，通常为脑神经功能障碍和其他严重的并发症[1, 2]。

二、内镜切除斜坡病变的优点和缺点

（一）优点

• 内镜下经鼻颅底入路可达到整个斜坡，并可早期辨识颅后窝内的神经血管结构[3-7]。

• 该入路因避免了对脑和脑干的牵拉，从而消除了开放手术为显露整个斜坡和尽早识别神经血管结构而导致颅后窝脑神经的牵拉和损伤的顾虑。

• 该入路对斜坡这个具有挑战性区域进行视野放大和充分照明，可使手术目标清晰显示。内镜有利于肿瘤与正常组织界面的区分和辨识，甚至是肿瘤侵犯的血管源性水肿的脑实质。

（二）缺点

• 现今大多数内镜为二维显示系统，不能提供三维（深度）效果。对于颅内或脊柱手术中习惯于手术显微镜下有立体感的神经解剖的神经外科医生来说，这尤其具有挑战性。

• 由两位外科医师以鼻内操作方式来进行手术时，长时间的颅底手术会因狭小的鼻腔空间而变得局促受限。

三、斜坡脊索瘤的基本情况

• 斜坡脊索瘤是一种起源于中央脊索神经轴残余细胞的恶性肿瘤，占全部颅底肿瘤的 0.1%，对所有脊索瘤而言，1/3 发生在颅底，其余发生于骶骨和脊柱。

• 患者根据肿瘤扩散途径表现出广泛的症候群，如颅内侵犯（头痛、癫痫和外展神经麻痹），侵犯鼻咽、上颌窦和鼻（鼻塞、耳痛和上睑下垂）[8]。

• 其为低度恶性肿瘤，有 3 种亚型，即经典型、软骨样型和未分化型。

• 典型的组织学细胞类型为含空泡的"肥皂泡"细胞，是含有空泡状细胞质的大细胞。

• 细胞角蛋白、上皮膜抗原（epithelial membrane antigen，EMA）、Brachyury 蛋白和 MIB-1 的特异性染色有助于区分脊索瘤和软骨瘤。

• 主要治疗方法是手术切除后辅以放射治疗。

• 尽管被认为是低度恶性肿瘤，但因其局部侵袭行为，5 年总生存率为 60%～70%[9]。

四、斜坡软骨肉瘤的基本情况

• 源于软骨内的软骨恶性肿瘤；在颅底，见于岩斜区的蝶岩、蝶枕和岩枕软骨结合部位[10]。

• 与脊索瘤相似，1/3 的软骨肉瘤与斜坡有关[7,11]。

• 患者表现出与颅内和耳科相关的一系列症状，如头痛、癫痫、复视、耳痛、咽鼓管功能障碍相关症状和三叉神经功能障碍。

• 组织学上分为 4 个主要亚型，即常规型（1～3 级）、间充质型、透明细胞型和未分化型。最常见的亚型在显微镜下表现为恶性细胞混合在异常的软骨层中[10]。

• 尽管辅助化疗在一些中心越来越受欢迎，但其主要的治疗方式是手术切除后辅以放疗。

• 报道中 5 年生存率高达 90%，平均生存时间为 4.5 年（中位数为 2 年）[12]。

五、斜坡的解剖学相关因素及毗邻

• "clivus" 为拉丁文，是 "斜坡"（slope）的含义，用来描述鞍背后方由蝶骨和枕骨基底部最前面交界处的倾斜凹陷（图 30-1）。

• 在功能上，斜坡将鼻咽与脑干和颅后窝分开，并支撑一部分脑桥。

• 斜坡可分几个区域，即上斜坡向前对应鼻咽部，斜坡上表面包括后床突和鞍背，延伸至岩尖的水平。

• 颅内面斜坡骨上部 2/3 与脑桥相对。

• 斜坡的下界是枕骨大孔。

• 斜坡骨膜与脑桥（上部）和延髓（下部）的腹侧硬膜粘连紧密。硬脑膜的外层和内层之间是基底静脉丛和外展神经（CN Ⅵ），这两者在斜坡手术中都有很大的损伤风险。

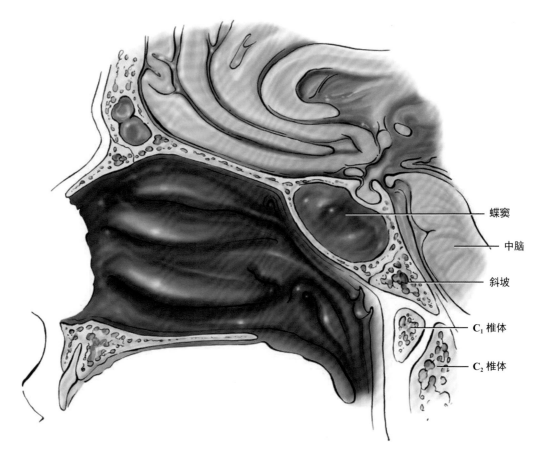

蝶窦

中脑

斜坡

C_1 椎体

C_2 椎体

▲ 图 30-1　矢状位斜坡旁骨和软组织解剖示意

斜坡及其周围结构包括前部的鼻咽、后部的中脑和脑干，向上则为蝶窦和垂体窝，向下则为 C_1

• 外展神经起自椎 - 基底动脉交界处内侧，然后向外侧走行在斜坡的硬膜平面进入 Dorello 管，随后穿过海绵窦。

• 有几个重要的神经血管结构位于斜坡硬脑膜的内层（颅内）。基底动脉沿脑桥中线走行，树枝状排列成多对供血动脉分支，包括小脑上动脉、小脑前下动脉和大脑后动脉（图 30-2）。向两侧常可见第Ⅲ、第Ⅳ、第Ⅴ和第Ⅵ对脑神经的硬膜内部分。

• 内镜外科医生应熟悉颈内动脉（internal carotid artery，ICA）的全程走行。颈内动脉颈段从颈总动脉发出向上延伸，于颈静脉孔前外侧和茎突内侧处进入颈动脉管。动脉的岩部沿着颞骨向内侧走行至岩尖，包括一段短的垂直段和较长的水平段。岩部颈内动脉经过破裂孔的上部，在岩舌韧带前分支出翼管动脉，它界定了颈动脉海绵状部分的起点。颈内动脉海绵窦段相当迂曲，在海绵窦的硬膜内层间迂曲而行，内镜下可见其走行于蝶窦后外侧壁。离开海绵窦后，颈内动脉沿前床突内侧走行，穿过硬脑膜，进入颅腔内（图 30-3）。

六、术前注意事项

• 斜坡病变的手术与其他内镜下经鼻颅底手术一样，通常可由耳鼻咽喉 / 头颈外科医生处理，因为这些医生在内镜下颅底手术中具有丰富的经验和先进的器械。某些复杂的病变及几乎所有向颅内生长的病变也需要内镜神经外科医生的参与。通常双鼻孔技术可允许 1 个或 2 个外科医生利用中央通路进行手术。

• 适当的病例选择和入路角度至关重要。当斜坡肿瘤与颈内动脉或椎 - 基底动脉系统之间的关系复杂可能会使患者面临重大风险时，可采用外侧入路或颞下入路来避免。病变穿透硬脑膜、向颅内扩张很少是经鼻入路的禁忌证，尽管它确实增加了手术的风险和复杂性。

• 监测脑神经和（或）体感诱发电位（SSEP）会有助于手术；神经生理监测的使用取决于病变的范围和位置，以及外科医生的偏好。

• 导航系统已成为内镜颅底手术的重要组成部分。术中导航使用薄层 CT 或 MRI 引导，使手术医师能在因部分变形和出血而难以辨认的术野中确认位置。

• 根据预期的硬脑膜缺损的大小，有时需要术前放置腰大池引流管。鞘内注射荧光素可用于术中检测脑脊液漏。

• 如果预计肿瘤切除时会出现脑脊液漏，在手术开始时就应积极分离和保护带蒂鼻内旋转瓣（如鼻中隔黏膜瓣），以防止损伤或意外切除该重建组织。

七、影像学检查注意事项

• CT 结合 MRI 是评价大多数斜坡和颅底病变的首选影像学检查方法。

• 高分辨率 CT 可用于评估骨质破坏和（或）确认颅底骨孔受累的程度。

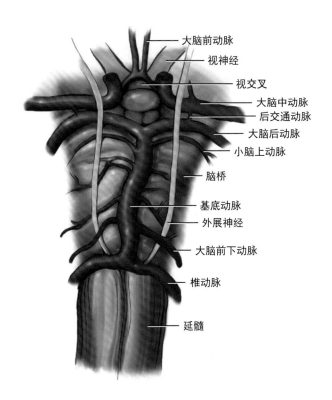

大脑前动脉
视神经
视交叉
大脑中动脉
后交通动脉
大脑后动脉
小脑上动脉
脑桥
基底动脉
外展神经
大脑前下动脉
椎动脉
延髓

▲ 图 30-2　冠状位斜坡后方颅内解剖示意

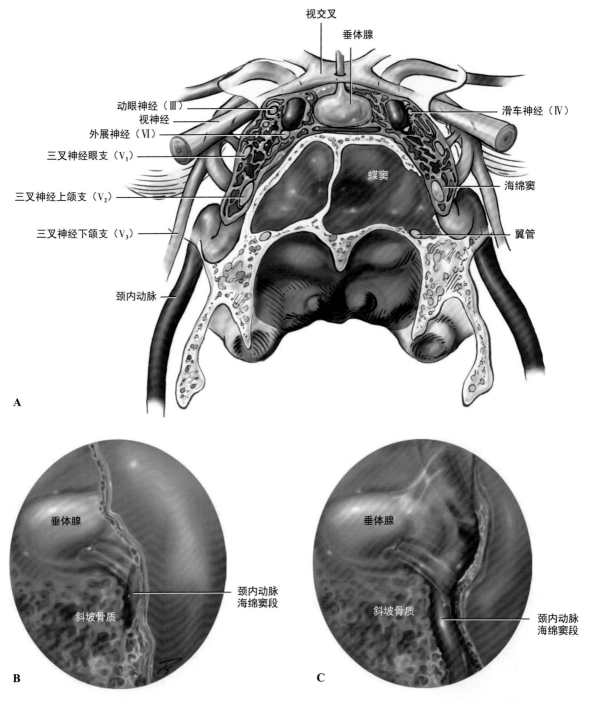

▲ 图 30-3　**A.** 颈内动脉走行及其与斜坡和其他重要神经血管结构关系的示意；**B** 和 **C.** 示意图显示去除斜坡骨质显露颈内动脉斜坡旁垂直段及海绵窦段（内镜视角）

• MRI 最有助于区分脊索瘤和软骨肉瘤与鼻咽黏膜、硬脑膜或其他软组织结构间的边界。

• 斜坡最好通过中线矢状位 T_1 加权非增强 MRI 进行评估。斜坡的外观随着患者年龄的增长而变化，这是由于随着年龄的增长，骨髓中脂肪的比例不断增加（图 30-4）。在诊断斜坡异常病变时，这一点很重要[13]。

• 许多颅底肿瘤可根据其在 CT、T_1 和 T_2 加权 MRI 上的表现加以鉴别。

• 术前应仔细确认颈内动脉的走行。在极少数情况下，颈内动脉位于中间位置，在斜坡入路有很大风险。

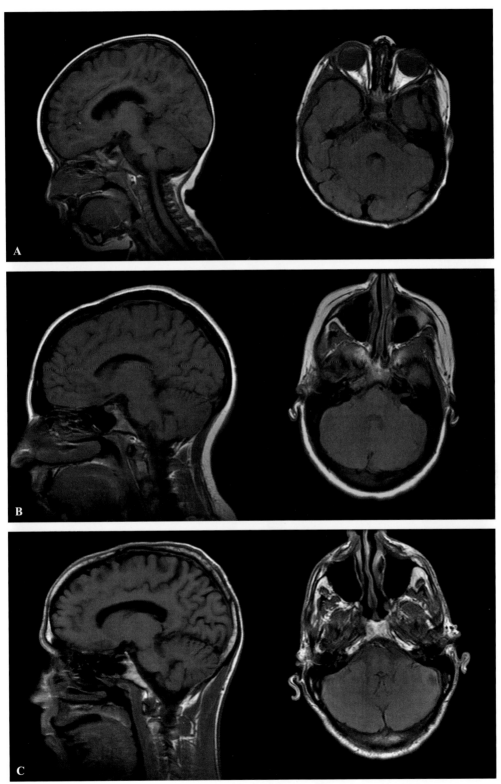

▲ 图 30-4　矢状位和轴位 T_1 加权 MRI 显示斜坡的年龄相关性改变

图示 1 岁（A）、20 岁（B）、50 岁（C）的正常斜坡表现，注意信号强度随年龄增长而增加，这种改变是因年龄增长骨髓内黄骨髓（脂肪）比例增加

• 肿瘤的任何外侧生长都应早期识别。肿瘤明显向外侧生长可能需要额外的手术步骤，包括切除翼内板和翼外板、经翼外入路或交叉入路。在某些肿瘤极度向外侧生长的病例中，可能需要更换手术入路。

• 一些更常见 / 典型的涉及斜坡的病变包括以下几种情况。

– 脊索瘤（图 30-5）。

– 向上和向外侧扩展生长至颞叶的软骨肉瘤（图 30-6）。

– 向下延伸至枕骨大孔的软骨肉瘤（图 30-7）。

八、手术器械

• 3mm 或 4mm 的 0°、30°、45° 和 70° 硬质内镜。

• 用于探测颈内动脉和椎 - 基底系统（vertebrobasilar system，VBS）的微型多普勒检测仪。

• Freer 和 Cottle 剥离子。

• 蝶窦蕈头咬骨钳。

• Kerrison 咬骨钳。

• 环形刮匙。

• 成角的双极电凝镊。

• 直的和弯曲的内镜剪刀。

• 咬切和非咬切的鼻窦钳。

• 带加长金刚砂和切割磨头的高速内镜磨钻。

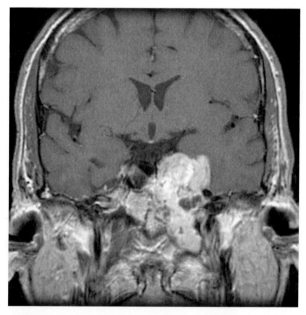

▲ 图 30-6　冠状位 T_1 加权增强 MRI 示颅底软骨肉瘤累及岩斜软骨结合部并压迫颞叶

这种不对称的侵袭性软骨肉瘤导致颅底侵蚀破坏和左侧颈内动脉移位，岩斜软骨结合处是这种罕见病变的典型起源部位

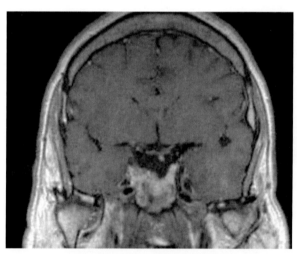

▲ 图 30-5　冠状位 T_1 加权增强 MRI 示斜坡脊索瘤于斜坡蝶骨交界处边界不规则，外侧与颈内动脉相邻

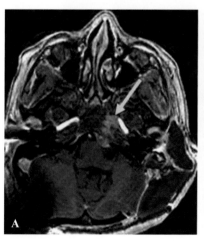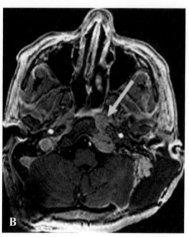

◀ 图 30-7　左侧岩斜和岩枕软骨肉瘤（黄箭）的轴位 MRI，患者持续头痛，其蝶窦气化不良（甲介型）

A. 图中可见肿瘤上方探出的部分与左侧脑桥邻接，但未造成压迫，病变与左侧颈内动脉紧密相邻（红箭头）；B. 图中可见下方软骨肉瘤侵蚀了斜坡骨质，沿着斜坡硬脑膜向舌下神经管和枕骨大孔生长

- 带鼻内操作附件的超声吸引。
- 刨削器。
- 内镜镜头冲洗系统。
- 术中计算机辅助导航系统 / 图像引导平台。

九、经验与教训

- 由于病变位置，特别是在脑干腹侧，以及局部侵袭行为，颅底脊索瘤和软骨肉瘤都是极具挑战性的病变。

- 在手术过程中，患者的头部应处于轻微弯曲的位置，这种体位可改善蝶窦和斜坡的通路，并略微减少了体位相关的血液集聚引起的出血。

- 鼻中隔后部切除是颅底手术的一个关键步骤，它通过双鼻孔形成一条通向斜坡的宽阔的手术通道，以便导入多种器械。如果不切除部分后部骨性鼻中隔，就无法完全显露斜坡的宽度[14]。

- 当预计需要鼻中隔黏膜瓣进行重建时，通常一开始就获取，然后在手术随后的过程中，将其塞到鼻咽部或同侧上颌窦中。

- 当术中需要切除斜坡的中、下部分时，向两侧应以咽鼓管为界。颈内动脉紧邻咽鼓管走行在其后外侧，因此，如果向外侧超过该解剖标志时就有损伤颈内动脉的风险。

- 斜坡手术中需要识别的重要解剖标志包括蝶窦底、视神经颈内动脉隐窝、斜坡颈内动脉隆起、咽鼓管、翼管和颈内动脉垂直段。

- 术中可遇到斜坡静脉丛严重出血。充分的止血通常需要较长时间耐心的填塞压迫，填塞材料包括生物止血材料、棉片。

- 手术计划应主要根据肿瘤是否侵及硬膜内来制定。考虑到邻近基底动脉、外展神经和直接位于其下方的神经血管结构，在切开斜坡硬脑膜时应特别小心。

- 虽然根据影像导航验证解剖结构很重要，但充分了解术中手术操作的策略和安全的将脊索瘤或软骨肉瘤病灶从硬脑膜、脑干实质及颅内动脉分支上分离的操作技术对手术的成功和良好的长期预后至关重要。

- 脊索瘤或软骨肉瘤必须与相邻的脑干 / 神经实质仔细解剖分离开，同时保持过路的纤细的神经血管结构完好。瘤内切除体积缩小后使肿瘤边缘向内塌陷的技术可实现这一目的。

- 斜坡处的脑脊液漏是最难封闭的部位之一，因为基底池的脑脊液流量很高，且无法可靠地保持水密性。基于宽大的、支撑良好的鼻中隔带蒂黏膜瓣进行多层重建，配合持续的腰大池脑脊液引流，是这个极具挑战性的部位成功进行颅底重建的关键技术。

十、手术步骤

步骤 1：完成术前设置

- 确保适当设备和人员：①影像引导系统、影像研究和 CT/MRI 融合软件；② SSEP 监测；③加长的手术器械和加长的带有金刚砂和切削钻头的手术动力系统；④带鼻内操作附件的超声骨刀（如果所在医院可提供）；⑤带内镜清洁附件的直的和成角的内镜；⑥人工硬膜和止血材料；⑦高清屏幕和录像系统。

- 在全麻诱导和适当的静脉通路建立后，将患者的头部稍微屈曲。头部屈曲的姿势有助于进入蝶窦、鼻咽和斜坡。

- 根据个人和医疗中心的偏好，于此时使用抗生素和（或）皮质类固醇。

- 使用立体定向设备，利用导航系统上的软件应用程序将 CT、MRI 或融合的 CT/MRI 序列与患者注册配准。

- 如果涉及相邻的脑神经，则可以进行颅运动神经和体感监测。

- 内镜下经鼻入路显露斜坡时头部予以头架固定或不做固定。耳鼻咽喉外科医生更习惯不用头架固定，操作比较舒适，但神经外科同事可能并不接受。

- 对于位于硬膜外或体积小的硬膜内脊索瘤和软骨肉瘤，并不需要腰大池引流。但切除大的硬膜内肿瘤往往会导致较大的硬膜开放，因此需要常规行颅底多层重建和腰大池引流。

• 荧光素（取 0.1ml 的 10% 荧光素用脑脊液或无菌生理盐水稀释成 10ml）鞘内注入可在颅底重建期间准确观察是否存在脑脊液渗漏。

步骤 2：减轻鼻腔的充血和收缩鼻腔黏膜

• 在 0° 的 4mm 硬质内镜下，将用 1：1000 肾上腺素或羟甲唑啉浸泡过的棉片放入鼻腔；通常将 1～2 个棉片置于中鼻甲的外侧和内侧。通常在 3～5min 即可充分收敛黏膜。

• 在中鼻甲基底部、蝶嘴、鼻中隔后部及沿着蝶腭动脉走行处用 25 号长针或腰穿针注射 1% 利多卡因和 1：100 000 肾上腺素，可增加止血效果。类似的经口在腭大孔处注射 1～2ml 可对后鼻腔提供额外的止血效果。

步骤 3：获取鼻中隔黏膜瓣（可选）

• 获取鼻中隔黏膜瓣应在广泛开放蝶窦和切除后部鼻中隔前进行，以确保保留较大的带血管蒂的黏膜瓣[15]。鼻后动脉（也称为鼻中隔后动脉）起自每侧蝶窦开口（上界）和鼻后孔上缘（下界）之间。在切除斜坡病变之前，仔细保留此血管蒂是很重要的（图 30-8）。

• 一般情况下，预留的黏膜瓣应在肿瘤向外侧侵犯少的一侧获取。

• 制备好的黏膜瓣随后置于鼻咽部，但是为了不影响随后进入鼻咽和斜坡的通道，它更适合放置在广泛显露的上颌窦内（图 30-9）。

步骤 4：建立蝶窦和斜坡的手术通道

• 为了到达斜坡及其周围结构。我们通常习惯采用经鼻中隔／内侧入路，以蝶窦为上部解剖标志，然后以此为基础拓宽手术通道。

• 在大多数情况下，根据我们的经验，不用切除双侧中鼻甲，因为中鼻甲和上鼻甲可以外移，以增大显露蝶骨基底部和斜坡的空间。如果显露不充分，在耳鼻咽喉科和神经外科联合手术的病例中，将中鼻甲下部部分切除，使器械无创伤地进入后颅底中央和斜坡。此外，在某些病例中，扩大的经翼突入路可能有助于显露突向侧方的斜坡病变。

步骤 5：广泛开放双侧蝶窦前壁

• 请参阅第 8 章和第 28 章，了解蝶窦切开术的详细信息。

• 上鼻甲可以部分切除，以改善蝶窦口的显露，尽管这一步骤通常是不必要的。切除上鼻甲可同时造成功能性嗅觉黏膜的部分损伤。

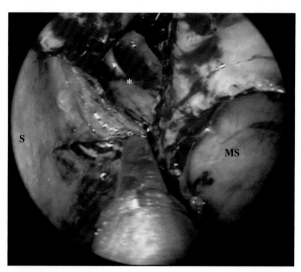

▲ 图 30-8 内镜下使用直的耳科 Beaver 刀片获取鼻中隔黏膜瓣
沿左侧鼻中隔动脉的走行做切口。*.蝶窦；MS.上颌窦；S.鼻中隔

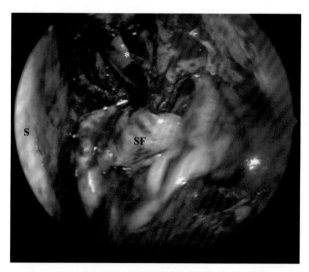

▲ 图 30-9 内镜下显示将制备的黏膜瓣（SF）置入上颌窦开窗内保存直至手术重建颅底
*.蝶窦；S.鼻中隔

- 一旦辨认清楚双侧蝶窦口并扩大至上鼻甲内侧，即可以充分切除蝶窦前壁的蝶嘴部，充分显露蝶窦侧壁、视神经颈动脉隐窝和颈动脉隆突。仔细的去除蝶窦内分隔。

- 随着蝶窦前壁向下切除，最终可能会遇到蝶腭动脉，也可能是蝶腭动脉的鼻中隔后支。尽量避免损伤这些血管，因为这可能损害鼻中隔带蒂黏膜瓣的血供。然而，如果已经显露了这些血管，则需要用双极对其电凝。

步骤 6：进行鼻中隔后部切除术

- 一般来说，通过双侧鼻孔进入切除整个后部的骨性鼻中隔可以充分显露并到达蝶窦和斜坡（图 30-10）。

- 将蝶窦开放作为固定的解剖标志物，通过锐性切开并将黏膜从骨性鼻中隔上分离开和（或）直接用刨削器来完成这一步骤。

- 然后，以 "Cross-Court" 入路方式安全地打通鼻中隔后部和蝶窦分隔，将两侧蝶窦连通形成一个共同的大窦。在下方的鼻中隔 – 蝶骨交界处的龙骨区，骨密度很高，通常需要使用大的咬骨钳和（或）高速磨钻和切割钻头去除骨质。

- 避免沿鼻中隔上部和颅底切除骨或黏膜，因该区域含有嗅觉组织，也可能导致脑脊液漏。

步骤 7：去除蝶窦底并开始磨开上斜坡

- 去除蝶窦骨质及磨除斜坡上部是显露斜坡上 1/3、早期辨认颈内动脉、拓宽手术通道以改善照明的重要步骤。

- 黏膜分离翻开后，显露该区域的骨质，包括蝶嵴和蝶骨底，这些骨质均由骨密质构成，去除它通常需要高速切割钻头磨除和（或）大的 Kerrison 咬骨钳（图 30-11）。

- 在骨切除和磨除过程中，翼管神经血管束是重要的解剖标记，其可在斜坡外侧顶部 / 蝶窦底部显露。翼管神经由交感神经和副交感神经组成，翼管动脉位于颈内动脉前膝的向前延长线上，紧邻颈内动脉前膝的近端[16]（图 30-12）。

- 如果已获取了鼻中隔带蒂黏膜瓣，应特别注意不要损伤血管蒂，因为动脉走行在蝶窦下表面的正下方。

步骤 8：确定两侧颈内动脉的垂直段

- 沿蝶窦 / 颅底后壁来辨认动脉是最容易找到颈内动脉的垂直段的方法。然后，使用术中微型多普勒探头确认颈内动脉移行至其垂直段的走行。此外，颈内动脉的垂直段通常位于斜坡 / 斜坡隐窝的两侧，在大多数病例中可以通过其垂直骨管识别（图 30-13）。

- 如果肿瘤延伸到颈内动脉的外侧和后方，则通过去除蝶窦内分隔使颈内动脉轮廓化。

步骤 9：打开鼻咽黏膜和肌肉组织，显露斜坡（可选）

- 鼻咽黏膜通常锐性切开，或用针状电极切开，然后从斜坡上分离。另一种方法是，可以形成一个基底位于下方的黏膜瓣并翻开，手术结束时复位黏膜瓣，但是这个黏膜瓣可能很难保存。

- 切开或分离颊咽筋膜和黏膜表面下的颈长肌和头夹肌，显露斜坡的前面。

- 在这部分操作过程中，不要剥离至咽鼓管外侧（图 30-13），以避免干扰中耳压力均衡及损伤鼻咽后外侧走行的颈内动脉。

步骤 10：磨除斜坡骨质直至切除病变或显露斜坡部位硬膜

- 使用三手双鼻孔技术，结合内镜、吸引器械、刮匙和计算机辅助术中导航，从前方蝶骨斜坡连接处切除斜坡病变，如脊索瘤和软骨肉瘤（图 30-14）。

- 斜坡骨质内有丰富的血管通道，手术过程中可导致大量失血，因此需要反复使用止血材料和棉片压迫填塞。

- 对于许多脊索瘤、肉瘤和其他硬膜外相关病变，切除斜坡可有效切除肿瘤本身。如图 30-15 所示（同样的病变也可见于图 30-7 和图 30-14），需要进行半侧斜坡切除术，以全切从上斜坡和颈内动脉岩骨段到紧邻枕骨大孔上方的左侧舌下神经管的广泛侵袭性硬膜外软骨肉瘤。

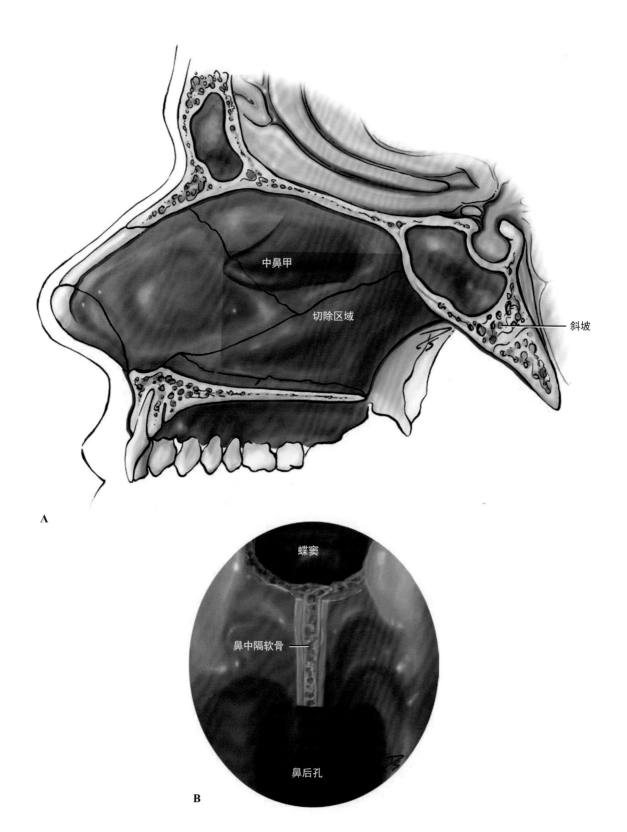

A

B

▲ 图 30-10　**A.** 鼻中隔后部切除示意，切除范围（阴影）向前至中鼻甲前部对应的部位，向后至鼻咽，切除范围内全部的后部鼻中隔；**B.** 描绘鼻中隔后部全部切除后内镜视野

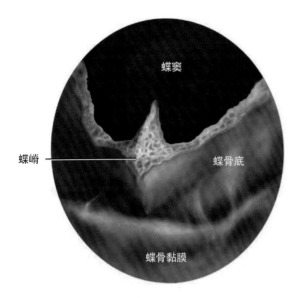

▲ 图 30–11　必须将蝶嵴和蝶窦底切除以向后显露斜坡并改善手术路径的照明（内镜视图）

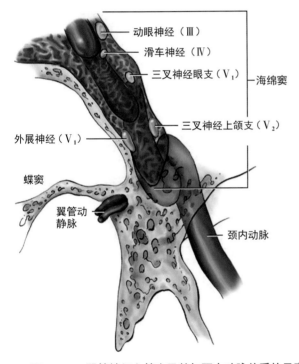

▲ 图 30–12　翼管神经血管束及其与颈内动脉关系的示意

• 病变切除后，斜坡后隐窝（蝶鞍下方）及斜坡硬脑膜后方脑干血管的搏动均可清楚地显现。

步骤 11：切开硬脑膜显露位于颅后窝的颅内病变（可选）

• 如图 30–16 所示，脊索瘤需要进入颅后窝切除。

• 在进行任何硬脑膜切口之前，再次使用术

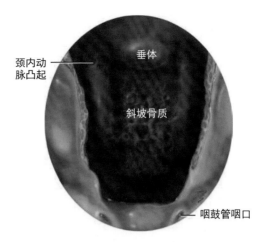

▲ 图 30–13　颈内动脉管和沿后方蝶骨颅底部的颈内动脉垂直走行／压迹关系的示意图（内镜视图）

中影像导航系统和微型多普勒设备确认颈内动脉和椎 – 基底动脉分支的走行。

• 如果需要切开硬脑膜，应从斜坡的内侧和下方开始，这样可以降低损伤基底动脉和外展神经的可能性。

• 该部位硬脑膜通常血供丰富，因此，在切开分离时可遇到硬脑膜静脉丛明显出血，通常可通过精确电凝、应用止血材料和压迫进行止血。

步骤 12：精细减压与神经外科手术切除硬膜内斜坡病变

• 在影像导航引导下确认深度和解剖标志后，进入脊索瘤或软骨肉瘤内部进行瘤内减压，该操作可以通过使用吸引器配合显微刮匙或双手吸引技术来实现[7, 17]。

• 轻柔仔细地将瘤囊从脑干／神经实质上分离下来，同时保持过路的纤细的神经血管结构完好无损，以使脑干获得适当减压（图 30–16）。

• 在一些巨大斜坡肿瘤的患者中，手术主要目的是脑干减压和减瘤，这使后续的辅助放疗更加有效。在许多情况下，鉴于脊索瘤生长缓慢的特性，无论是临床还是影像均可见肿瘤获得良好的控制（图 30–17）。

• 可采用商品化的止血材料配合湿棉片或脂肪组织进行压迫及双极电凝来达到局部确切止血。

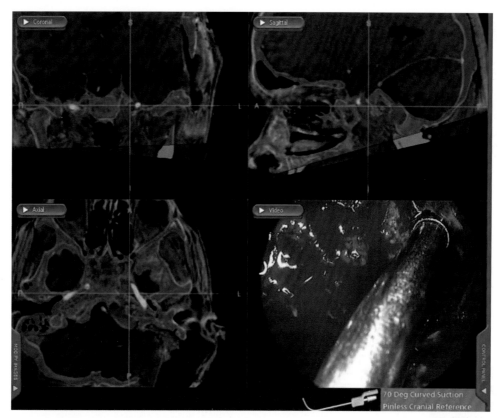

▲ 图 30-14　计算机辅助术中导航显示的融合 / 叠加的 CT、MRI 及术中内镜视图
经鼻切除硬膜外软骨肉瘤术中十字准星确定弯吸引器头端旁边即为左侧颈内动脉岩部

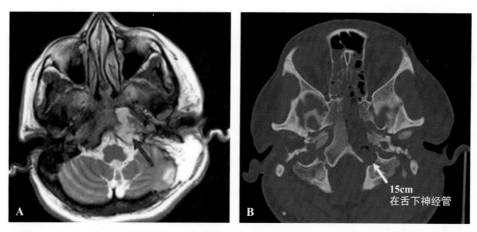

▲ 图 30-15　A. 左侧岩斜软骨肉瘤（红箭），图 30-7 和图 30-14 显示该病例不同层面；B. 手术结束时的术中 CT 显示通过非气化的斜坡部颅底骨性通道全切上斜坡和硬脑膜到舌下神经管的病变，鼻孔边缘到斜坡内的舌下神经管的距离为 15 ～ 15.5cm，该患者接受经鼻颅底手术及辅助放射治疗后 4 年依然无复发

步骤 13：颅底重建

• 采用多层重建技术封闭硬脑膜缺损。可选择脂肪组织、筋膜（包括阔筋膜）、猪肠系膜或人工硬膜联合使用。

• 带血管蒂的鼻中隔黏膜瓣可成功重建大的颅底缺损，同时实现水密性密封[18]（图 30-18）。如果没有可用的黏膜瓣，垫片密封技术也是有效的，该技术将筋膜放置在颅底缺损的骨缘内，然后用半硬式移植物如骨片、软骨片或 Medpor 材料将其支撑固定。

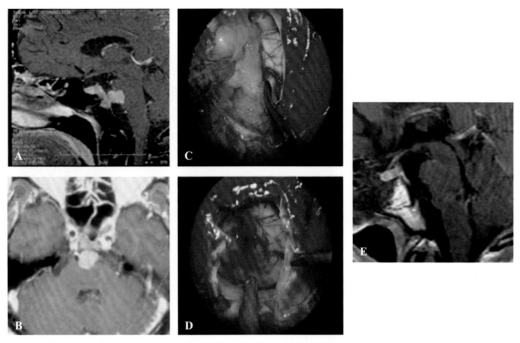

▲ 图 30-16　**A 和 B.** 矢状位（**A**）和轴位（**B**）MRI 显示斜坡脊索瘤突破硬脑膜，导致脑干中部受压；**C.** 颅内斜坡脊索瘤切除术的术中图像，显示进入硬脑膜时的情况，质软胶冻状的脊索瘤被仔细地从脑干实质上分离并切除，其下方的椎 - 基底系统的脑干供血血管未受骚扰；**D.** 脊索瘤颅内部分完全切除，脑干及其血管（肿瘤压迫的基底动脉）完好；**E.** 术后矢状位 **MRI** 证实肿瘤切除后脑干压迫解除

图 C、图 D 和图 E 引自 Lal D, Fischbein NJ, Harsh GR. Surgical treatment of chordomas and chondrosarcomas. In: Laws ER, Sheehan JP, eds. *Sellar and Parasellar Tumors.* New York: Thieme; 2011:155–70.

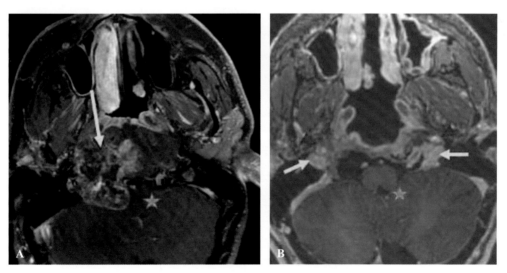

▲ 图 30-17　斜坡恶性肿瘤的部分切除

A. 23 岁男性，斜坡肿瘤（黄箭）双侧浸润性生长并以右侧为主，患者表现为进展性脊髓病、声嘶和吞咽困难。注意轴位 MRI 显示颈内动脉向外侧受压 / 移位（红箭头）和脑干明显受压（绿星）。B. 内镜切除、鼻中隔黏膜瓣重建和辅助放疗后间隔 2.5 年复查 MRI 显示肿瘤近全切除，脑干减压满意（绿星）。然而，双侧咽鼓管和颈内动脉后方（红箭头）区域，在内镜下切除时几乎不可能进行导航或操作，因此两侧局部残留肿瘤（黄箭，2 个）。2.5 年来，这两处病灶一直无影像学检查变化，患者神经功能持续良好，PET-CT 检查除原有病灶外无新的阳性发现

• 可用组织胶使多层次的移植物或带血管蒂的黏膜瓣在愈合过程中保持原位，然后使用可吸收的后鼻腔填塞物做"分离层"，再使用更坚固的填塞物填塞 4～10 天。后者可供选择的材料包括更大的可吸收生物材料或较硬的手指长度的可移除的海绵（Merocel）或导管 / 球囊支撑。

• 使用这些重建方法可以在斜坡处使黏膜瓣良好的贴合及黏膜再生（图 30-18）。

十一、术后注意事项

• 根据术中情况，应给予采用扩大颅底入路并填塞鼻腔的患者广谱抗生素治疗 7～10 天。

• 术后可能出现的并发症包括粘连、血肿、脑脊液漏（如果脑脊液来自高流量的基底池，则特别具有挑战性）、张力性气胸、脑膜炎和脑神经病（影响眼内肌运动最显著）。

• 经斜坡入路后出现脑脊液漏时可应用腰大池引流（偶尔应用脑室外引流）2～5 天，以转移颅底重建部位的液体和压力。斜坡脊索瘤切除后，术后脑脊液漏发生率为 0%～33%[15, 18]。

• 所有患者在出院后均应多次随访，以清除鼻腔支撑物或填塞材料，确认无鼻窦感染和（或）脑脊液漏，并对鼻腔结痂、血凝块和碎屑进行术后清理，以确保黏膜健康和鼻窦通气。

十二、特别注意事项

• 颅底内镜鼻腔手术最严重的并发症是颈内动脉损伤。尽管可以通过控制性低血压、填塞、挤压的肌肉组织封堵和输血来临时处理，但大多数患者都需要紧急行血管造影、血管内闭塞和（或）腔内支架置入。在开始这种复杂的鼻内颅底手术之前，应重点考量鼻内操作的经验、器械和神经介入放射资源的可用性。

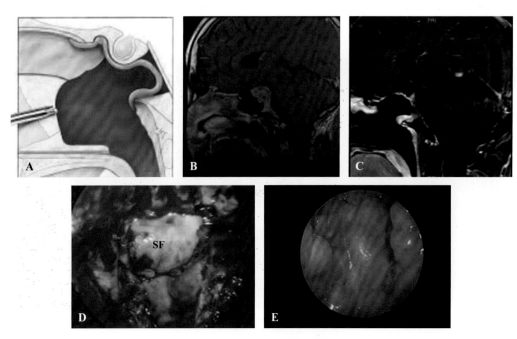

▲ 图 30-18　斜坡缺损的重建

A. 插图示将鼻中隔黏膜瓣向后铺在下层移植物上，用于治疗斜坡大面积缺损合并脑脊液漏（引自 Kennedy DW, Hwang PH eds Rhinology, New York, Thieme, p 647 2012, Fig 48.2C）；B. 内视镜切除斜坡脊索瘤之前的矢状位 MRI；C. 同一患者经鼻内镜经蝶 / 经斜坡切除斜坡脊索瘤术后 4 年的矢状位 MRI，图 A 植入的黏膜瓣仍有血供，该黏膜瓣紧贴下斜坡至蝶骨平台；D. 术中黏膜瓣（SF）植入颅底后的图像；E. 术后 3 个月，图 D 中的黏膜瓣与周围自然蝶窦黏膜边缘完美结合，覆盖斜坡的大面积缺损

参 考 文 献

[1] Gantz BJ, Redleaf MI, Menezes AH. Management of clivus and parasellar space neoplasms. In: Jackler RK, Brackman DE, eds. *Neurotology*. St. Louis, MO: Mosby–Yearbook; 1994:1101–1125.

[2] Costantino PD, Ismail AS, Janecka IP. Cranial–base surgery. In: Bailey BJ, Johnson JT, Newlands SD, eds. *Head and Neck Surgery— Otolaryngology*. Philadelphia, PA: Lippincott Williams & Wilkins; 2006:1828–1852.

[3] Stippler M, Gardner PA, Snyderman CH, et al. Endoscopic endonasal approach for clival chordomas. *Neurosurgery*. 2009;64:268–277; discussion 277–278.

[4] Schwartz TH, Fraser JF, Brown S, et al. Endoscopic cranial base surgery: classification of operative approaches. *Neurosurgery*. 2008;62:991–1002; discussion 1002–1005.

[5] Jho HD, Ha HG. Endoscopic endonasal skull base surgery. Part 3—The clivus and posterior fossa. *Minim Invasive Neurosurg*. 2004;47:16–23.

[6] Dehdashti AR, Karabatsou K, Ganna A, et al. Expanded endoscopic endonasal approach for treatment of clival chordomas: early results in 12 patients. *Neurosurgery*. 2008;63:299–307; discussion 307–309.

[7] Stamm AC, Pignatari SS, Vellutini E. Transnasal endoscopic surgical approaches to the clivus. *Otolaryngol Clin North Am*. 2006;39:639–656, xi.

[8] Folbe AJ, Svider PF, Liu JK, Eloy JA. Endoscopic resection of clival malignancies. *Otolaryngol Clin North Am*. 2017;50(2):315–329.

[9] McMaster ML, Goldstein AM, Bromley CM, Ishibe N, Parry DM. Chordoma: incidence and survival patterns in the United States, 1973–1995. *Cancer Causes Control*. 2001;12(1):1–11.

[10] Raza SM, Gidley PW, Meis JM, Grosshans DR, Bell D, DeMonte F. Multimodality treatment of skull base chondrosarcomas: the role of histology specific treatment protocols. *Neurosurgery*. 2017;81:520–530.

[11] Bloch OG, Jian BJ, Yang I, et al. Cranial chondrosarcoma and recurrence. *Skull Base*. 2010 20(3):149–156.

[12] Bloch OG, Jian BJ, Yang I, et al. A systematic review of intracranial chondrosarcoma and survival. *J Clin Neurosci*. 2009;16(12):1547–1551.

[13] Kimura F, Kim KS, Friedman H, et al. MR imaging of the normal and abnormal clivus. *AJR Am J Roentgenol*. 1990;155:1285– 1291.

[14] Burkart CM, Theodosopoulos PV, Keller JT, et al. Endoscopic transnasal approach to the clivus: a radiographic anatomical study. *Laryngoscope*. 2009;119:1672–1678.

[15] Hadad G, Bassagasteguy L, Carrau RL, et al. A novel reconstructive technique after endoscopic expanded endonasal approaches: vascular pedicle nasoseptal flap. *Laryngoscope*. 2006;116:1882– 1886.

[16] Kassam AB, Vescan AD, Carrau RL, et al. Expanded endonasal approach: vidian canal as a landmark to the petrous internal carotid artery. *J Neurosurg*. 2008;108:177–183.

[17] Fraser JF, Nyquist GG, Moore N, et al. Endoscopic endonasal transclival resection of chordomas: operative technique, clinical outcome, and review of the literature. *J Neurosurg*. 2010;112: 1061–1069.

[18] Soudry E, Turner JH, Nayak JV, Hwang PH. Endoscopic reconstruction of surgically created skull base defects: a systematic review. *Otolaryngol Head Neck Surg*. 2014;150(5):730–738.

第31章 带蒂及不带蒂瓣重建大面积颅底缺损
Large Skull Base Defect Reconstruction With and Without Pedicled Flaps

E. Ritter Sansoni Richard J. Harvey 著

王宝峰 译 张洪钿 校

一、概述

• 随着内镜鼻窦外科技术和仪器的进步，完全内镜下可切除的颅底病变的大小和种类得到了很大扩展。但是，成功切除颅底病变的必要条件之一是需要具备修复术后缺损的能力，因为重建失败会显著增加术后并发症[1]。

• 理想的内镜颅底修补术应具有以下特点。

– 作为内镜操作的一部分，在技术上可行。

– 能在鼻腔和颅腔之间提供可靠、牢固且长期的隔离。

– 重建前颅底的原有的组织屏障。

– 对正常鼻窦和颅骨的生理影响最小。

– 消除肿瘤切除后的无效腔。

– 在辅助治疗期间可靠。

– 能灵活地应对术后立即出现的颅底缺损。

• 颅底缺损小且合并低流量脑脊液漏的患者可采用多层无血管游离移植物或生物合成材料进行重建，成功率高且并发症低[2,3]。但采用游离移植物修补较大缺损的失败率高，最主要的原因是重建材料是无血供的（即一侧为空气，另一侧为 CSF）[4]。

• 大面积缺损（2～3cm 及以上）致高流量脑脊液漏，最好采用带血管蒂的瓣联合多层封闭技术进行修复[4,5]。当脑脊液池被打开与鼻腔相通时会产生高流量脑脊液漏。

• 目前可使用多种的局部和区域带血管蒂的黏膜瓣修补颅底缺损，其中 2006 年提出的鼻中隔黏膜瓣，已成为内镜下颅底修复的主流方法[6-9]。

• 在选择最合适的重建技术或黏膜瓣时，外科医生需要考虑颅骨和硬脑膜缺损的预期位置、大小、几何形状，以及高流量还是低流量脑脊液漏[5]。此外，既往做过鼻窦手术、做过放疗及肿瘤侵犯程度都可能会限制黏膜瓣的选择[8]。

• 内镜颅底重建具有极高的成功率，围术期和术后的并发症少[10,11]。但是，重建失败的预测因素尚未完全明确。有证据表明放疗，脑室内肿瘤增长和个人习惯（预测颅内压升高）与修复失败有关，而肿瘤位置及组织学似乎不太重要[1,2,12]。修复失败的常见原因包括颅压增加及黏膜瓣移动或回缩[7,13]。

• 采用游离的和带血供的黏膜瓣以多层次修补理念进行重建，可以在颅底和鼻腔之间提供可靠的屏障。早期的脑脊液漏修补手术包括尝试在颅内、硬膜外、硬膜内层进行重建，之后发现这样没有必要。多层重建中的衬垫物放置在硬膜下。这形成了水密的"浴缸塞"层，带蒂的皮瓣覆盖其上方，为血管形成提供必要条件[11,14]。

• 同种异体移植物的使用与高感染率相关，自体骨/软骨移植物与高吸收率相关[15]。

• 在大多数大的内镜颅底中心，目前的理念是采用一个或多个局部带血供的黏膜瓣来修复大的、高流量的缺损[2, 4, 5, 8, 13]。

• 本章将重点介绍鼻中隔黏膜瓣，因为它是目前内镜颅底修补的主要方法，其鼻窦并发症少[5, 7, 16]。下面也会介绍鼻中隔黏膜瓣不可用时，其他可选的重建方法。

二、解剖

• 评估病变的位置非常重要，这决定了到达病变需要去除的颅底的部位，以及随后需要重建的范围。此部位可术前根据病变在矢状位或冠状位的范围来确定[17-19]（表 31–1）。但是，这很大程度是理论上的，因为固定的神经血管结构决定

了入路和由此产生的缺损。与经颅入路一样，在内镜手术过程中，"避免穿越神经血管平面"的原则同样适用。因此，在矢状位上确定病变是视交叉上方还是视交叉下方非常重要（图 31–1）。如果病变在冠状位上延伸至翼突外侧，则可能会牺牲同侧上颌动脉。这将限制同侧带蒂黏膜瓣的应用（表 31–1）。

• 一旦考虑清楚了颅底切除的程度，就该计划如何进行修复。放射影像学分析表明，带蒂的鼻中隔黏膜瓣可以覆盖从额窦后方到蝶鞍的整个前颅底区域，其宽度可从一侧筛骨纸样板到对侧筛骨纸样板，或者覆盖整个斜坡切除所致的缺

表 31–1　颅底区域的定义

矢状位	范 围	冠状位	黏膜瓣限制
经额	1	经眶	需要对侧黏膜瓣
经筛板	2	岩尖（经岩骨内侧）	
• 经平台（蝶鞍上 / 视交叉下） • 经蝶（蝶鞍 / 经内侧海绵窦）	3	• 经外侧海绵窦 • 经翼突 • 经岩骨（上 / 下）	
• 经斜坡（后斜坡 / 中斜坡 / 枕骨大孔） • 经齿状突	4	• 经髁 • 咽旁间隙	不需要对侧黏膜瓣

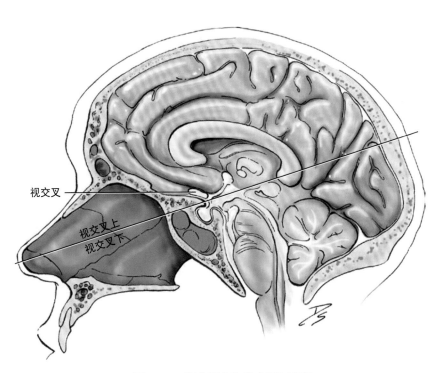

▲ 图 31–1　视交叉上和视交叉下病变

视交叉

视交叉上
视交叉下

损[20]。一个重要的临床标准是可以覆盖 2 个相邻的颅底区域（如蝶鞍和斜坡、筛板和蝶骨平台），但不能覆盖 3 个。这些区域包括斜坡、蝶鞍 / 蝶骨平台、筛板和额骨（表 31-1）。

• 鼻腔丰富的动脉血供为颅底重建提供了多种黏膜瓣（图 31-2）。表 31-2 列出了多种鼻内带蒂黏膜瓣及其对应的供血动脉。每种带蒂黏膜瓣的最大表面积是根据现有文献近似得出的[20-29]。

三、术前注意事项

• 详细了解患者既往的鼻部手术病史。既往有鼻骨或鼻软骨切除的患者进行皮瓣制作则更有挑战性。既往的蝶窦手术可能破坏了蝶腭动脉的鼻中隔分支；先前的鼻甲手术同样会影响黏膜瓣的选择。

• 仔细了解患者既往的鼻内治疗病史，特别是放化疗，因为放化疗会影响术后伤口的愈合[30]。仔细考虑是否需要进行术后放疗，因为它会影响修补的方式。

• 对患者的鼻腔进行详细的内镜检查，并注意以下几种情况。

– 以前是否进行过鼻窦手术，特别是广泛的蝶窦切开术。

– 是否因鼻部手术而丢失鼻甲或鼻中隔组织。

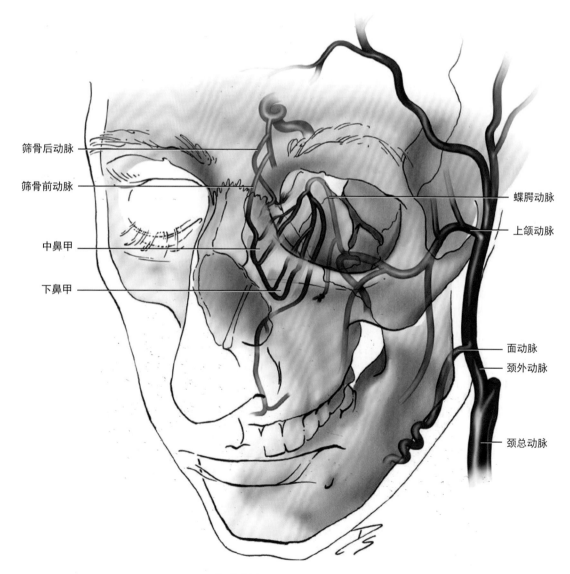

筛骨后动脉

筛骨前动脉

中鼻甲

下鼻甲

蝶腭动脉

上颌动脉

面动脉

颈外动脉

颈总动脉

▲ 图 31-2　鼻黏膜瓣血供显示带血供黏膜瓣的主要供血动脉

表 31-2　鼻内带蒂瓣特点

	瓣	类　型	血　供	中线覆盖范围	最大面积（cm²）	评　论
位置	鼻中隔[7]	局部黏膜	蝶腭动脉隔膜支	经筛板到经斜坡	25.1[20]	主要的重建方法，长蒂的宽阔而持久的黏膜瓣
	对侧翻转鼻中隔	局部黏膜	筛动脉	经额和经筛	NA（类似鼻中隔瓣）	短蒂，有反复穿孔的风险
	下鼻甲[22, 25]	局部黏膜	蝶腭动脉下鼻甲支	经平台到经齿状突	2.4[47]	长而窄的瓣，向前受限
	鼻底[23]	局部黏膜	蝶腭动脉分支和鼻咽静脉丛	经蝶骨平台到经齿突	NA	技术上具有挑战性；短蒂
	中鼻甲[27]	局部黏膜	蝶腭动脉中鼻甲分支	经蝶骨平台到经蝶	5.6[27]	技术上具有挑战性，中鼻甲大小而致尺寸多变
	硬腭黏膜[26]	区域黏膜	下腭动脉	经蝶骨平台到经斜坡	15.25[26]	长蒂，口瘘风险
区域	颅骨膜（筋膜）[29]	区域筋膜	眼眶上和滑车上动脉	经额到经斜坡	293[48]	需要 Lothrop 手术才能旋转瓣
	颞顶（筋膜）[21]	区域筋膜	颞浅动脉前支	经额到经齿状突	238[21]	面积大，费时，有损伤面神经额支风险
	面部颊肌[49]	区域肌筋膜	面动脉颊支	经筛板到经平台	18.75[49]	溢泪风险

NA. 未获得数据

－是否存在鼻中隔偏曲，鼻中隔偏曲位置和程度。

• 如果以前做过鼻窦手术，则按表 31-3 进行皮瓣评估。

• 检查内镜视野的潜在缺损是否可行；必须将缺损完全封闭。如果需要彻底切除前颅底，就必须进行改良的内镜 Lothrop 手术（modified endoscopic Lothrop procedure，MELP）[31]。

• 必须评估患者的术前健康状况，如果患者存在合并疾病，则可能会影响患者的康复。如体型较胖的患者可能会导致脑脊液压力升高。如果不使用正压通气，阻塞性睡眠呼吸暂停可能难以控制。

四、影像学检查注意事项

• 注意病变切除后颅底缺损可能的形状。颅底表面的角度会使移植物的放置更加困难，且需要较长的黏膜瓣才能完全覆盖及闭合[32]。与白种人相比，亚洲人可获取的鼻中隔黏膜瓣面积更小[33]。

• 病变可能涉及修复额窦的，有必要进行 MELP，而超过眼眶中点的额窦外侧的修复，需要外侧入路或眼眶移位[34, 35]。

• 在考虑应用鼻中隔黏膜瓣进行修补的年轻患者，需要评估颅骨与面部的比例，以确保鼻中隔黏膜瓣能够覆盖缺损[36]。对于 14 岁以下的患者，带蒂的鼻中隔黏膜瓣可能不是一个可靠的选择。

• 如果要考虑应用中鼻甲黏膜瓣，应注意中鼻甲的解剖结构和大小。需要至少 4cm 的中鼻甲长度才能修补蝶鞍[27]。

• 注意蛛网膜池或脑室是否开放。无论硬脑膜缺损的大小，这都将会产生高流量的脑脊液漏，都需要带血供的瓣进行修补。

五、手术器械

• 0° 内镜。

• 尖端弯曲 45° 的针状单极电凝，可准确地

表 31-3　血管蒂评估

血管蒂	可能由于如下原因不能获取	损伤后需排除的瓣	可替代的瓣
蝶腭动脉鼻中隔支	• 肿瘤广泛侵及 • 蝶窦手术 • 鼻中隔后部切除术 • 翼腭窝肿瘤或手术 • 蝶腭动脉结扎	后鼻中隔黏膜瓣	• 对侧鼻中隔皮瓣 • 局部黏膜瓣 • 鼻甲黏膜瓣可用于小的或颅后窝的缺损
蝶腭动脉下鼻甲分支	• 下鼻甲肿瘤 / 手术 • 蝶腭动脉结扎	下鼻甲黏膜瓣	• 对侧鼻中隔黏膜瓣 • 局部黏膜瓣
腭降支	• 翼腭窝肿瘤 / 手术 • 颞下窝腭裂肿瘤 / 手术	腭黏膜瓣	局部瓣
颌内动脉	颞下窝肿瘤 / 手术	• 后鼻中隔黏膜瓣 • 下鼻甲黏膜瓣 • 鼻底黏膜瓣 • 中鼻甲黏膜瓣	• 对侧鼻中隔黏膜瓣 • 局部黏膜瓣

制作黏膜瓣切口，且具有良好的止血效果。

• 双极电凝，可精确控制麻烦的出血。

• 钝性分离器械，如 Cottle 剥离子，可用较宽的面将黏膜瓣剥离。

• FESS 显微剪刀，可精细修剪黏膜瓣大小。

• 球形探针，可对黏膜瓣进行精细无创操作。

• 小刮匙，可对黏膜瓣进行精细无创操作。

• 没有吸力的弯曲的橄榄头吸引器，用于放置内层修补材料和操纵皮瓣。

• 直角和成角的咬切钳（大号和小号），可精细调整皮瓣的大小。

• 直角和成角的组织钳，可精细调整皮瓣。

• 其他材料如下。

– 修补材料，包括人工硬脑膜替代品和自体材料。

• 人工硬脑膜替代品：DuraGen、TissuDura、DuraMatrix。

• 自体材料：筋膜（通常是阔筋膜）和脂肪（腹部或左腹股沟）。

– 覆盖黏膜供应区及骨质裸露区的硅胶薄膜。

– 可吸收的明胶海绵，用于支撑和固定移植物或黏膜瓣。

– Surgiflo 明胶止血材料。

– NasoPore 可吸收填塞物，术后更容易取出。

– Foley 气囊导管（16g，30ml）用于支撑这些可吸收材料。

六、经验与教训

• 在手术中要尽早制作带蒂的黏膜瓣。有助于黏膜瓣的血供保持完整，并在切除病变后迅速重建。

• 带蒂黏膜瓣尺寸应大于缺损，因为在将黏膜瓣贴敷与颅底缺损上时，皮瓣的长度会减少。缺损部位涉及颅底角度时，需要更长黏膜瓣。许多鼻黏膜瓣需要向前剥离至黏膜皮肤交界处。另外，要确保黏膜瓣蒂部剥离，使黏膜瓣的移动性更好并提供更大的覆盖面。

• 目前有 3 种获取鼻中隔黏膜瓣的方法（图 31-3）。如果缺损仅是蝶鞍和蝶骨平台，则黏膜瓣剥离至中鼻甲头端水平，并牺牲鼻中隔后部和对侧黏膜。如果需要进一步覆盖筛窦、斜坡或侧颅底，则需取全部的黏骨膜，并将对侧黏膜向前移覆盖同侧黏膜供应区[37]。如果需要更多的表面积，则应包括鼻底部黏膜。

• 黏膜瓣的蒂部本身可能导致一些鼻部的功能障碍，因此，可能需要充分缩减黏膜瓣的蒂确保术后最少的黏膜被压住，如果仍然出现问题，可以离断黏膜瓣蒂，但是在颅底重建完成后 6 个月内是不推荐将黏膜瓣离断的。

• 在整个手术过程中都要清楚地知道带蒂黏膜瓣的位置，以避免损伤血管蒂。在切除的过程中，为保护黏膜瓣应将其储存在同侧上颌窦或鼻咽部。同时可以将明胶海绵放置在显露的黏膜蒂的骨膜上以提供进一步的保护。如果在移植物的放置操作过程中需要吸引，可以使用棉片避免移植物移位。

• 颅内硬膜外层的额外的覆盖是不必要的，其不会增加修复的可靠性。多层颅底重建中的内层修补材料应位于硬膜下，这就形成了防水的

"浴缸塞"结构，带蒂黏膜瓣覆盖于最外层以提供充分血供[14, 38]（图 31-4）。

• 避免将有功能的蝶窦黏膜埋于移植物或黏膜瓣下以防黏液囊肿形成。

• 如果带血管蒂的黏膜瓣不能覆盖全部缺损，可用游离的黏膜移植物进步补充。重要的是要把带血供的移植物放置在最可能漏的部位和没有血供的缺损中心区域。

• 任何带蒂移植物在修补颅底操作的最后阶段都应避免过度紧密的填塞，以保证充分的血供。

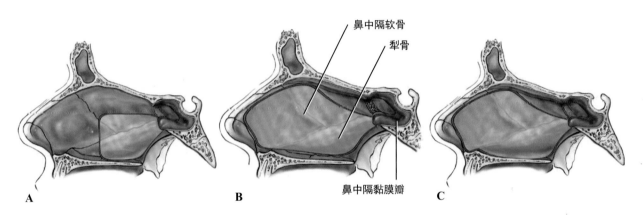

鼻中隔软骨
犁骨
鼻中隔黏膜瓣

A　　　**B**　　　**C**

▲ 图 31-3　鼻中隔黏膜瓣型式图显示基本瓣（**A**）、前伸瓣（**B**）和侧伸瓣（**C**）

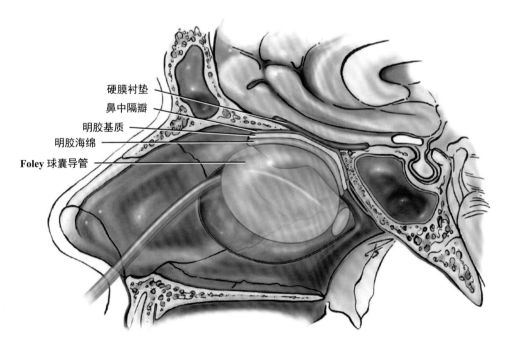

硬膜衬垫
鼻中隔瓣
明胶基质
明胶海绵
Foley 球囊导管

▲ 图 31-4　颅底多层重建的层次：硬膜衬垫、鼻中隔瓣、明胶基质、明胶海绵、**Foley** 球囊导管

• 在放置 Foley 球囊导管时，注意认识到它的作用是支持和稳定可吸收的填充物而不是支撑移植物。因此，不要过度填充气囊，因为这可能无意中导致移植物向颅内移位而引起脑脊液漏。

• Foley 球囊导管的固定是重要的手术步骤，它必须足够稳固，不会向后移位而引起气道阻塞。同时，不能为了稳固导致气囊压迫鼻翼，会导致黏膜坏死和凹陷。

• 不推荐在术前常规应用腰穿置管引流，可能导致不必要的并发症[39-41]。脑脊液分流在某些特定的病例中可考虑，如怀疑或已知存在颅高压或小的术后早期脑脊液漏[42]。

七、手术步骤

• 术前设计合适的带蒂黏膜瓣用于颅底缺损的修复。

• 用 1% 罗哌卡因和 1 : 100 000 肾上腺素混合液浸润黏膜瓣区域的黏膜，在操作过程中可局部使用 1 : 2000 肾上腺素帮助止血。

（一）局部黏膜瓣

1. 后鼻中隔黏膜瓣

• 在入路起始阶段和鼻腔准备工作完成后，建议制造一个宽阔的同侧上颌窦空间以储存和保护黏膜瓣。

• 确定同侧蝶窦开口，不要向下分离过远，因为这样可能会损伤血管蒂。如果可能需要鼻中隔黏膜瓣，应避免手术开始时将鼻中隔后部切除。

• 3 种可能的鼻中隔黏膜瓣的尺寸（图 31-3）。

步骤 1：确定黏膜瓣

• 使用 0° 内镜获取同侧黏膜瓣。使用针状单极选用电凝模式并设置为 12，来做黏膜切口。黏膜瓣的边界根据使用的需要而有所不同。

• 从下鼻甲尾部上方开始，沿鼻后孔上的弓形部位向鼻中隔后方所需的边界切开黏膜（图 31-5A）。可向鼻底横向切开，直到达到所需的黏膜宽度。如果需要维持黏膜在后下方，可以留下约 1cm 的黏膜以帮助支撑稳定。另外，一定要确定硬腭 - 软腭交界的位置，以免软腭受到损伤。然后沿着鼻底从后到前切开直至所需长度（图 31-5B）。注意一定将黏膜切至骨面，否则剥离黏膜瓣时会十分困难。

• 从蝶窦开口上方 / 鼻中隔上缘开始，然后从后向前切开（图 31-6）。如果预计仅有蝶鞍 / 蝶骨平台的缺损时，最好保持鼻中隔上部 1～2cm 的黏膜完整，以避免伤害嗅觉纤维。当然，在做经筛窦入路时不需要注意这点，因为此入路必然会损伤嗅觉纤维。如果是获取更小的黏膜瓣，注意不要切通鼻中隔两边的黏膜。这在进

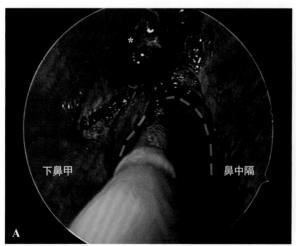
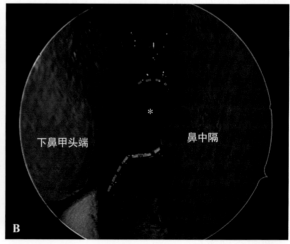

▲ 图 31-5　A. 内镜下经鼻后孔上缘切开黏膜（虚线），从侧方下鼻甲尾部上方及已切除的中鼻甲（＊）水平部分后部的下方开始切开；B. 将切口（虚线）沿着鼻底向前切至所需的长度，后方可见鼻咽部（＊）

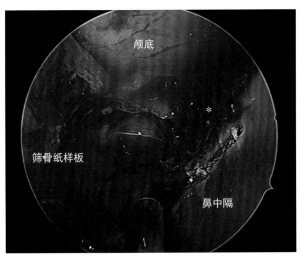

▲ 图 31-6　内镜下黏膜的上切口，从蝶窦开口上方开始切开，图中蝶窦开口已开放（虚线），可见中鼻甲的切缘与颅底的连接位置（*）

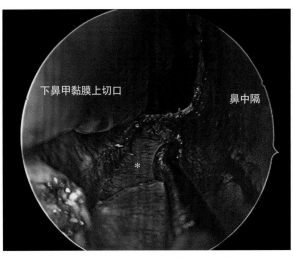

▲ 图 31-7　内镜下使用 Cottle 剥离子从鼻底开始分离鼻中隔黏膜瓣（*）

行上缘的切开时很容易发生，因为此处的鼻中隔骨质非常的薄。

· 标出黏膜瓣的前缘，并连接至上、下缘。前缘边界既可位于中鼻甲前端用于修补蝶鞍部及蝶骨平台的缺损，也可位于皮肤黏膜交界处用于斜坡、筛窦或额部的重建（图 31-3）。

步骤 2：掀起剥离黏膜瓣

· 用钝性分离器械剥离黏膜瓣，如 Cottle 剥离子，从黏膜瓣较宽的位置开始分离以降低黏膜瓣撕裂的风险。当从后方分离时，有必要从下方将黏膜瓣与周围组织离断，让其上缘保持附着（图 31-7）。然后将黏膜瓣沿软骨膜下 / 骨膜下平面从鼻中隔上剥离，让它悬挂在鼻中隔上缘，以利于操作。

· 当剥离至鼻后孔上缘黏膜瓣的蒂的时候，确保继续向侧方剥离，以便黏膜瓣于鼻后孔上缘完全剥离（图 31-8）。如果没有完全剥离，会降低黏膜瓣的延展性及活动性，也会增加保护黏膜瓣的困难。

步骤 3：存放黏膜瓣

· 黏膜瓣的下方和前方完全断开并将黏膜瓣的长宽完全剥离后，就可以将其上方断开，在病变切除期间将其小心地存放于预定的储存位置

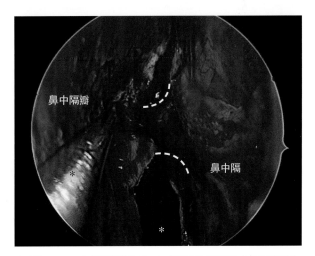

▲ 图 31-8　内镜下采用 Cottle 剥离子分离鼻中隔黏膜瓣。保留其上方附着处，便于分离蝶骨面（虚线）。通过黏膜下切口可见鼻咽部（*）

（图 31-9A）。必要时，进一步分离黏膜瓣的蒂与鼻后孔上缘，增大上颌窦开口的大小以确保将其安全储存（图 31-9B）。

· 必要时，此时可以进行鼻中隔后部切除。在整个肿瘤切除过程中，要注意确定黏膜瓣的位置，保护黏膜瓣的蒂。

步骤 4：重建硬脑膜缺损

· 切除完成后，确保颅底缺损的完全可见。去除缺损边缘骨面上的鼻黏膜来保证带血供的黏膜瓣和骨质很好地贴附在一起，同时避免将有分

泌功能的黏膜埋在下方。此步骤可以用 Freer 剥离子或等离子设备来完成。

• 分层重建颅底缺损。先用一层 DuraGen 人工硬膜作为硬膜下的衬垫层，如果手术联合了外部颅底入路，移植物可在内镜下从上方放置和调整。如果需要，可以使用一层以上的 DuraGen 人工硬膜。

• 硬膜下衬垫层的尺寸应大致与颅底缺损的尺寸相当，且缺损周围有 2～3cm 的额外边缘，使其能与缺失的硬膜缘有足够的重叠且允许其皱缩（图 31-10）。

• 如果缺损向前延伸至大脑镰将阻碍衬垫层的

放置，可将 DuraGen 从中剪开呈"裤腿状"以骑跨在大脑镰旁。应使用小直 Blakesley 镊子小心地将垫层移植物放置到适当位置，然后使用椭圆头吸引器（无吸力）将其边缘轻轻塞入裸露的颅底边缘下方，以使人工硬膜完全覆盖缺损（图 31-11）。

步骤 5：固定鼻内瓣

• 然后将带蒂黏膜瓣从其存放位置取出，并展开以摊平。将其大致定向并旋转，使黏膜面朝向鼻腔。

• 锚定好黏膜瓣的中心后，向外调整边缘，以覆盖缺损部位（图 31-12A）。必要时，可以在缺损的周围使用游离的黏膜移植物（图 31-12B）。

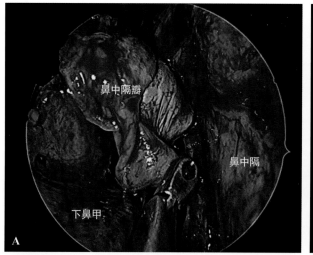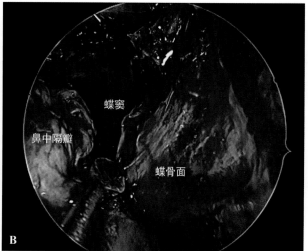

▲ 图 31-9　A. 内镜下将鼻中隔黏膜瓣放入鼻咽部；B. 使用剥离子进一步将黏膜瓣的蒂向外侧剥离至鼻后孔上方

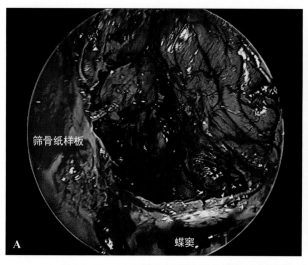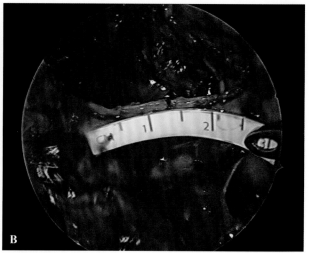

▲ 图 31-10　A. 内镜下颅底缺损从蝶骨平台延伸至额窦后部；B. 无菌的标尺对准确测量缺损大小很有用

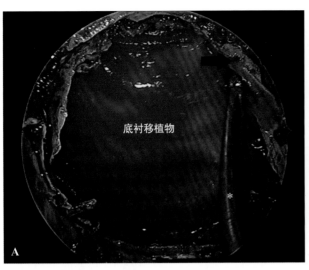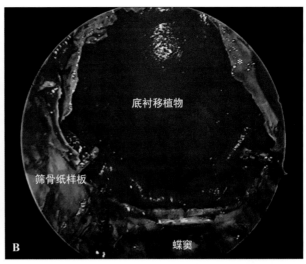

▲ 图 31-11　**A.** 内镜下用无吸力的橄榄头吸引器（＊）将 Duragen 放置于硬膜下（箭）；**B.** 底衬应完全覆盖缺损，并与硬脑膜（＊）充分重叠

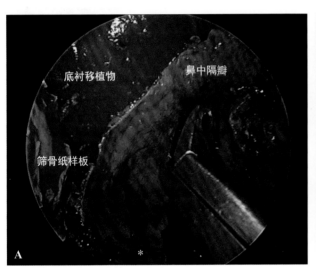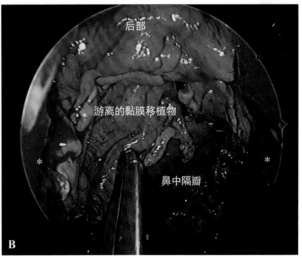

▲ 图 31-12　**A.** 内镜下将鼻中隔黏膜瓣旋转到位，其蒂附着于侧方（＊）。重要的是将其放置在缺损的中心，使该区域可形成血管；**B.** 必要时可使用游离的黏膜移植物来补充鼻中隔黏膜瓣，在此图中可以看到内侧眶壁（＊）

• 确保蒂与鼻腔壁和颅底的贴合良好。必要时可能需要磨除部分骨质。

• 用小块可吸收材料或液态明胶海绵覆盖黏膜瓣及其边缘（图 31-13A）。从瓣的近端 / 最低端开始，以避免意外。

• 纳吸绵可用作液态明胶下方的额外层（图 31-13B）。之所以这样做，主要是因为纳吸绵在首次随访时很容易在诊所取出。重建时硬脑膜胶不是必需的[43]。

• 用 0.5mm 硅胶薄膜覆盖鼻中隔黏膜供体部

位，促进其再黏膜化。硅胶黏膜至少放置 3 周。

• 内镜下，将 30ml 的 Foley 球囊导管放入鼻腔，填充生理盐水，直至获得所需的支持力（图 31-14）。用胶带将导管稳定的固定在患者前额上，并确保鼻翼边缘没有缩回或受压。

2. 下鼻甲黏膜瓣

• 扩大上颌开口来存放黏膜瓣。

• 黏膜瓣的上界从由腭骨垂直板与上颌骨后内侧交界处水平向前切至梨状孔处的下鼻甲头部。

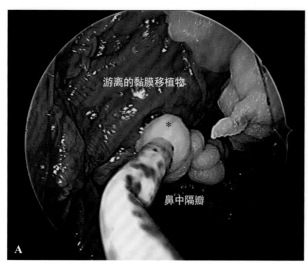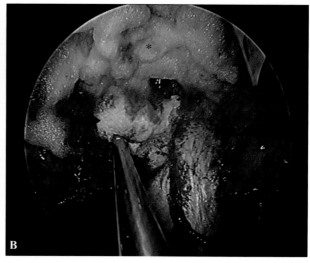

游离的黏膜移植物

*

鼻中隔瓣

A

*

B

▲ 图 31-13　A. 内镜下液态明胶（＊）用于颅底重建；B. 将纳吸绵（箭）置于基质明胶（＊）下方以提供支撑

经许可转载，引自 ©2017 Stryker

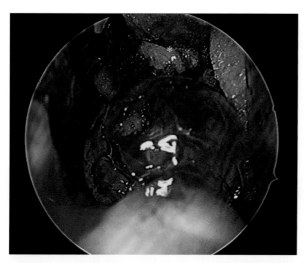

▲ 图 31-14　内镜下将 30ml 的 Foley 球囊导管置于鼻腔填充物下并充满（＊）

• 仔细从下鼻甲骨质上剥离黏膜，然后继续向下最终向上剥离至下鼻甲骨质的外侧。沿骨膜下分离，以保留下方的蒂的血供。

• 继续向上延伸至下鼻道顶端，切开并游离黏膜，以避免损伤鼻泪管。这将导致黏膜瓣在此处变窄。

• 再往前，切口可以向外侧延伸，以增加黏膜瓣的宽度。

• 黏膜瓣的放置和多层重建步骤与后鼻中隔黏膜瓣相同。

3. 中鼻甲黏膜瓣

• 手术前，需研究影像，确保黏膜瓣具有足够

的尺寸以覆盖预期的范围。中鼻甲需长于 4cm 才能到达蝶鞍。注意中鼻甲的解剖变异，如空泡鼻甲或发育不全，这可能会使剥离变得更具挑战性。

• 在中鼻甲头部做一个垂直切口。

• 在中鼻甲的上内侧处做一个水平切口，使其与筛状板的外侧板相连。如果切口太高会有脑脊液鼻漏的危险。

• 使用锐利的剥离器械沿骨膜下平面分离中鼻甲内侧和外侧的黏膜。

• 使用咬切钳取出中鼻甲骨碎片。

• 切开中鼻甲腋的黏膜，并剥离鼻腔外侧壁的黏膜。再次确保切口位于筛板的下方。

• 向下后方继续切开该切口至完全游离外侧黏膜。

• 将黏膜瓣像书本一样翻开。

• 进一步仔细分离黏膜瓣的蒂至蝶腭孔，以扩大黏膜瓣的长度。

• 黏膜瓣的放置和多层重建步骤与后鼻中隔瓣相同。

4. 腭底黏膜瓣

• 在牙槽嵴前几毫米处做一个切口，向后及两侧延伸到口腔侧的硬腭后缘。

• 剥离此处的黏骨膜，包含一侧的腭大神经血管束。

- 用磨头或 Kerrison 咬骨钳扩大腭大孔。

- 行大的上颌窦造口，移除上颌窦后壁，以显露翼腭窝内蝶腭动脉与腭降动脉之间的交通。

- 在梨状孔后方 3cm 处做水平切口，并剥离鼻底黏膜瓣以显露骨性翼腭管。使腭降动脉从翼腭管中显露出来。

- 将游离黏膜瓣送入鼻腔以覆盖缺损。

- 多层重建步骤与鼻中隔瓣相同。

（二）局部瓣

1. 骨膜瓣

- 做一个双侧冠状切口，在帽状腱膜下仔细分离至眶上缘。然后，切开骨膜至颅骨。该切口应与冠状切口错开，确保瓣的长度足够覆盖缺损。可以使用骨膜剥离器，Kittners 或 Ray-Tec 海绵将颅骨膜剥离至眶上缘。注意保护滑车上动脉和眶上动脉。这也可以通过微创的入路来实现[44]。

- 进行 MELP 扩大通道以传送骨膜瓣，并保护额窦的有效功能。

- 在鼻根处做一个骨窗，用来将骨膜瓣传送到鼻腔。

- 多层重建步骤与后鼻中隔瓣相同。

2. 颞顶瓣

- 制作一个大的上颌窦造口来识别蝶腭动脉和鼻后动脉。

- 结扎动脉并将其分离至翼腭窝，同时切除上颌窦后壁。此操作常为切除过程的一部分或考虑此操作时已经完成。

- 沟通颞下窝，切除翼板前部以扩大通道。

- 通过半冠状切口将颞筋膜从下方的肌肉剥离并从眶外侧和翼上颌裂分离颞肌来获取颞顶瓣。

- 将经皮气管切开套管穿过颧弓进入颞下窝。

- 通过颞下窝隧道将颞顶瓣送到缺损处。

- 多层重建步骤与后鼻中隔瓣相同。

3. 游离移植物

- 游离移植物应用于范围＜1cm 缺损的低流量区域，此部位不会接受放射治疗，且蛛网膜的破口很小。

- 游离黏膜移植物通常取自下鼻甲、鼻底或中隔切除术的残余物。

- 尽可能使用自体材料作为颅底的移植物。常用的材料有多种。

- 阔筋膜很容易取材，还可获取大面积的阔筋膜，并有与硬脑膜相似的特性。相对而言，颞筋膜较为薄弱。游离移植物最好作为带血管蒂瓣的辅助，而不是替代它们。

- 其他材料也可以用于移植，但存在相应的缺点。骨性移植物吸收很快，脂肪仅适用于小缺损，同种异体移植会增加感染率。

- 放置游离移植物后，多层重建步骤与后鼻中隔瓣相同。

八、术后注意事项

- 在鼻后空间，使用 Foley 气囊导管是常见的做法，气囊通常可放置 2～5 天[7]。但是，放置气囊不是为了压迫密封移植物。放置气囊更可能的作用是在最初的 24～48h 内，保护该区域不受任何压力变化而影响愈合，并保持可吸收填充材料在位（图 31-15）。

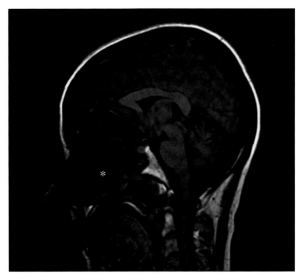

▲ 图 31-15 术后矢状位 T_1 加权 MRI 显示了 Foley 球囊导管的位置（*）。请注意，它没有对黏膜瓣或移植物施加任何直接压力，而是在支撑可吸收填塞物

• 术后第一天进行影像检查，排查是否有出血、黏膜瓣移位和无效腔。增强 MRI 检查如黏膜瓣无强化，提示黏膜瓣缺血，可能需要再次探查[45]。同样需要注意的是，黏膜瓣增强也不能预测或排除未来发生脑脊液漏的可能[46]。在这个阶段，颅内积气是正常的。

• 患者保持 30° 的头高足底位，48h 卧床休息及在床上大小便。叮嘱患者避免用力，Valsalva 动作和擤鼻涕。

• 目前，尚无颅底手术术前抗菌药物使用的共识。然而，在术前和整个住院期间使用第三代头孢菌素（如头孢曲松）是合理的。患者出院后，接受为期 10 天的阿莫西林 / 克拉维酸治疗。术后使用抗生素并不是为了预防脑膜炎，而是为了减少内镜颅底手术后因严重鼻窦功能障碍而引起的细菌负荷。笔者认为这并不违反抗生素使用原则。

• 手术的前 7 天，可以使用生理盐水鼻腔喷雾剂和 2% 水溶性莫匹罗星软膏。此后，在术后最初几周，改用大容量的生理盐水挤压瓶来促进愈合（图 31-16）。

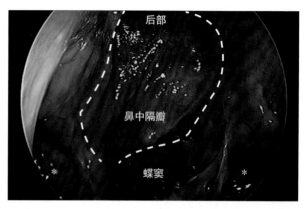

▲ 图 31-16 内镜视图下颅底重建愈合良好，可以看到鼻中隔黏膜瓣的大致轮廓（虚线）从蝶骨平台后向前延伸至覆盖大部分额窦后壁。该图中还可以看到上颌窦（*）

参考文献

[1] Shahangian A, Soler ZM, Baker A, et al. Successful repair of intraoperative cerebrospinal fluid leaks improves outcomes in endoscopic skull base surgery. *Int Forum Allergy Rhinol.* 2016.

[2] Soudry E, Turner JH, Nayak JV, Hwang PH. Endoscopic reconstruction of surgically created skull base defects: a systematic review. *Otolaryngol Head Neck Surg.* 2014;150:730–738.

[3] Roxbury CR, Saavedra T, Ramanathan Jr M, et al. Layered sellar reconstruction with avascular free grafts: acceptable alternative to the nasoseptal flap for repair of low–volume intraoperative cerebrospinal fluid leak. *Am J Rhinol Allergy.* 2016;30:367–371.

[4] Harvey RJ, Parmar P, Sacks R, Zanation AM. Endoscopic skull base reconstruction of large dural defects: a systematic review of published evidence. *Laryngoscope.* 2012;122:452–459.

[5] Patel MR, Stadler ME, Snyderman CH, et al. How to choose? endoscopic skull base reconstructive options and limitations. *Skull Base.* 2010;20:397–404.

[6] Clavenna MJ, Turner JH, Chandra RK. Pedicled flaps in endoscopic skull base reconstruction: review of current techniques. *Curr Opin Otolaryngol Head Neck Surg.* 2015;23:71–77.

[7] Hadad G, Bassagasteguy L, Carrau RL, et al. A novel reconstructive technique after endoscopic expanded endonasal approaches: vascular pedicle nasoseptal flap. *Laryngoscope.* 2006;116:1882–1886.

[8] Hachem RA, Elkhatib A, Beer–Furlan A, Prevedello D, Carrau R. Reconstructive techniques in skull base surgery after resection of malignant lesions: a wide array of choices. *Curr Opin*

Otolaryngol Head Neck Surg. 2016;24:91–97.

[9] Zanation AM, Thorp BD, Parmar P, Harvey RJ. Reconstructive options for endoscopic skull base surgery. *Otolaryngol Clin North Am.* 2011;44:1201–1222.

[10] Harvey RJ, Smith JE, Wise SK, Patel SJ, Frankel BM, Schlosser RJ. Intracranial complications before and after endoscopic skull base reconstruction. *Am J Rhinol.* 2008;22:516–521.

[11] Harvey RJ, Nogueira JF, Schlosser RJ, Patel SJ, Vellutini E, Stamm AC. Closure of large skull base defects after endoscopic transnasal craniotomy. Clinical article. *J Neurosurg.* 2009;111:371–379.

[12] Dlouhy BJ, Madhavan K, Clinger JD, et al. Elevated body mass index and risk of postoperative CSF leak following transsphenoidal surgery. *J Neurosurg.* 2012;116:1311–1317.

[13] Thorp BD, Sreenath SB, Ebert CS, Zanation AM. Endoscopic skull base reconstruction: a review and clinical case series of 152 vascularized flaps used for surgical skull base defects in the setting of intraoperative cerebrospinal fluid leak. *Neurosurg Focus.* 2014;37:E4.

[14] Stamm AC, Vellutini E, Harvey RJ, Nogeira Jr JF, Herman DR. Endoscopic transnasal craniotomy and the resection of craniopharyngioma. *Laryngoscope.* 2008;118:1142–1148.

[15] Neovius E, Engstrand T. Craniofacial reconstruction with bone and biomaterials: review over the last 11 years. *J Plast Reconstr Aesthet Surg.* 2010;63:1615–1623.

[16] Harvey RJ, Malek J, Winder M, et al. Sinonasal morbidity following tumour resection with and without nasoseptal flap

reconstruction. *Rhinology*. 2015;53:122–128.

[17] Kassam A, Snyderman CH, Mintz A, Gardner P, Carrau RL. Expanded endonasal approach: the rostrocaudal axis. part I. crista galli to the sella turcica. *Neurosurg Focus*. 2005;19:E3.

[18] Kassam A, Snyderman CH, Mintz A, Gardner P, Carrau RL. Expanded endonasal approach: the rostrocaudal axis. part II. posterior clinoids to the foramen magnum. *Neurosurg Focus*. 2005;19:E4.

[19] Kassam AB, Gardner P, Snyderman C, Mintz A, Carrau R. Expanded endonasal approach: fully endoscopic, completely transnasal approach to the middle third of the clivus, petrous bone, middle cranial fossa, and infratemporal fossa. *Neurosurg Focus*. 2005;19:E6.

[20] Pinheiro–Neto CD, Prevedello DM, Carrau RL, et al. Improving the design of the pedicled nasoseptal flap for skull base reconstruction: a radioanatomic study. *Laryngoscope*. 2007;117:1560–1569.

[21] Fortes FS, Carrau RL, Snyderman CH, et al. Transpterygoid transposition of a temporoparietal fascia flap: a new method for skull base reconstruction after endoscopic expanded endonasal approaches. *Laryngoscope*. 2007;117:970–976.

[22] Fortes FS, Carrau RL, Snyderman CH, et al. The posterior pedicle inferior turbinate flap: a new vascularized flap for skull base reconstruction. *Laryngoscope*. 2007;117:1329–1332.

[23] MacFarlane DF, Goldberg LH. The nasal floor transposition flap for repairing distal nose/columella defects. *Dermatol Surg*. 1998;24:1085–1086.

[24] Menick FJ. *Nasal Reconstruction: Art and Practice*. Edinburgh: Mosby; 2009.

[25] Murakami CS, Kriet JD, Ierokomos AP. Nasal reconstruction using the inferior turbinate mucosal flap. *Arch Facial Plast Surg*. 1999;1:97–100.

[26] Oliver CL, Hackman TG, Carrau RL, et al. Palatal flap modifications allow pedicled reconstruction of the skull base. *Laryngoscope*. 2008;118:2102–2106.

[27] Prevedello DM, Barges–Coll J, Fernandez–Miranda JC, et al. Middle turbinate flap for skull base reconstruction: cadaveric feasibility study. *Laryngoscope*. 2009;119:2094–2098.

[28] Schmalbach CE, Webb DE, Weitzel EK. Anterior skull base reconstruction: a review of current techniques. *Curr Opin Otolaryngol Head Neck Surg*. 2010;18:238–243.

[29] Noone MC, Osguthorpe JD, Patel S. Pericranial flap for closure of paramedian anterior skull base defects. *Otolaryngol Head Neck Surg*. 2002;127:494–500.

[30] El–Sayed IH, Roediger FC, Goldberg AN, Parsa AT, McDermott MW. Endoscopic reconstruction of skull base defects with the nasal septal flap. *Skull Base*. 2008;18:385–394.

[31] Wormald PJ. *Endoscopic Sinus Surgery: Anatomy, Three-Dimensional Reconstruction, and Surgical Technique*. New York: Thieme Medical Publishers; 2005.

[32] Lee TJ, Huang CC, Chuang CC, Huang SF. Transnasal endoscopic repair of cerebrospinal fluid rhinorrhea and skull base defect: ten–year experience. *Laryngoscope*. 2004;114:1475–1481.

[33] Chang YL. Correction of difficult short nose by modified caudal septal advancement in Asian patients. *Aesthet Surg J*. 2010;30:166–175.

[34] Harvey RJ, Shelton W, Timperley D, et al. Using fixed anatomical landmarks in endoscopic skull base surgery. *Am J Rhinol Allergy*. 2010;24:301–315.

[35] Karligkiotis A, Pistochini A, Turri–Zanoni M, et al. Endoscopic endonasal orbital transposition to expand the frontal sinus approaches. *Am J Rhinol Allergy*. 2015;29:449–456.

[36] Shah RN, Surowitz JB, Patel MR, et al. Endoscopic pedicled nasoseptal flap reconstruction for pediatric skull base defects. *Laryngoscope*. 2009;119:1067–1075.

[37] Caicedo–Granados E, Carrau R, Snyderman CH, et al. Reverse rotation flap for reconstruction of donor site after vascular pedicled nasoseptal flap in skull base surgery. *Laryngoscope*. 2010;120:1550–1552.

[38] Harvey RJ, Nogueira JF, Schlosser RJ, Patel SJ, Vellutini E, Stamm AC. Closure of large skull base defects after endoscopic transnasal craniotomy. Clinical article. *J Neurosurg*. 2009;111:371–379.

[39] Oakley GM, Orlandi RR, Woodworth BA, Batra PS, Alt JA. Management of cerebrospinal fluid rhinorrhea: an evidence–based review with recommendations. *Int Forum Allergy Rhinol*. 2016;6:17–24.

[40] Ahmed OH, Marcus S, Tauber JR, Wang B, Fang Y, Lebowitz RA. Efficacy of perioperative lumbar drainage following endonasal endoscopic cerebrospinal fluid leak repair: a meta–analysis. *Otolaryngol Head Neck Surg*. 2017;156:52–60.

[41] Ransom ER, Palmer JN, Kennedy DW, Chiu AG. Assessing risk/ benefit of lumbar drain use for endoscopic skull–base surgery. *Int Forum Allergy Rhinol*. 2011;1:173–177.

[42] Tien DA, Stokken JK, Recinos PF, Woodard TD, Sindwani R. Cerebrospinal fluid diversion in endoscopic skull base reconstruction: an evidence–based approach to the use of lumbar drains. *Otolaryngol Clin North Am*. 2016;49:119–129.

[43] Eloy JA, Choudhry OJ, Friedel ME, Kuperan AB, Liu JK. Endoscopic nasoseptal flap repair of skull base defects: is addition of a dural sealant necessary? *Otolaryngol Head Neck Surg*. 2012;147:161–166.

[44] Zanation AM, Snyderman CH, Carrau RL, Kassam AB, Gardner PA, Prevedello DM. Minimally invasive endoscopic pericranial flap: a new method for endonasal skull base reconstruction. *Laryngoscope*. 2009;119:13–18.

[45] Kang MD, Escott E, Thomas AJ, et al. The MR imaging appearance of the vascular pedicle nasoseptal flap. *AJNR Am J Neuroradiol*. 2009;30:781–786.

[46] Adappa ND, Learned KO, Palmer JN, Newman JG, Lee JY. Radiographic enhancement of the nasoseptal flap does not predict postoperative cerebrospinal fluid leaks in endoscopic skull base reconstruction. *Laryngoscope*. 2012;122:1226–1234.

[47] Harvey RJ, Sheahan PO, Schlosser RJ. Inferior turbinate pedicle flap for endoscopic skull base defect repair. *Am J Rhinol Allergy*. 2009;23:522–526.

[48] Patel MR, Shah RN, Snyderman CH, et al. Pericranial flap for endoscopic anterior skull–base reconstruction: clinical outcomes and radioanatomic analysis of preoperative planning. *Neurosurgery*. 2010;66:506–512; discussion 512.

[49] Rivera–Serrano CM, Oliver CL, Sok J, et al. Pedicled facial buccinator (FAB) flap: a new flap for reconstruction of skull base defects. *Laryngoscope*. 2010;120:1922–1930.

第八篇
鼻内镜与开放性联合入路：额窦
Combined Endoscopic and Open Approaches—Frontal Sinus

第 32 章 额窦钻孔术
Frontal Sinus Trephination

Alfred Marc C. Iloreta　Nithin D. Adappa　Satish Govindaraj　著

夏学巍　译　　张洪钿　校

一、概述

• 现代额窦钻孔术在 1884 年由 Ogston 首次描述[1]。

• 自 20 世纪 80 年代始，除了个别病例外，内镜下鼻窦手术一直被认为是额窦疾病初次手术的标准术式[2]。

• 尽管内镜技术在此领域取得了进步，但是额窦钻孔术仍然是鼻窦外科医生的重要手段之一。

• 钻孔为外科医生提供了一个额外的分离通道，经此通道可以通过鼻窦间隔切除对额窦进行快速减压，也可以对内镜入路无法完全到达的肿瘤进行切除。

• 许多病变适合单独行前额钻孔术或联合内镜手术。

二、解剖

• 额窦是位于颅骨穹窿前部内的锥体结构，被两层皮质骨包裹，前层厚，后层薄。

• 额窦的前壁起始于鼻额缝，终止于额骨隆凸以下。

• 前壁厚 4～12mm。由浅及深，依次被皮肤层、皮下脂肪、额肌、骨膜覆盖。

• 额窦有两处延伸。

– 上到额骨的鳞部。

– 后方至额骨眶部，位于额叶下表面和眶内容物之间。

• 额窦内分隔为三角形的骨质，其将额窦分为独立的两个引流腔隙，分隔的位置并不固定，导致额窦腔隙可能是不对称的。

• 额窦黏膜由假复层纤毛柱状上皮组成。

• 额隐窝是额窦流出道的一部分。

– 流出道呈沙漏状。额隐窝是流出道最狭窄的部分，是额窦的最低点。

– 额隐窝周围为以下结构。

– 两侧为纸样板上部。

– 中间为中鼻甲垂直板。

– 前上部为鼻额骨。

– 前下为鼻丘气房。

– 后面为颅底。

• 眶上神经和滑车上神经支配额窦前的软组织和邻近区域。

– 眶上神经（图 32-1）。

– 三叉神经眼支（V_1）的分支。

– 穿过眶上孔（位于眶上缘中外 2/3），走行于皱眉肌深面，再穿行于额肌表面。

– 走行于头皮致密皮下组织。

– 传导前额和上眼睑皮肤的感觉。

– 通过额部板障静脉的开口，向额窦发出分支。

– 滑车上神经（图 32-1）。

– 通过上斜肌的滑车部上方，经眶上孔内侧

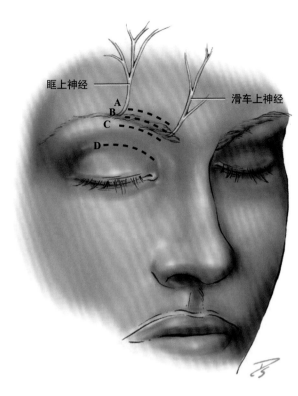

▲ 图 32-1　图示与眉相关的 4 种不同的切口设计
A. 眉上切口；B. 眉内切口；C. 眉下切口；D. 上睑折痕切口。滑车上和眶上神经血管束位于切口中外侧

穿出，绕过眶上缘，深入额肌。

－ 与滑车上动脉一起穿过眶隔。

－ 穿过皱眉肌。

－ 支配上睑的皮肤和结膜，以及前额内侧下方的皮肤。

三、术前注意事项

• 对于不适合单纯内镜手术，以及开颅侵入性过大的病例，额窦钻孔术是比较理想的选择。

• 如果对于是否可以通过内镜进入额窦存疑，术前应获得额窦钻孔术的知情同意。

• 术式选择应该考虑到患者的全身状况，毕竟钻孔术加额窦引流要比内镜下广泛磨除额隐窝用时更短。

• 经典的额窦钻孔术的适应证是药物难治性急性额窦炎。该手术可立即引流和培养感染组织，并可为导管或引流管冲洗额窦提供入口。

• 通过钻孔术额窦感染一般可以被迅速控制。

炎症消退后，如果额隐窝仍有阻塞，可以进行二期内镜手术[3]。

• 早期的钻孔术可以避免诸多的鼻窦炎并发症，包括眼眶脓肿、颅内炎症扩散、黏液囊肿和额骨骨髓炎[4]。

四、钻孔术的指征

• 钻孔术联合或不联合内镜下额窦切开术的适应证如下。

－ 无窦外扩散的急性额窦炎，不适合行内镜下额窦开放。

－ 伴眶内或颅内扩展的急性额窦炎。

－ 脑脊液漏或脑膨出。

－ 额骨骨髓炎（Pott 头皮肿胀）。

－ 化脓性额窦炎需要行窦内分隔切除来急性减压的病例。

－ 基底位于外侧额窦病变（如黏液囊肿、炎性息肉）。

－ 继发于新骨形成的额隐窝梗阻。

－ 需要行手术切除的良性纤维骨肿瘤［如骨瘤、纤维结构不良、软组织肿瘤（如内翻乳头状瘤）］。

－ 需手术切除且内镜额窦开放无法到达的 Ⅱ 型、Ⅲ 型或 Ⅳ 型额筛气房。

－ 罕见：后壁骨折，脑膜瘤[5]。

• 额窦钻孔术可作为内镜额窦开放术的辅助术式，钻孔可用于冲洗额窦，以便从下方识别隐窝。

五、影像学检查注意事项

• 术前行鼻旁窦的 CT 检查。

• 术前分析 CT 注意以下解剖特征[3, 6]。

－ 额窦的高度与深度（从前到后的距离）。男性额窦平均深于女性。

－ 眶顶是否存在裂隙。

－ 额窦前或后壁是否存在裂隙。

－ 是否存在额窦气房。

－ 鼻额骨的厚度。

– 鼻额底的厚度（平均 4mm）。

六、手术器械

- 0° 内镜、30° 内镜和 70° 内镜。
- 15 号手术刀片。
- 自持式牵开器或 Senn 牵开器。
- 双叉皮肤拉钩。
- 双极电凝或针式电凝。
- 骨膜剥离子或 Freer 剥离子。
- 4mm 圆形切割钻。
- 精细吸引装置。
- 儿科 Kerrison 咬骨钳。
- 8F 红色橡胶导管（如需要）。

七、经验与教训

- 手术前从内向外取若干点确定其对应的额窦深度。一些病例中额窦不够深，无法容纳标准的环钻器械[7]。
- 切口多在眉下内侧，但也可根据病变位置调整。
- 导航可以帮助设计和定位切口。
- 骨质需蝶形磨开，以避免突然进入额窦。
- 急性感染的鼻窦不应通过前壁进入，以避免感染扩散和继发性骨髓炎。
- 开口扩大至合适的大小即可。
- 对于急性感染的病例，窦内应放置引流管或灌洗导管[8]。

八、手术步骤

- 额窦钻孔术最好是在全麻下进行，对于某些特殊病例（如患者存在严重的并发症），可以考虑用局麻或静脉镇静。
- 像通常内镜下鼻窦手术步骤一样，将患者整个面部区域（包括前额）显露出来[9]。
- 如果使用导航系统需头部定位装置或头带，则需将其固定置于眉毛上方足够高的位置，以留出足够的手术空间。

- 影像导航能够帮助确定进入额窦的最佳位置。

步骤 1：切口

- 一般来说，会采用 4 种不同的外部切口线：眉内、眉下、眉上、上眼睑折痕（图 32-1）。每种方法在瘢痕、引流充分性、内镜评估、孔钻术安全性、神经或血管损伤的可能性以及合并骨感染的风险方面都有一定的优缺点（表 32-1）。

表 32-1 四种外部切口的优缺点

切　口	瘢　痕	秃眉风险	V₁ 麻木风险	感染风险
眉上	可见	无	高	有
眉内	不可见	有	低	无
眉下	不可见	无	低	无
上眼睑折痕	不可见	无	低	无

- 最常见的入路是眉下切口，其位于眶内上方、眉和眶上缘下方、眶上神经血管的内侧。
- 如果进入点太靠下内，额隐窝可能会因瘢痕组织的形成而受损。理想的进入点是在额窦的内侧底部。
- 完成手术野消毒后，在计划的切口处注射 1% 盐酸利多卡因和 1：100 000 肾上腺素。皮肤切口不要超过 1～2cm，止于眉毛内侧。如果切口位于眉缘内侧，就可能产生明显的瘢痕。
- 用 15 号刀片切开，如果在切开前进行充分的注射，出血会很少。如有必要，在更深的软组织中使用双极电凝止血。
- 皮肤切口完成后，用一个小的自持式牵开器撑开切口，如果有助手，也可以使用小的 Senn 牵开器。
- 用 15 号刀片或针式电凝切开骨膜。最好使用刀片，以便有足够的骨膜边缘进行关闭。
- 进入深部组织后，可用单极或双极电凝进行止血。注意避免接触到牵开器，并使用有防护的电凝装置防止对皮肤的热损伤。
- 通过上眼睑（眼睑成形术切口）到达额窦的方法略有不同[10, 11]。

–切开上眼睑自然的皮肤折痕，并向眶缘内
侧和外侧延伸。

–平行于眼轮匝肌层面的钝性分离，以识别
上睑提肌上方的隔前平面。内侧剥离至滑车，外
侧至泪窝，上方至眶缘以显露弓状缘。

–识别眶上和滑车上神经血管束，并将其牵
开保护。

–确定眶缘后，平行于骨缘切开骨膜。

步骤 2：颅骨的显露

• 切开骨膜后，使用骨膜剥离子将骨膜向上、
向下分离，显露约 1cm×1cm 的颅骨。如果手术
需要内镜和其他器械进行肿瘤切除或脑膨出的修
复，则可以进一步扩大显露区域。

• 显露颅骨后，标记进入额窦的确切位置。
导航可以帮助确定最佳的进入点，切记进入点要
靠近额窦底，而不是前壁。

• 前壁有垂直的板障骨，如果窦部感染，不
建议通过前壁进入，以避免潜在的颅内感染扩散
或额骨骨髓炎。

步骤 3：钻孔

• 使用 4mm 的圆形切割钻，骨的平均厚度为
4mm，也可以在术前 CT 图像上测量厚度，以预
估钻孔深度。

• 环形缓慢地移动钻头可控地进入窦腔，打
开一个 6～8mm 边缘为碟状的骨窗。

• 接近窦腔黏膜时，透过最后一薄层骨质可
见到蓝色部分（图 32-2）。

• 此时，用一个小刮匙或导航探针移除最后
一层骨片进入窦腔。这个操作能可控地进入窦腔
并给手术医生提供触觉反馈。这对于额窦较浅
（前后尺寸较小）的患者尤其重要。

• 如果需要在窦内进行手术操作，可以使
用 2mm 的 Kerrison 咬骨钳扩大骨窗（图 32-3），
5～15mm 的骨窗足以容纳内镜和（或）其他器械
（图 32-4）。

• 通过钻孔，根据手术需要进行分离和置入
器械。

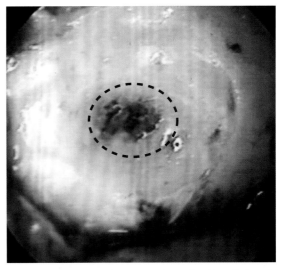

▲ 图 32-2　用 4mm 的圆形切割钻碟形扩大骨窗后内
镜下可见最后一薄层骨质

蓝色部分（虚线圆圈）是下层较薄的窦黏膜，此时可用
小刮匙或导航探针以安全可靠的方式进入窦腔

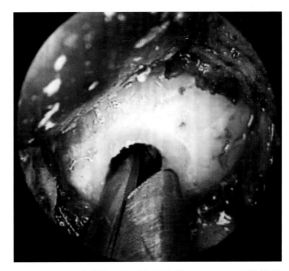

▲ 图 32-3　内镜视野下使用儿科 Kerrison 咬骨钳将
骨窗扩大至 5～15mm

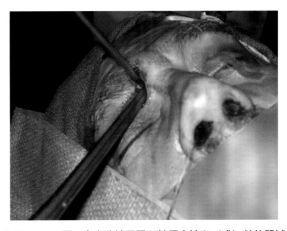

▲ 图 32-4　图示为充分地显露以放置内镜和（或）其他器械

- 对于急性炎症性疾病，如果没有眼眶或颅底裂隙，可以进行窦腔冲洗。

- 对于慢性炎症性疾病，可以用稀释荧光素或亚甲蓝冲洗窦腔，内镜下确定额窦引流途径。

- 利用内镜和器械切除额筛气房。

- 额窦钻孔术可与内镜额窦开放术联合使用[12]（图 32-5）。

步骤 4：放置引流和关闭

- 可以放置红色橡胶管（建议使用 8 号）或硅胶管进行引流和术后灌洗。用丝线或尼龙线将引流管妥善固定（图 32-6）。冲洗引流放置 3～5 天。

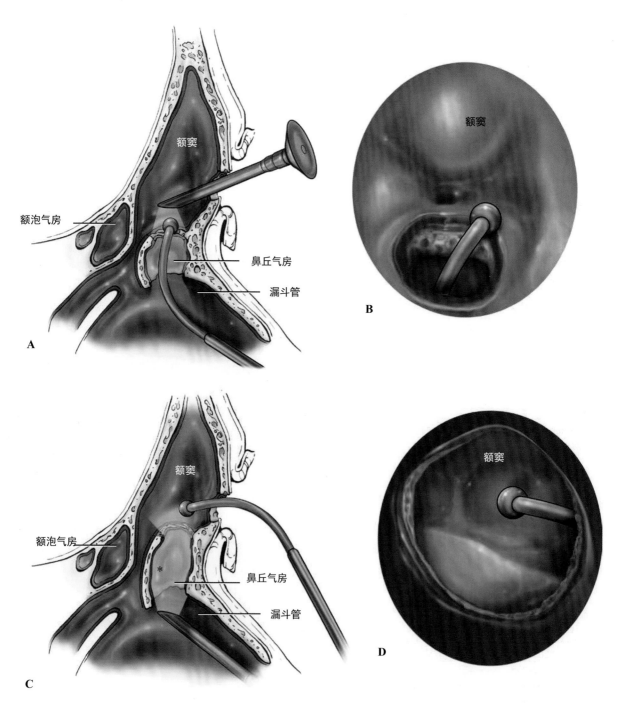

▲ 图 32-5 上下联合技术示意图

A 和 B. 使用 30° 内镜通过额窦钻孔处可以看到位于额窦开口的球形探针；C 和 D. 额窦的钻孔可用于器械操作，内镜则从下方为额隐窝照明。钻孔术辅助内镜入路最常用于切除 3 型（＊）或 4 型额隐窝气房[13]

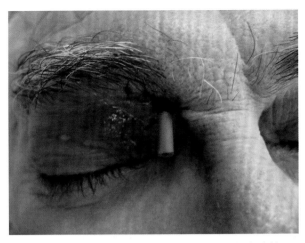

▲ 图 32-6 图示用作额窦冲洗的 8 号红色橡胶管
引流管应用丝线或尼龙线妥善固定，可放置 3～5 天

• 当使用上眼睑入路时，建议使用橡皮条引流，而不是红色的橡胶导管。橡皮条引流应放置在外侧。

• 如果没有放置引流，可以使用 4-0 薇乔线间断缝合切口，用不可吸收线缝合皮肤，推荐使用 5-0 尼龙线间断缝合。5～7 天拆线。外用抗生素软膏，每天 2 次，直到拆线。不需要敷料覆盖。

九、术后注意事项

• 钻孔术的潜在并发症包括面部瘢痕、面部或眶周蜂窝织炎、眶上或滑车上神经创伤所致的前额和头顶感觉异常、秃眉，以及极少出现的脑脊液漏。

• 需要与患者交代的一个问题是，对于炎症性疾病，钻孔术失败的潜在可能性，与骨瓣成形手术相比，额窦钻孔术的失败率高达 57%[8]。

结论

• 尽管内镜技术有了进步，额窦钻孔术作为一种额窦的外部入路，仍然在额窦疾病的治疗中发挥着作用。

• 额窦钻孔术常与内镜入路联合治疗单纯内镜入路不能处理的炎症性疾病、肿瘤和额窦脑脊液漏。

• 美容后遗症很少，并发症也很少见。

参考文献

[1] Ogston A. Trephining the frontal sinus for catarrhal diseases. *Med Chron.* 1884;3:235–238.

[2] McLaughlin Jr RB. History of surgical approaches to the frontal sinus. *Otolaryngol Clin North Am.* 2001;34:49–58.

[3] Poetker DM, Loehrl TA, Toohill RJ. Frontal sinus trephination for acute sinusitis. *Oper Tech Otolaryngol Head Neck Surg.* 2010;21:130–133.

[4] McIntosh DL, Mahadevan M. Frontal sinus mini–trephination for acute sinusitis complicated by intracranial infection. *Int J of Pediatr Otorhinolaryngol.* 2007;71:1573–1577.

[5] Patel AB, Cain RB, Lal D. Contemporary applications of frontal sinus trephination: a systematic review of the literature. *Laryngoscope.* 2015;125:2046–2053.

[6] Sillers M, Lindman JP. Operative trephination for non–acute frontal sinus disease. *Oper Tech Otolaryngol Head Neck Surg.* 2004;15:67–70.

[7] Lee AS, Schaitkin BM, Gillman GS. Evaluating the saftety of frontal sinus trephination. *Laryngoscope.* 2010;120:639–642.

[8] Hahn S, Palmer JN, Purkey MT, et al. Indications for external frontal sinus procedures for inflammatory sinus disease. *Am J Rhinol Allergy.* 2009;23:342–347.

[9] Lore JM, Medina J. *An Atlas of Head and Neck Surgery.* Philadelphia, PA: Saunders; 2004.

[10] Beigi B, Vayalambrone D, Kashkouli MB, Prinsley P, Saada J. Combined external and endonasal approach to fronto–ethmoidal mucocele involving the orbit. *J Curr Ophthalmol.* 2016;28:37–42.

[11] Kopelovich JC, Baker MS, Potash A, et al. The hybrid lid crease approach to address lateral frontal sinus disease with orbital extension. *Ann Otol Rhinol Laryngol.* 2014;123(12):826–830.

[12] Bent JP, Spears RA, Kuhn FA, et al. Combined endoscopic intranasal and external frontal sinusotomy. *Am J Rhinol.* 1997;11:349–354.

[13] Hoffmann DF, May M. Endoscopic frontal sinus surgery: frontal trephine permits a "two–sided approach." *Oper Tech Otolaryngol Head Neck Surg.* 1991;2:257–261.

第 33 章 闭塞或不闭塞的额窦骨瓣成形术
Osteoplastic Flaps With and Without Obliteration

Elisabeth H. Ference　Kevin C. Welch　著

夏学巍　译　　张洪钿　校

一、概述

• 在 20 世纪 50—60 年代，闭塞额窦的骨瓣成形术被认为是额窦外科治疗的主流[1]。

• 额窦骨瓣成形手术在 1894 年由 Schonborn 首次描述[2]，并在 20 世纪初被改良。

• 额窦骨瓣成形术的现代概念来源于 MacBeth[3] 和 Goodale 几年后的研究[4, 5]。

• 开放入路现在只用于治疗内镜入路不足以或不适用的额窦疾病[6]。

• 是否闭塞额窦、闭塞材料的选择和额窦的处理方法，这些决策仍具有挑战性。

二、解剖

• SCALP 可以帮助记忆头皮的层次，即 S 为皮肤，C 为皮下组织，A 为腱膜和肌肉，L 为疏松结缔组织，P 为颅骨骨膜（图 33-1）。

• 帽状腱膜由额肌和枕肌之间的腱膜组成，与颞顶筋膜以及面部的浅腱膜系统（SMAS）相延续[7]。

• 颞顶筋膜是最表浅的筋膜层，也是一个重要的解剖标志。颞浅动脉在其外走行，面神经额支在其深表走行[7]（图 33-2）。

• 颞肌筋膜覆盖在颞肌表面，并在颞上线与颅骨骨膜融合。

• 颞肌筋膜在眶缘上方分为两层（浅层和深

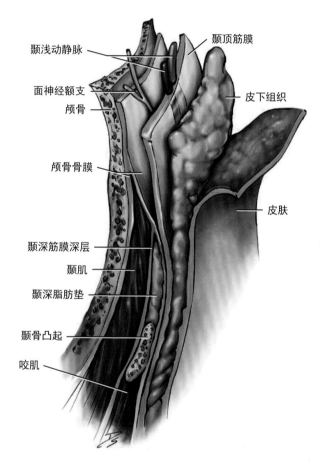

▲ 图 33-1　图示颅骨的详细层次

行冠状瓣开颅前了解面神经的分支及血管结构的位置是很重要的。面神经的额支穿过颞顶筋膜但位于颅骨膜和颞深筋膜的浅层

层）继续向下跨越颞弓，在这两层之间有脂肪垫（颞部脂肪垫）[7]。

• 在妊娠第三和第四个月，额窦由靠近中鼻道的鼻外壁软骨的小凹槽发育而来。

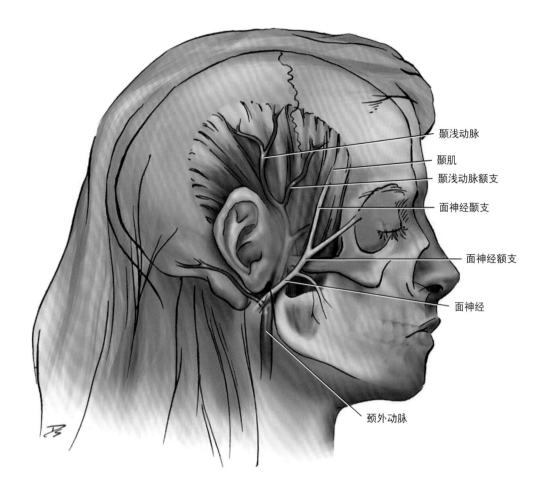

颞浅动脉

颞肌

颞浅动脉额支

面神经颞支

面神经额支

面神经

颈外动脉

▲ 图 32-2　图示颞顶筋膜是最浅的筋膜层也是重要的解剖标志

颞浅动脉沿着它的外侧走行并作为颈外动脉的末端分支在耳前垂直上升。面神经的额支在它的深面延伸至眶上缘

• 尽管鼻额管在解剖学上是错误的，但在文献中该词仍然存在，更恰当的描述应该是额窦流出道或额隐窝。

• 额隐窝本身是前筛窦内的一个空间。额窦开口于中鼻道的前部或直接进入漏斗的前部。自然开口位于额窦底的后内侧。

• 额隐窝上方以颅底为界，后方以第二层（蝶泡）为界，前方以第一层（钩突和鼻丘）为界。

• 内侧界是中鼻甲的垂直附着处，外侧界为眶的纸样板。

三、术前注意事项

• 不适合内镜手术而需要进行开放手术治疗的额窦病变（肿瘤或炎症）[1]包括内镜难治的慢性额窦炎、复发性额隐窝狭窄、广泛的纤维骨性病变（纤维异常增生或骨化纤维瘤）、伴有脑脊液漏的后壁缺陷，以及额窦骨折累及额隐窝或伴有额窦气房阻塞。

四、影像学检查注意事项

• 如果外科医生计划通过传统手术技术进入额窦，则需要一张 6ft 的 Caldwell X 线片[8]。打印两份，一份供手术参考，一份作为手术计划的消毒切口模板使用（图 33-3）。

• 或者采用立体定向导航进行额窦定位。

• 一项研究比较了 6ft 的 Caldwell X 线片、透视和影像导航，发现影像导航在测量值和实际值之间的差异最小，且最具统计意义[9]。

• 所有患者在手术干预前都应接受 CT 或 MRI

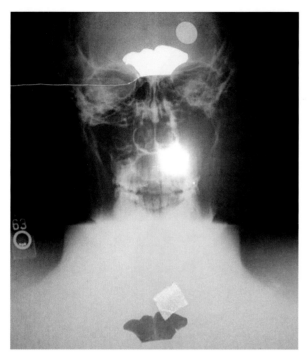

▲ 图 33-3　图示从 X 线片上剪下的额窦模板

将模板放在碘溶液中浸泡，然后在额骨切开术前放置在患者头部（图 33-11）

评估，因为这将有助于确定是采用内镜手术还是采用额窦骨瓣成形术。

五、手术器械

- Mayfield 头架。
- 内镜设备。
- 立体定向导航。
- 标准的头颈部分离器械。
- 头皮止血夹（如 Raney 夹）。
- 带金刚砂和切割钻头的高速磨钻。
- 摆锯。
- 手术托盘。
- 手术显微镜。
- 骨凿。
- 取腹部脂肪的手术器械。

六、经验与教训

- 完全切除所有的窦黏膜将显著降低术后黏液囊肿形成的风险。

- 后壁的侵蚀可能表明有潜在的硬膜异常及额窦黏膜可能黏附在硬膜上。在这种情况下闭塞额窦是有风险的。

- 使用立体定向导航定位额窦可提高术中安全性和减少并发症的发生率[10]。

- 沿眶上嵴截骨不充分、骨质过薄、骨瘤或肿瘤附着在额骨前壁，可能会导致骨瓣骨折[11]。

七、手术步骤

- 用聚丙烯单丝线暂时缝合睑缘，或放置角膜遮挡物防止角膜损伤。

- 显露额窦可通过多种切口：冠状切口、前额中部切口、眉中部切口或鸥翼形切口（图 33-4）。

- 经冠状切口到达额窦比经眉或鸥翼切口有优势。切口线由耳屏前向上画至对侧，沿着切口线备皮。

- 一些外科医生主张在冠状切口中线处设计突出的弧形或 W 形切口，以便在手术结束时对皮整齐和遮盖瘢痕。

- 如果需要使用立体定向导航定位额窦，应在翻起皮瓣前放置导航参考架（图 33-5）。

- 切开头皮前用 1% 利多卡因和 1∶100 000 肾上腺素浸润注射。从中线开始，平行于毛囊切开皮肤，以减少脱发（图 33-6）。尽量减少电凝的使用，可应用头皮夹止血。

- 如前所述，当接近耳屏切开时应注意保护颞浅动脉分支和面神经额支。

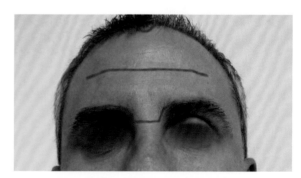

▲ 图 33-4　图示到达额窦的可能的切口位置（红线）

眉间切口和鸥翼形切口经常会留下难看的瘢痕，而冠状切口（发际切口）通常更美观

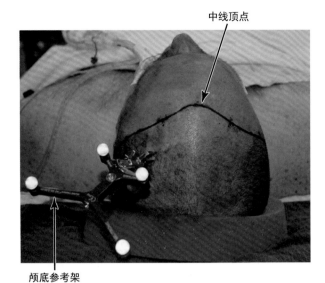

中线顶点

颅底参考架

▲ 图 33-5　图示切口线和导航参考架
如果使用立体定向图像导航来定位额窦边界，通常在消毒前放置导航参考架

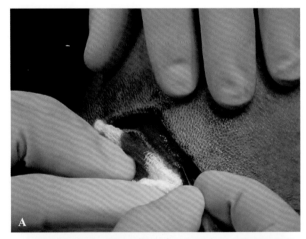

A

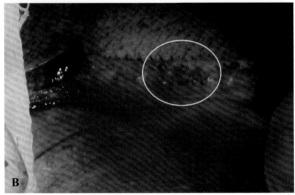

B

▲ 图 33-6　A. 图示冠状切口起始部位，切口从中线开始，切开时刀片与毛囊平行，以减少脱发；B. 切口线高倍视图显示毛囊平行于皮肤切口（圆圈）

- 翻开皮瓣应在帽状膜下或骨膜下进行剥离。

- 主张保留骨膜的学者认为，额窦前壁有骨膜的附着可以保护血供[12]。该病例中，在帽状腱膜下分离并翻起皮瓣，在距离眶上神经血管束后2cm 处，切开骨膜，沿骨膜下分离，随皮瓣一同翻起（图 33-7）。

- 笔者通常切开骨膜，在骨膜下分离与头皮皮瓣一同翻起，这样可以避免骨膜干燥和意外损坏，以保证在必要时其可用于重建（图 33-8）。

- 在侧方，将颞顶筋膜从颞深筋膜浅层分离，以此来保护面神经额支（图 33-9）。

- 在前方可遇到眶上和滑车上神经血管束（图 33-10）。如果有切迹，神经血管束可随整个皮瓣一同翻起。如果存在孔，可以使用带有持续抽吸和冲洗的高速磨钻打开骨孔的下方，游离神经血管束。

- 额窦显露后，可将先前截取的 X 线片模板放置在额骨上，勾勒出额窦轮廓（图 33-11）。

- 或者应用立体定向导航勾画出额窦的边界（图 33-12）。

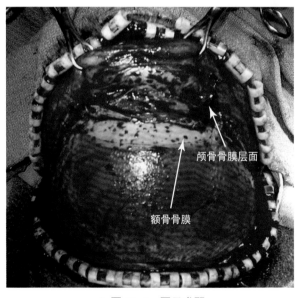

颅骨骨膜层面

额骨骨膜

▲ 图 33-7　图示术野
如果在帽状腱膜下剥离头皮，则在眶上神经血管束后侧约2cm 处切开骨膜，骨瓣与骨膜一起翘起

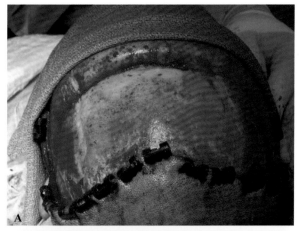

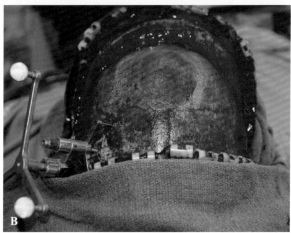

▲ 图 33-8　A. 图示在骨膜下翻起皮瓣，可防止骨膜干燥和意外损坏，以备用于闭塞额窦；B. 图示在导航参考架周围，骨膜下翻起头皮皮瓣

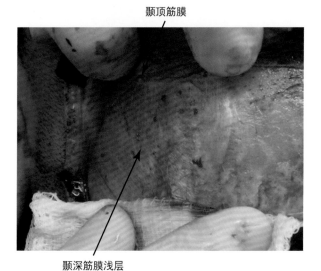

颞顶筋膜

颞深筋膜浅层

▲ 图 33-9　图示在骨膜下翻起皮瓣

头皮皮瓣在颞顶筋膜与颞深筋膜浅层分离并翻起，可以保护面神经的额支

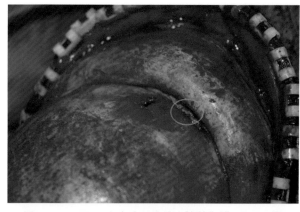

▲ 图 33-10　图示头皮皮瓣向前下翻起，以便识别眶上和滑车上的神经血管束（圆圈）

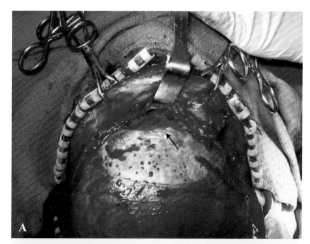

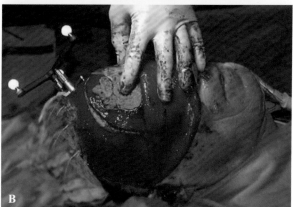

▲ 图 33-11　A. 图示之前从 Caldwell X 线片上剪裁得到的额窦模板（箭）放置在额窦上，在做任何截骨手术之前，必须小心确保鼻额线和眶上缘与模板对齐；B. 图示使用 X 线模板来确认由立体定向探针所勾画的边界

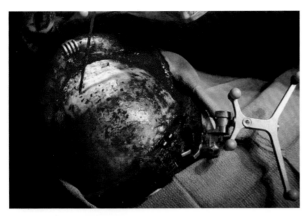

▲ 图 33–12　图示使用立体定向导航系统而不是用 Caldwell X 线片来勾画额窦边界

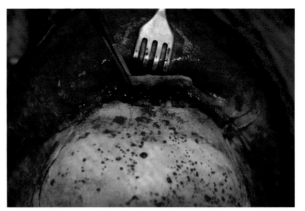

▲ 图 33–13　图示翻起前壁
完成截骨后，必须折断额窦内的分隔才能翻起额窦前壁

- 定位额窦边界后，用高速钻头在额窦边界上钻孔 1 枚，然后用摆锯或骨刀截骨。

- 也可以使用小钻头，以 0.5～1cm 的间隔钻孔；然后，将这些穿孔用钻头连接，以保证最小的骨丢失，以便在手术结束时骨瓣可以直接复位，而不需要固定[13]。

- 若附着于骨膜，则可向前翻开或完整切下额窦前壁并储存在生理盐水中，以便进行再植（图 33–13）。

- 处理完额窦病变后（如切除、消融），如何处理额窦取决于病变的性质及对额窦的损伤程度。

- 如果额隐窝未受干扰或一半以上的额窦黏膜保存完好，特别是结合内镜下手术时，可以保留剩余的黏膜。否则，应考虑额窦闭塞术。

- 如果行闭塞术，则将所有黏膜都从额窦剥离，并将额隐窝处的黏膜翻转。在显微镜下用高速磨钻抛光骨面。

- 处理额窦的所有区域是至关重要的，前壁也以同样的方式处理。

- 额隐窝应用骨头、颞肌或筋膜闭塞，额窦内填塞脂肪（图 33–14）。不推荐使用骨水泥（羟基磷灰石）闭塞，因为会增加感染和二次手术的风险[14, 15]。

- 另一种手术方式可以在翻开皮瓣时取带蒂的骨膜瓣，将其覆盖在颅骨缺损处并与额部硬脑

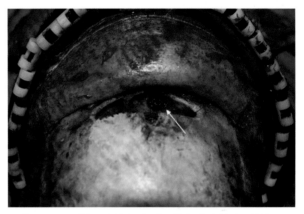

▲ 图 33–14　图示病灶切除后，将额隐窝堵塞（箭），可以使用骨头、颞肌和（或）筋膜堵塞

膜缝合固定，相当于在颅内外间隙增加一层骨膜结构[16]（图 33–15）。

- 前壁复位，并使用钛板将其固定在额骨上（图 33–16）。如果使用钻孔技术，则可能不需要其他硬件设备[13]。

- 彻底冲洗伤口，放置引流，妥善缝合头皮。

八、术后注意事项

- 外科医生可自行决定是否在围术期继续使用抗生素。

- 笔者认为，如遇后壁骨折、脑脊液漏或硬膜撕裂，在手术修复时，应预防静脉注射抗生素。

- 对于黏液囊肿和额窦炎的患者，抗生素的使用应依据术中获得标本的培养结果。

- 前额水肿和眶周瘀斑是早期常见的症状。

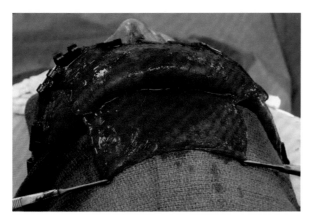

▲ 图 33-15　图示分别沿帽状膜下及骨膜下分离而获得的颅骨-骨膜瓣，应保证其湿润且有血供

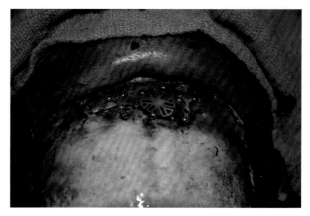

▲ 图 33-16　图示在手术结束时，将前壁原位，可用钛板或钛条固定

• 手术部位可能会感染，特别是因慢性疾病行闭塞的病例。感染可导致蜂窝织炎、脓肿或瘘管形成。

• 额骨凹陷见于截骨造成的骨缺损或由于覆盖的骨膜损伤导致的骨吸收。额窦凸起可由于骨瓣增生或还纳骨瓣不当而引起。

• 另外，新骨形成可能发生在摆锯开颅形成的

骨间隙中，可导致骨瓣向前移位。额骨的过度钻孔和钛板固定不当可导致骨瓣凹陷。还应注意由骨愈合不良、骨迁移和骨吸收所致的晚期并发症。

• MRI 是评估填塞脂肪闭塞后的额窦最有价值的工具，但其在检测小的复发性黏液囊肿和区分正常脂肪组织与脂肪液化导致的囊肿的能力有限。

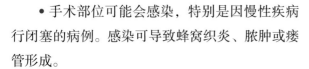

参 考 文 献

[1] Sillers M. Frontal sinus obliteration: an operation for the archives, or a modern armamentarium. *Arch Otolaryngol Head and Neck Surg.* 2005;131:529–531.

[2] Schonborn. Ein beitrag zur casuistik der erkrankungen des sinus frontalis. In: Willkop A, ed. Wurzbur: F. Frome, 1894.

[3] Macbeth R. The osteoplastic operation for chronic infection of the frontal sinus. *J Laryngol Otol.* 1954;68:465–477.

[4] Goodale RL. Trends in radical frontal sinus surgery. *Ann Otol Rhinol Laryngol.* 1957;66:369–379.

[5] Goodale RL, Montgomery WW. Experiences with the osteoplastic anterior wall approach to the frontal sinus; case histories and recommendations. *AMA Arch Otolaryngol.* 1958;68: 271–283.

[6] Welch KC. Osteoplastic approach to the frontal sinus, unilateral. *Operative Techniques in Otolaryngology.* 2010;21:138–142.

[7] Ellis E, Zide MF. *Surgical Approaches to the Facial Skeleton.* 2nd ed. Philadelphia: Lippincott Williams & Wilkins; 2006.

[8] Lowry TR, Brennen JA. Approach to the frontal sinus: variations of a classic procedure. *Laryngoscope.* 2002;112:1895–1896.

[9] Melroy CT, Dubin MG, Hardy SM, Senior BA. Analysis of methods to assess frontal sinus extent in osteoplastic flap surgery: transillumination versus 6-ft Caldwell versus image guidance. *Am J Rhinol.* 2006;20:77–83.

[10] Sindwani R, Metson R. Impact of image guidance on complications during osteoplastic frontal sinus surgery. *Otol Head and Neck Surgery.* 2004;131(3):150–155.

[11] Lawson W, Ho Y. Open frontal sinus surgery: a lost art. *Otolaryngol Clin North Am.* 2016;49:1067–1089.

[12] Goodale RL, Montgomery WW. Anterior osteoplastic frontal sinus operation. Five years' experience. *Trans Am Laryngol Assoc.* 1961;82:175–199.

[13] Healy Jr DY, Leopold DA, Gray ST, Holbrook EH. The perforation technique: a modification to the frontal sinus osteoplastic flap. *Laryngoscope.* 2014;124:1314–1317.

[14] Ochsner MC, DelGaudio JM. The place of the osteoplastic flap in the endoscopic era: indications and pitfalls. *Laryngoscope.* 2015;125:801–806.

[15] Weber R, Draf W, Keerl R, et al. Osteoplastic frontal sinus surgery with fat obliteration: technique and long-term results using magnetic resonance imaging in 82 operations. *Laryngoscope.* 2000;110:1037–1044.

[16] Donath A, Sindwani R. Frontal sinus cranialization using the pericranial flap: an added layer of protection. *Laryngoscope.* 2006;116:1585–1588.